"互联网+"新形态一体化系列丛书

老年照护（下册）

主 编 杨 蕾 夏凡林 王永萍

北京理工大学出版社
BEIJING INSTITUTE OF TECHNOLOGY PRESS

《老年照护》（下册）教材编者

主　编：

杨　蕾　上海城建职业学院

夏凡林　上海城建职业学院

王永萍　潍坊市奎文区妇幼保健计划生育服务中心

副主编：

袁　媛　上海城建职业学院

宋珺璐　北京社会管理职业学院

徐　勇　青岛市市立医院

蔡晶晶　上海城建职业学院

编　者（按姓氏笔画排序）：

马周理　上海市程家桥社区卫生服务中心

归纯漪　复旦大学附属眼耳鼻喉科医院

李　颖　上海市长征镇社区卫生服务中心

曲海燕　上海市程家桥社区卫生服务中心

肖来付　厦门城市职业学院

吴　冰　上海市程家桥社区卫生服务中心

张雨佳　上海开放大学

周大双　上海市康健社区卫生服务中心

周方萍　上海市程家桥社区卫生服务中心

周　琦　复旦大学附属眼耳鼻喉科医院

钱　芳　上海市程家桥社区卫生服务中心

徐东浩　上海市康健社区卫生服务中心

曹海涛　上海市北站社区卫生服务中心

屠　瑾　上海市程家桥社区卫生服务中心

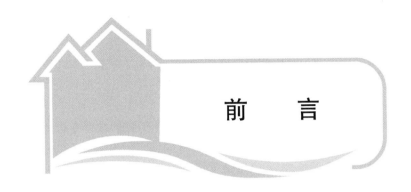

前　言

　　党的十九大报告指出："积极应对人口老龄化，构建养老、孝老、敬老政策体系和社会环境，推进医养结合，加快老龄事业和产业发展。"2019年4月，国务院办公厅印发了《关于推进养老服务发展的意见》，提出多项措施完善养老服务体系，优化养老服务供给，破除发展障碍，健全市场机制，有效地满足老年人多样化、多层次养老服务的需求，老年人及其子女的获得感、幸福感、安全感得到显著提升。建立完善老年照护人员职业技能等级认定和教育培训制度可以大力推进养老服务业建议的过程并吸纳相关人员就业。

　　本教材适应时代要求，思路创新，按照国家要求，推动老龄工作向主动应对统筹协调、加强人们全生命周期养老准备的方向转变，同时注重老年人物质文化需求，全面提升老年人生活质量。

　　本教材按照全生命周期养老的理念编写，分为上、下两册，共六篇，分别是总论，活力期老年人健康管理篇，部分失能、失能老年人照护篇，认知症老年人照护篇，安宁疗护照护篇，老年通用护理照护技术篇。教师的能力体现在教会学生学以致用，更好地让学与做不脱节，使学生更有针对性地走向养老服务工作岗位，同时指导各型养老机构一线照护工作。本教材的编写采用校企合作的形式，整合品牌职业院校和行业品牌机构的专家资源共同参与本教材的研发，力求使本教材内容更贴近养老照护机构工作实际情景，同时融入先进的照护理念，全面提升养老照护从业人员的服务水平。

　　本教材的编写原则为理论够用、覆盖需要、贴近应用、精选案例、科学简练。本教材的适用对象为高等职业院校老年服务与管理、老年保健与管理等专业学生及养老照护一线从业人员。本教材结合《老年人权益保障法》(2018年修正)、《中华人民共和国食品安全法》(2018年修正)、《关于深入推进医养结合发展的若干意见》(2019)、《国务院办公厅关于推进养老服务发展的意见》(2019)、《关于建立完善老年健康服务体系的指导意见》(2018)、《国家积极应对人口老龄化中长期规划》(2019)等最新的法律法规和重要文件以及《中共中央关于坚持和完善中国特色社会主义制度、推进国家治理体系和治理能力现代化若干重大问题的决定》(2019)关于养老服务的重要论述，结合国家养老护理员职业资格标准（2019 版），避免让学生及养老照护从业人员学而不能致用，与实际工作要求脱节；同时，将理论知识融于案例分析、教学项目，引入了国际先进的辅助技术，增加知识拓展等模块，使理论知识与实际应用更有效地结合，突出了学生的动手能力和专业技能的培养，融入养老文化人文关怀，注重对学生人文素养的培养，充分调动和激发学生的学习兴趣。

本教材的参编来自全国 24 家单位，他们中既有老年照护教育专家，也有老年照护一线实务专家。大家共同努力，精诚合作，为本教材的编写付出了大量的心血和智慧。在本教材的编写过程中，参编所在 24 家单位提供了大力支持，并对教材的编写提出了宝贵的意见，谨在此一并表示衷心的感谢！

本教材虽在体例上、内容上有所创新，力求基础技能与前沿技能相结合，但还需在实践过程中不断充实完善。

由于时间仓促，编者水平有限，教材中难免存在不妥之处，恳请广大读者批评指正。

编　者

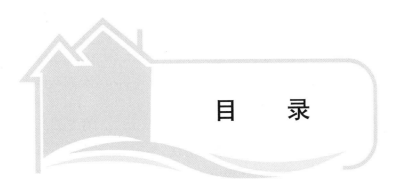

目　录

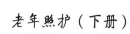

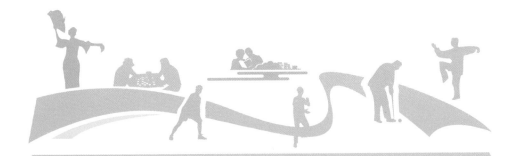

第四篇

认知症老年人照护篇

项目一　生活照护

【知识目标】

　　了解认知症的基本概念、分类；了解与认知症有关评估量表的内容和意义；了解认知症老年人安全、饮食、排泄、睡眠、清洁、环境等照护的相关知识。理解认知症的特点、主要评估工具、照护目标；理解认知症老年人安全、饮食、排泄、睡眠、环境的相关评估方法；理解认知症老年人饮食、排泄、睡眠、清洁的异常行为表现。掌握认知症核心症状和周边症状主要表现；掌握不同类型认知症的主要表现；掌握认知症老年人常见及特殊异常行为的应对方法；掌握认知症老年人照护原则；掌握认知症老年人安全照护、饮食照护、排泄照护、睡眠照护、清洁照护、环境照护的具体照护措施。

【能力目标】

　　能分辨认知症老年人早期的异常征兆；能识别并协助观察认知症老年人的异常行为；能够利用常用认知症检测量表评估老年人的情况；能应对认知症老年人常见及特殊的异常行为；能使用正确的量表评估老年人认知症情况；能遵循照护目标和原则，完成老年人照护计划；能评估认知症老年人安全、饮食、排泄、睡眠、清洁、环境的相关问题并能为认知症老年人提供相应的照护服务；能够识别并应对认知症老年人的各种异常行为。

【素质目标】

　　在认知症老年人的照护过程中做到充分尊重老年人，满足职业道德要求；在与认知症老年人交流的过程中具备良好的沟通能力，包括肢体语言和语言表达能力；熟练应用认知症相关知识，为认知症老年人提供专业服务，全面提升其生活质量；在照护老年人的过程中具备基本礼仪规范。

任务一 认知症老年人评估技术

一、认知症早期征兆与识别

案例导入

戴奶奶，75岁，曾是一名律师，因记忆力严重丧失影响生活而被送入养老机构。养老机构的工作人员向子女了解戴奶奶的情况，大致得到以下信息：戴奶奶好多次离开家时忘了关炉子；在之前的工作中，她会因为忘记已经确定的会议而同时安排多个会议。因此，她只能把对话录下，并在手机里记下大量笔记（不幸的是，她又忘记了解锁的密码）。她变得无法继续自己的工作。她经常追问孩子有没有帮她买回她所托付要买的各种物品，但孩子们告诉她之前根本就没有托付过他们。她经常话说到一半就忘了下文，并且连日常谈话中的反应也变得很迟钝了。她的一个孩子说："我去上大学了，当我回家时，感觉到我的母亲已经'迷失'了"。

作为戴奶奶的照护人员，请注意观察她有哪些异常表现，并对这些表现进行初步评估。

思考： 认知症是什么？其主要表现有哪些？简易的评估方法有哪些？

（一）认知症的概述

1. 认知症的定义

认知的基础是大脑皮层的正常功能，任何引起大脑皮层功能和结构异常的因素均可导致神经认知障碍。认知症（Cognitive Disorder）是神经认知障碍的简称，在美国精神病学会《精神疾病诊断与统计手册》第5版（*Diagnostic and Statistical Manual of Mental Disorders*，*5th edition*，DSM.Ⅴ）中，"神经认知障碍"的概念取代了以往的"痴呆"（dementia）描述。以前也有"痴呆症""失智症"等说法。根据相关专家的建议和基于对认知症老年人的尊重，本书中的神经认知障碍采用"认知症"进行描述。

神经认知障碍是以获得性认知功能损害为核心，并导致患者日常生活能力、学习能力、工作能力和社会交往能力明显减退的综合征。患者的认知功能损害涉及记忆、学习、定向、理解、判断、计算、语言、视空间功能、分析及解决问题等能力，在病程某一阶段常伴有精神、行为和人格异常。世界卫生组织给出的《国际疾病分类》第10版（*the International Statistical Classification of Diseases and Related Health Problems lOth Revision*，

ICD-10）中明确指出，认知症的诊断需根据病史询问及神经心理检查证实智能衰退。

2. 认知症的特点

认知症（图 4-1-1-1）是以认知功能损害为核心，导致日常生活能力、学习能力、工作能力和社会交往能力明显减退的状态，具备精神行为异常、认知功能障碍和日常生活能力受损三大特点。

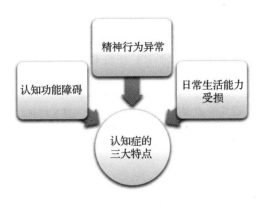

图 4-1-1-1　认知症的三大特点

（二）认知症的症状

其实在日常生活中，一些细微症状，如记忆力下降、容易发脾气等，这些都可能是认知症的重要警号，早一步发现，就可以尽早干预，缓解患者的症状，延缓病情的发展。老年照护人员掌握认知症的基本症状便可以做到早期识别，也可对其异常行为进行有效观察，工作中做到以同理心应对认知症老年人。

认知症的症状大致分为两大类：核心症状和周边症状（周边症状即行为和精神症状）。

1. 核心症状主要表现

认知功能障碍主要表现为注意力下降，记忆力减退，语言功能、视空间功能受损，执行能力障碍，值得注意的是，这些核心症状是无法被治愈的。认知症老年人可能出现的核心症状的主要表现见表 4-1-1-1。

表 4-1-1-1　认知症老年人可能出现的核心症状的主要表现

	症状	主要表现
记忆障碍	短期记忆障碍	表现为无法记住刚刚发生的事情，不久前发生的事情也想不起来
	长期记忆障碍	表现为不能回忆本人的经历及常识性内容
	抽象思维及判断力下降	表现为思考速度变慢，无法同时处理两件以上的事情。另外还有推理及处理复杂任务的能力下降：如安全意识、理财能力、决策能力、计划复杂事务的能力下降

续表

	症状	主要表现
认知功能水平下降	失认	表现为对人或物认识能力的缺失，包括视觉、听觉、触觉及身体部位的认识能力，如不能辨别方向，在熟悉的地方迷路；不能辨认自己熟悉的面孔，甚至连自己的亲人和密友也认不出；不能辨认熟悉的声音
	失语	表现为对语言的理解和表达能力丧失，表达障碍明显于理解障碍，自发性言语呈非流畅性，说话量少且费力，严重时呈无语言状态，但给予词头音提示，常可以引出正确反应，有复述障碍
	失用	即运用不能，认知症老年人肢体无瘫痪，感觉障碍及共济失调，不能准确完成有目的的动作。可能无意义地执行一种动作，或不能穿衣，衣服里外不分或将腿伸进袖子里等

2. 行为和精神症状

1996年，国际老年精神病学会（International Psychogeriatric Association，IPA）国际协商会议上将"认知症老年人出现的紊乱的知觉、思维内容、心境或行为症状"概括为"认知症的行为和精神症状"，从而为以后的统一诊断和评定奠定了基础。行为和精神症状（the Behavioral and Psychological Symptoms of Dementia，BPSD）也成为认知症老年人伴发症状的统一描述。

行为和精神症状的主要表现有不安、妄想、徘徊、想要回家、抗拒照护、收集癖、不洁行为、异食行为、情绪失控、夜间谵妄、尿频、抑郁、脱抑郁等。

（三）认知症的诊断

认知症在国际上的诊断标准主要有两个：世界卫生组织的《国际疾病分类》第10版（ICD-10）和美国精神病学会的《精神疾病诊断与统计手册》第4版修订版（DSM-IV-R）。对于既往智能正常，之后出现获得性认知功能下降（记忆、执行、语言或视空间能力损害）或精神行为异常，影响工作能力或日常生活，且无法用谵妄或其他精神疾病来解释的患者，可拟诊为认知症。认知功能或精神行为损害可通过病史采集或神经心理评估客观证实，且至少具备以下5项中的2项：①记忆及学习能力受损；②推理、判断及处理复杂任务等执行功能受损；③视空间能力受损；④语言功能（听、说、读、写）受损；⑤人格、行为或举止改变。

（1）认知功能障碍表现在以下两个方面。

①记忆力障碍：短期记忆障碍；长期记忆障碍。

②认知功能损害至少具备下列中的一项：a. 失用；b. 失语；c. 失认；d. 抽象思维和判断力损害。

（2）上述两类认知功能障碍明显干扰了工作和社交活动，或与个人以往状态相比，上述认知功能明显减退。

（3）不是发生在谵妄的病程中。

（4）上述损害不能用其他的精神及情感性疾病来解释（如抑郁症、精神分裂症等）。

📖 知识拓展

普通健忘与认知症健忘的区别

认知症健忘是人的记忆纽带中整块时间或事件的脱落，普通健忘是人在记忆纽带中某一细节的缺损，例如想不起吃过的饭菜的名称，对于日常生活的影响较小。认知症健忘则是完全想不起来自己已经吃过饭这件事，对于日常生活的影响较大。二者对照见表4-1-1-2。

表4-1-1-2 普通健忘与认知症健忘对照

对照项目	普通健忘	认知症健忘
遗忘区别	健忘老年人所遗忘的内容只是部分性的，不会影响正常的生活	认知症老年人的遗忘是恶性的，不但记不起发生过的事情，即便经过提醒也无法回忆起
出现时间	健忘是老年人最常见的机体障碍之一，一般会从四五十岁开始	认知症老年人不论年龄，疾病早期即可出现健忘症状
认知能力	健忘老年人虽然记忆力下降，但对时间、地点、人物关系和周围环境的认知能力却丝毫不减	认知症老年人丧失了识别周围环境的认知能力，分不清上、下午，也不知四季变化，有时甚至找不到回家的路
生活能力	健忘的老年人虽然会记错日期，有时会前讲后忘，但他们仍能料理自己的生活，甚至能照顾家人	认知症老年人随着病情的加重，会逐渐丧失生活自理能力
情绪变化	较常人无异	认知症老年人的情感世界会变得"与世无争"，甚至麻木
思维变化	健忘老年人对自己记忆力的下降会感到相当苦恼，为了不误事，常常会记备忘录	认知症老年人毫无烦恼，思维迟钝、言语贫乏。语言是否丰富是区别二者的重要标志之一
病程演变	健忘老年人的病程进展很缓慢，且是一种良性的过程	认知症老年人病程的发展很迅速，如果不治疗，数年内就可能会发展到生活无法自理的程度

因此，既不要忽视认知症的早期症状，也不要把老年人正常的生理变化误认为认知症健忘。如果老年人出现上述早期信号，要高度重视。

（四）认知症的评估

认知症的"黄金"评估标准莫过于临床诊断指示，检测包括脑磁共振（MRI）检查、脑部 PET 扫描、血液检查，含常规的全血细胞计数（CBC）、代谢功能评估、甲状腺素测试、维生素 B_2 检测等。此外，还有新兴的评估技术，如全自动视网膜图像分析系统用于评估认知障碍症的健康风险，整个监测过程由拍摄至取得报告只需 15 min 左右，其中计算脑内是否有年龄相关性白质病变，脑白质病变是反映脑小血管疾病的重要指标之一。

但诸多此类的评估及诊断方式都是极为严格的医疗鉴定方法，那么除此之外，是否有较为简单易行的方法可评估其症状甚至严重程度？答案是肯定的，这就是各种认知症评估量表。评估者通过观察被评估者的外在表现，借助向被评估者提问或下达任务指令的方法来观察和记录被评估者的反应，对应量表给反馈信息打分，打分结果即可初步判定被评估者的病情程度。

此处介绍几种国内外推行使用的检测量表，包括简易智力状态检查量表（MMSE）、MoCA 量表、AD-8 量表、简易认知评估工具（Mini-Cog）、临床认知症表（CDR）、老年谵妄评估法（CAM），见表 4-1-1-3 ~ 表 4-1-1-8。其中简易智力状态检查量表（MMSE）在国内使用较为广泛；MoCA 量表较为复杂，且要求评估者有较高水平的评估沟通技巧；其他量表则可作为辅助评估工具选择性使用。通过以上各种量表即可初步判定认知症老年人的认知障碍程度。至于认知症老年人生活自理能力受到多大程度的影响，则需使用《老年人能力评估》（中华人民共和国民政行业标准 MZ/T 039—2013）量表进行综合判定。

表 4-1-1-3　简易智力状态检查量表

	姓名：　　性别：　　年龄：　　测评时间：　　年　　月　　日		
定向力（10分）	1. 今年是哪一年	1	0
	现在是什么季节？	1	0
	现在是几月？	1	0
	今天是几号？	1	0
	今天是星期几？	1	0
	2. 您住在哪个城市（省）？	1	0
	您住在哪个区（县）？	1	0
	您住在哪个街道（乡）？	1	0
	咱们现在在几层楼？	1	0
	这是什么地方（地址，门牌号）？	1	0

姓名：　　性别：　　年龄：　　测评时间：　　年　　月　　日				
记忆力 （3分）	3. 告诉您三种东西，我说完后，请您重复一遍并记住，待会还会问您（各1分，共3分）			
	皮球		1	0
	国旗		1	0
	树木		1	0
注意力和计算力 （5分）	4. 100-7=？连续减5次（93、86、79、72、65。各1分，共5分。若第一次回答错了，但下一个答案正确，只计一次错误）			
	-7		1	0
	-7		1	0
	-7		1	0
	-7		1	0
	-7		1	0
回忆能力 （3分）	5. 现在请您说出我刚才告诉您让您记住的那些东西			
	皮球		1	0
	国旗		1	0
	树木		1	0
语言能力 （9分）	6. 命名能力	出示手表，问这个是什么东西	1	0
		出示钢笔，问这个是什么东西	1	0
	7. 复述能力	我现在说一句话，请跟我清楚地重复一遍（四十四只石狮子）	1	0
	8. 阅读能力	给受试者一张纸条，上面写着"闭上你的眼睛"。请您念念这句话，并按其意思去做！	1	0
	9. 三步命令 我给您一张纸，请您按我说的话去做	用右手拿着这张纸	1	0
		用两只手将它对折起来	1	0
		放在您的左腿上	1	0
	10. 书写能力	要求受试者自己写一句完整的句子	1	0

		（出示图案）请您照上面图案画下来		
姓名：	性别：	年龄：　　　　测评时间：　　　年　　月　　日		
11. 结构能力			1	0
	测评总分		测评人员	

判定标准：

● 认知功能障碍：最高得分为30分，27～30分为正常，分数<27分为认知功能障碍。

● 认知功能障碍划分标准：文盲≤17分，17<小学程度≤20分，20<中学程度（包括中专）≤22分，22<大学程度（包括大专）≤23分。

● 认知功能障碍严重程度分级：轻度≥21分；中度10～20分；重度≤9分。

表4-1-1-4　MoCA 量表

姓名	性别	出生日期	教育水平	检查日期

视空间与执行功能				得分
	复制立方体	画钟表（11点10分）（3分）		＿/5
[　　　]	[　　　]	轮廓 [　　] 指针 [　　] 数字 [　　]		
命名				
				＿/1
[　　　]	[　　　]	[　　　]		

续表

记忆	读出下列词语，然后由患者重复上述过程2次，5分钟后回忆		面孔	天鹅绒	教堂	菊花	红色	不计分
		第一次						
		第二次						

注意	读出下列数字，请患者重复（每秒1个）	顺背 [　]	21854	__/2
		倒背 [　]	742	

读出下列数字，每当出现数字1时，患者敲1下桌面，错误数大于或等于2不给分	[　] 52139411806215194511141905112	__/2

100连续减7	93 [　]	86 [　]	79 [　]	72 [　]	65 [　]	__/3

4~5个正确给3分，2~3个正确给1分，全部错误为0分。

语言	重复：我只知道今天张亮来帮过忙。[　] 狗在房间的时候，猫总是躲在沙发下面 [　]	__/2 __/1
	流畅性：在1分钟内尽可能多地说出动物的名称。[　] _____（N ≥ 11名称）	

抽象	词语相似性：香蕉—橘子 = 水果　火车—自行车 [　] 手表—尺子 [　]	__/2

延迟回忆	回忆时不能提醒	面孔 [　]	天鹅绒 [　]	教堂 [　]	菊花 [　]	红色 [　]	仅根据非提示记忆得分	__/2
	分类提示							__/2
	多选提示							__/2

定向	日期 [　]　月份 [　]　年代 [　] 星期几 [　]　地点 [　]　城市 [　]	__/6

总分		__/30

总分：把右侧栏目中各项得分相加即为总分，满分30分。量表设计者的英文原版应用结果表明，如果受教育年限 ≤ 12年则加1分，最高分为30分。教育年限 ≥ 26分为正常。

表4-1-1-5　AD-8量表

AD-8量表是美国华盛顿大学于2005年开发的八题探访问卷，AD-8量表是临床上使用的医学量表，用以极早期认知症的筛查。它也可以供家属使用，作为疾病风险的评估。就临床而言，认知症可能是源于阿尔茨海默病、血管性认知症、路易体认知症或额颞叶认知症。本量表侧重于患者是否产生了八种特定的"变化"，回答是否有变化，能帮助家属筛查认知症症状。因为它是考察"变化"的，我们建议家属定期使用本量表观察对比患者是否有特定的情形变化。

1/8：判断力是否出现了障碍？
□（疑似）有障碍
□无障碍
□我不确定

2/8：不爱活动？或对任何事情不感兴趣？
□少动，不感兴趣
□喜欢活动，感兴趣
□我不确定

3/8：是否会不断重复同一件事或同一句话？
□很少重复
□不会重复
□我不确定

4/8：学习新东西使用方法时，是否会有困难？
□有困难
□没有困难
□有时会出现困难

5/8：是否有时会记不清当前的月份或年份？
□有
□没有
□有时

6/8：处理复杂的个人事情时，是否存在困难？
□有难度
□没难度
□不确定

7/8：是否会忘记与某人的约定？
□是
□从不
□有时

8/8：记忆或思考能力是否出现过问题？
□有过
□没有
□偶尔

备注：根据华盛顿大学的原始授权，本量表为非商业用途，仅供临床或科研项目使用。版权归华盛顿大学所有，请勿侵犯。

表 4-1-1-6 简易认知评估工具（Mini-Cog）

	测试内容与结果	评分	得分
引导语	A. "我说三样东西：苹果、手表、国旗请重复一遍并记住，一会儿会问您。"	—	—
	B. 画钟测验："请在这里画一个圆形时钟，在时钟上标出 11 点 10 分。"		
	C. 回忆词语："现在请您告诉我，刚才我要您记住的三样东西是什么？"		
回忆情况	答：_____、_____、_____（不必按顺序）	—	—
结果判断	画钟正确（画出一个闭锁圆，指针位置准确），且能回忆出 3 个词	3 分	
	画钟正确（画出一个闭锁圆，指针位置准确），且能回忆出 1~2 个词	2 分	
	画钟错误（画的圆不闭锁，或指针位置不准确），或只回忆出 1~2 个词	1 分	
	一个词也回忆不出，已确诊为认知障碍	0 分	
结果	2~3 分，无失智；1 分，可疑失智；0 分：失智		

表 4-1-1-7 临床认知症表（CDR）

内容	健康 CDR=0	可疑认知症 CDR=0.5	轻度认知症 CDR=1	中度认知症 CDR=2	重度认知症 CDR=3
记忆力	无记忆力缺损或有轻微的、偶尔的健忘	经常性的轻度健忘，对事情能部分回忆，"良性健忘"	中度记忆缺损，近事遗忘突出，记忆缺损妨碍日常生活	严重记忆缺损，能记住非常熟悉的事情，新发生的事情很快就遗忘	严重记忆丧失，仅存片段的记忆
定向力	能完全正确定向	对时间关系有轻微困难，其余能完全正确定向	对时间关系有中度困难，检查时对地点仍有定向力，但在某些场合可能有地理定向能力障碍	对时间关系有严重困难，通常对时间不能定向，常有地点失定向	仅对自身有定向力
判断力解决问题的能力	能很好地解决日常问题，处理事务和财务，判断力良好	在解决问题、辨别事物间的异同点方面有轻微缺损	在解决问题、辨别事物的异同点方面有中度困难，通常还能维持社交事务判断力	在解决问题、辨别事物间的异同点方面有严重损害，社会判断力通常受损	不能做判断或不能解决问题

续表

内容	健康 CDR=0	可疑认知症 CDR=0.5	轻度认知症 CDR=1	中度认知症 CDR=2	重度认知症 CDR=3
社会事务	和往常一样能独立处理购物、义务劳动及社会群体活动	在这些活动方面仅有轻微损害	已不能独立进行这些活动，可以从事其中部分活动，不经意地观察似乎正常	没有外出独立活动愿望，被带到家庭以外的场所仍能参加活动	病重的不能被带到家庭以外的场所参加活动
家庭生活业余爱好	家庭生活、业余爱好和需要用脑的兴趣均很好保持	家庭生活、业余爱好和需要用脑的兴趣有轻微损害	家庭活动有轻度障碍，放弃难度大的家务，放弃复杂的爱好和兴趣	仅能做简单家务，兴趣明显受限，而且维持得差	不能进行有意义的家庭活动
个人自理能力	完全自理	完全自理	需要旁人督促或提醒	穿衣、个人卫生及个人事务都需要帮助	个人自理方面需要很大帮助，经常大小便失禁

说明：只有当损害是由于认识缺陷引起时，才计为0.5、1、2、3。

表4-1-1-8　老年谵妄评估法（CAM）

序号	评估项目	评估内容	评分标准	得分
1	急性发作且病程波动	a. 与平常相比较，是否有任何证据显示患者精神状态发生急性变化？	否0是1	
		b. 这些不正常的行为是否在一天中呈现波动状态？	否0是1	
2	注意力不集中	患者是否集中注意力有困难？例如，容易分心或无法接续刚刚说过的话	否0是1	
3	思考缺乏组织	患者是否思考缺乏组织或不连贯？如杂乱或答非所问的对话、不清楚或不合逻辑的想法、或无预期的从一个主题跳到另一个主题	否0是1	
4	意识状态改变	整体而言，您认为患者的意识状态是否为过度警觉、嗜睡、木僵或昏迷	否0是1	

说明：a+b+2皆为"是"，且3或4任何一项为是，即为谵妄

二、认知症的表现与类型

案例导入

老年照护人员小张长期在认知症老年人区域工作，但其并未经过专业的有关认知症方面的学习，经常对照护区内的老年人出现的一些异常行为表示困惑和不解，比如把餐盘放到老年人面前，老年人却乱搅拌食物；让老年人喝水，老年人却把水杯打翻；帮老年人穿鞋，老年人却突然踢她一脚；甚至有个别老年人半夜不睡觉，在走廊里走来走去，甚至有位老年人曾一度冤枉她"偷"了自己的手镯。每天面对这样的服务人群，小张深感工作压力倍增，经常向同事和领导诉苦，甚至想放弃工作。

思考：认知症有哪些种类？各有哪些症状和异常行为表现？常见的异常行为及特殊的异常行为的应对措施有哪些？你若是小张，该如何应对认知症老年人常见的异常行为？

认知症的分类方法因分类角度不同而不同，目前最常见的是根据引起认知症的疾病种类分类，而该分类法能帮助老年照护人员有效地区分其病因、症状和特点，由此而采取不同的应对措施。按是否为变性病分为变性病和非变性病认知症，前者主要包括阿尔茨海默病（Alzheimer's Disease，AD）、路易体痴呆（Dementia with Lewy Body，DLB）、帕金森病（Parkinson Disease，PD）和额颞叶变性（Fronto Temporal Lobar Degeneration，FTLD）等。后者包括血管性认知症（Vascular Dementia，VaD）、正常压力性脑积水以及其他疾病（如颅脑损伤、感染、免疫、肿瘤、中毒和代谢性疾病等）引起的认知症。AD 占认知症类型的 50%～70%。DLB 发病仅次于 AD，占认知症的 5%～10%。PDD 约占认知症的 3.6%，FTLD 占认知症的 5%～10%。VaD 是最常见的非变性病认知症，占认知症患者的 15%～20%。继发的认知症患病率尚无准确的统计。

（一）阿尔茨海默病

阿尔茨海默病是一种起病隐匿、进行性发展的神经系统退行性疾病。患阿尔茨海默病的老年人，其大脑区域性细胞死亡，神经递质缺失而损害记忆、言语和理解功能等，其病理改变为淀粉样蛋白斑块和神经纤维缠结。2011 年，美国国立老化研究所和阿尔茨海默病协会发布了阿尔海默病诊断标准指南，即 NIA－AA 诊断标准。

阿尔茨海默病表现出的主要症状如下：在身体方面表现为老年期出现的病状，如脱水、感染性疾病等；在精神方面表现为积极性下降，有时甚至出现妄想症状；在神经方面，早期会出现麻痹或肌肉强直等局部神经症状。

根据病程的发展，阿尔茨海默病分为早期、中期和晚期三个阶段，不同时期的症状也存在着典型差异，而且认知机能障碍随着发病经历的年数增加而逐渐恶化。因此，早期、中期和晚期也分别对应了轻度、中度和重度。

早期，轻度，持续1~3年。患者的主要表现为记忆障碍、定向障碍、不安和抑郁症状，健忘多为常见。

中期，中度，持续4~5年，可发生在起病后的2~10年。患者的主要表现为视觉空间失认，出现行为和精神症状（BPSD），步行和坐姿不稳，身体机能下降。

晚期，重度，持续2~3年，可发生在发病后的8~12年。患者的主要表现为不说话、不动，排泄障碍，吞咽功能下降，积极性下降，意识减弱。最终昏迷，患者常死于感染性并发症，如坠积性肺炎等。

学习园地

基于目前对阿尔茨海默病的研究，其发病因素复杂，病因尚不明确，但有关其发病机理也有几种学说，中枢胆碱能损伤、兴奋性氨基酸毒性学说、β-淀粉样蛋白级联学说、Tau蛋白学说和炎症及免疫机制等。其中APOE4基因的存在是导致阿尔茨海默病发病的重要因素，是造成阿尔茨海默病发病风险明显飙升的元凶之一，从以下角度可以探讨其发病机制的问题：

1. 阿尔茨海默病来自何方？它又是怎么产生的？

它是源自对炎症侵犯（如感染或反式脂肪摄入）的自我保护性反应。营养不足、营养因子和/或激素水平缺乏，或与毒性化合物（包括生物毒素，如来自霉菌或细菌的毒素）接触等，导致淀粉样前体蛋白（APP）受体被切成4个肽片段，包括β-淀粉样蛋白；减缩神经网络系统并最终破坏突触和神经元。当APP分子被切割成4个肽片段后，就无法再切割成两种有滋养和保护神经突触功能的肽片段了。

2. 阿尔茨海默病的内在工作程序是怎样的？

阿尔茨海默病是这样一种病理状态：大脑已超越了其功能极限，以自我凋亡方式摧毁/放弃了部分神经突触，而对于维护现有突触或创造新突触（也就是大脑维持原有记忆的突触和形成新记忆所需的突触）的关系出现了不平衡。这种不平衡是由于从APP中切割成的4个肽片段过多，而切割成的两个肽片段太少的缘故，即突触和神经元的毁损凋亡超越了对其的维持和促进。

（二）血管性认知症

血管性认知症是由脑血管病变引起的脑损害所致的。患有血管性认知症的老年人，其大脑状态是血管堵塞造成部分细胞死亡。其主要由脑血管疾病导致氧气与养分无法到达大脑的某部分，引起细胞死亡而造成。其主要特点为因大脑受损的部位及程度不同而症状不同；大脑有功能较完好的部位和并不完好的部位；有发作型和慢性型，即为脑血管病每发作一次，认知症的进程就会进一步恶化。

血管性认知症表现出的主要症状为有动脉硬化的危险，可能出现脱水或感染性疾病等症状；在精神方面表现为积极性下降，自发性下降，情绪失控以及夜间谵妄；在神经方面会出现麻痹，步行障碍，排尿障碍及其他病理反射。

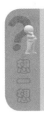

什么是大脑皮层的功能分区（图4-1-1-2）？为什么说不同部位的大脑皮层损伤会造成不同功能的影响？

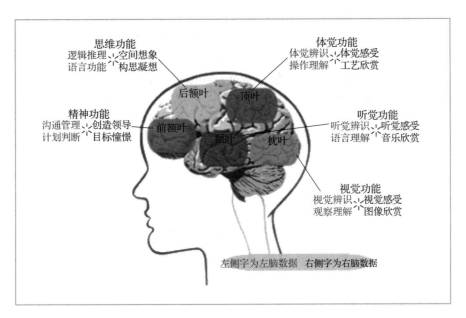

图4-1-1-2　大脑皮层的功能分区

注：图片摘自：https://baike.baidu.com/item/脑前额叶/8606734

（三）路易体认知症

路易体是由脑神经细胞中一种名为"α-synuclein"的氨基酸的蛋白物质聚集而成的。路易体认知症的主要原因是路易体在整个大脑范围内沉积故而影响大脑功能。其主要特点是可能让老年人出现幻觉、妄想、异相睡眠等行为障碍，抑或出现帕金森病。

路易体认知症表现出的主要症状如下：在身体方面表现为经常摔倒甚至昏厥；在精神方面表现为视幻觉、妄想，注意力下降，因视幻觉或妄想而导致情绪不安、行为异常；在神经方面出现帕金森病特征，如肌肉强直、小步曳行等。

知识链接

帕金森病知多少？

帕金森病又称震颤麻痹，是一种中老年人常见的运动障碍疾病，以黑质多巴胺能神经元变性缺失和路易小体形成病理特征，由于其病因和发病机制十分复杂，至今仍未彻底明了，可能与年龄老化、环境因素、遗传因素以及患脑血管病密切相关。

常为 60 岁以后发病，男性比例稍高，起病缓慢，进行性发展。首发症状多为震颤（60%～70%），其次为步行障碍（12%）、肌强直（10%）和运动迟缓（10%）。

临床表现：①静止性震颤；②肌强直；③运动迟缓；④姿势步态异常；⑤其他症状，如讲话缓慢、语调变低，严重时发音单调、吐字不清，还可有流涎和吞咽困难。

注：摘自《老年疾病护理指南》

（四）其他认知症

1. 额颞认知症

发病原因是额颞叶萎缩，功能下降。其特点是早期不会出现记忆功能下降。主要症状表现为难以控制情绪，人格障碍，自制力下降，行为异常，失语等。

2. 酒精中毒性认知症

发病原因是大量饮酒。其特点有时会与阿尔茨海默病或路易体认知症并发。主要症状表现为记忆障碍，编造事实，以及定向障碍。

3. 青年性认知症

发病原因是脑血管疾病或脑萎缩。其特点是越年轻，脑萎缩的速度就越快，认知症发展的速度也就越快。主要症状无特异性，多表现为与其他认知症症状相同，某些患者症状与抑郁症相似。

4. 正常颅压脑积水

发病原因是脑脊液失衡或者流动停滞等导致脑室扩大。其特点是有治愈的可能，分继发性和特发性两种。主要症状表现为头痛，呕吐，记忆障碍，步行障碍，甚至大小便失禁等。

（五）混合型认知症

混合型认知症即为同时患有两种以上认知症的状态，其特点及症状可参考前四种认知症的描述，此处不再赘述。

（六）实践技能指导

职业能力：能针对认知症老年人特殊异常行为提供相应的应对措施。

有效地对认知症老年人特殊异常行为采取应对措施来源于照护人员能够换位思考并掌握灵活的照护技巧。

首先，老年照护人员从认知症护理的视点应该明确并时刻谨记："因认知症而最烦恼的是其本人"，帮助其消除混乱和不安，是照护人员的职责。目前由于种种原因，照护人员与认知症老年人在相处中常常出现不愉快事件。

其次，反思照护过程中渗透的思想，不应还停留在"放弃式"的照护上，即遇到问题解决问题；应该积极面向认知症老年人的特征，采用"挖掘可能性"的照护理念，具体内容如图 4-1-1-3 所示。

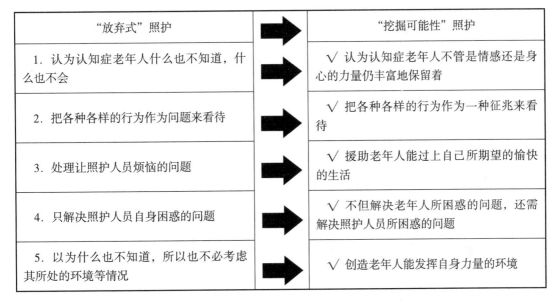

图 4-1-1-3　"放弃式"照护向"挖掘可能性"照护转变示意

再次，与认知症老年人沟通时也有可遵循的技巧，如与认知症老年人应对时有三"不"心得，即不使其受惊，不使其慌张，不伤其自尊心。另外，沟通时也需时刻谨记以下五个应对要点，具体如图 4-1-1-4 所示。

1. 认知症核心症状的基本应对方法

照护过程中最常见的问题常常发生在照护人员和认知症老年人的沟通中，而多数照护人员在沟通时往往忽略了认知症老年人的症状。如果照护人员的表达能够组织一下语言，沟通过程将会变得简单有效。实例参考见表 4-1-1-9。

2. 认知症行为和精神症状的基本应对方法

认知症老年人平时的表现不仅限于核心症状，同时伴发的还有一种或多种行为和精神症状，而这些症状的发生因人而异、各有差别，严重程度也各有不同，是照护人员在工作中最棘手的问题。以下介绍几种常见的认知症老年人的行为应对要点。

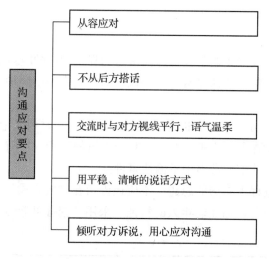

图 4-1-1-4 沟通应对要点

表 4-1-1-9 核心症状的照护要点及语言沟通应对实例

核心症状	要点	沟通应对语言实例 ×：不好的应对 √：好的应对
记忆障碍	此项症状要求照护人员需格外耐心应对，充分理解老年人健忘的事实	×："不是说过了吗，刚吃过饭了啊。" ×："刚才不是已经说过了吗。" √："午饭我们吃的是面条啊。"
定向障碍	活用简单易懂的时间、地点标识，时刻提醒老年人，而不是考他 / 她，使他 / 她更疑惑	×："知道我是谁吗？" √："我是某某，早上好。" √：利用钟表、挂历提示，并在谈话中加入时间、季节等的话题
执行功能障碍	不要交代复杂的动作，需将复杂的过程拆分成逐项简单易懂的动作，必要时加以解释	×："我们来做一份西红柿鸡蛋汤。" √："请把西红柿切成小块""请把鸡蛋搅拌成糊状。"……
判断力低下	尽量不使用开放性的问句沟通，即便闭合性问题也要避免信息量过大。必要时也需减少需要老年人判断的项目，使沟通简单有效	×："想吃什么？" ×："午饭有芹菜馅饺子、白菜馅饺子或清汤面，你想吃哪个？" √："饺子和面条想吃哪个？""想吃饺子啊，好，那芹菜馅和白菜馅想吃哪个？"

（1）认知症常见行为：徘徊。

认知症老年人发生徘徊是最常见的症状之一，出现该症状通常是由于老年人有定向障碍，或近期情绪处于不稳定状态或不安焦躁，抑或是老年人昼夜颠倒，身体状况不佳，甚至是想回到过去。

对出现徘徊症状的老年人，照护人员不要这样说："不能出去""你想回到哪儿！？"或"你一个人到底想去哪儿？"。

基本的应对方法如下：

①设法缓解老年人的不安情绪；②可借助调整走廊和房间的照明亮度来缓解老年人的情绪；③照护人员应设法营造能够使人安心的环境；④让认知症老年人感到有归属感；⑤照护人员尝试和老年人一起行动；⑥让认知症老年人享受到乐趣或让其做力所能及的事情。

（2）认知症常见行为：异食、频繁地要求进餐。

认知症老年人发生异食、频繁地要求进餐症状大多有以下原因：老年人记忆障碍，判断力下降，有定向障碍，饱食中枢受到破坏，味觉变差，感到寂寞或欲求得不到满足等。

对出现异食或频繁地要求进餐症状的老年人，照护人员不要这样说："为什么把那东西放嘴里？"或"刚刚不是吃了吗？"

基本的应对方法如下：

①照护人员应首先提高老年人对用餐的满足感和期待感；②需告诉并提醒老年人下次吃饭的时间；③照护人员可以尝试引发老年人对吃饭以外的事情的兴趣；④可请家属提供一些健康的零食以备老年人所需；⑤让老年人看到餐后的情景，理解已经吃过饭了的事实；⑥照护人员应特别注意老年人随身物品安放位置，将能放入口中的有危险的生活用品（报纸、垃圾等）妥善管理，可直接造成生命危险的物品（药品、电池、烟、洗衣液等）不要放在老年人容易拿到的地方，可以锁起来保管。

（3）认知症常见行为：昼夜颠倒、夜间谵妄。

认知症老年人发生昼夜颠倒、夜间谵妄症状大多有以下原因：老年人有睡眠及觉醒障碍，白天和夜晚的睡眠浅，受药物影响，甚至可能有脱水情况。

对出现昼夜颠倒或夜间谵妄症状的老年人，照护人员不要这样说："快点睡！"或"都几点了？"

基本的应对方法如下：

①调整老年人生活节奏；②鼓励老年人白天积极运动；③重新检查服药情况；④为老年人准备室内有利的睡眠环境；⑤促进老年人多喝水，调整身体状态。

（4）认知症常见行为：幻觉、幻视、错觉。

认知症老年人发生幻觉、幻视、错觉症状大多有以下原因：受药物副作用的影响，老年人近期身体状况不佳。

对出现幻觉、幻视、错觉症状的老年人，照护人员不要这样说："怎么可能看到（听到）！"。

基本的应对方法如下：

①照护人员应理解并接受认知症老年人的倾诉，可以附和说："已经把它赶走了，没事了"或"已经收拾好了，放心吧"；②照护人员可为老年人调节室内环境，避免如镜子、异形物体等造成的影响；③照护人员特别要在照明上下功夫，适时提高亮度有助于老年人视觉的辨别度。

（5）认知症常见行为：被盗妄想。

认知症老年人发生被盗妄想症状大多有以下原因：老年人多有健忘，对周围环境感到不安或有压力，甚至对周围人不信赖，以及有丧失感。

对出现被盗妄想症状的老年人，照护人员不要这样说："怎么又没有了！"或"你有好好找过吗？"。

基本的应对方法如下：

①照护人员不要试图说服老年人，要接受并与其一起寻找；②对老年人倾诉的"被盗事件"表示关心；③帮助老年人分析并解决"被盗事件"发生的背景原因。

（6）认知症常见行为：不洁行为。

认知症老年人发生不洁行为症状大多有以下原因：老年人出现定向障碍寻不到厕所，或是带纸尿裤的老年人自感不舒适而不善表达。

对出现不洁行为症状的老年人，照护人员不要这样说："真脏！""为什么就是做不好呢！"或"清醒点！"

基本的应对方法如下：

①照护人员需把握老年人的排便、排尿的情况，诱导其去厕所；②照护人员需适当协助老年人保持清洁，整理仪容；③帮助老年人维持去厕所排泄的生活习惯；④必要时从医疗角度探讨并介入科学的控制排便的方法。

一般情况下，周边症状是在核心症状的基础上，由于各种各样的诱因而出现的症状。不恰当的应对方式会带来负面影响，形成照护的恶性循环，如图4-1-1-5所示，因为周边症状的出现，导致照护人员负担增加，从而使老年照护人员在照护过程中多发焦虑和不安，进而使照护人员自

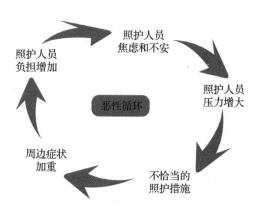

图4-1-1-5 周边症状恶性循环示意

身的压力增大，压力增大时难以避免实施不恰当的照护措施，而不恰当的照护措施又会加重老年人周边症状的严重程度，形成恶性循环，对老年人和照护人员都不利。为避免恶性循环的出现，照护人员时时刻刻都要谨记这句话："尊重认知症老年人的自尊心。"

知识拓展

结合上述认知症老年人的核心症状及周边症状的应对技巧，照护人员应思考在工作中如何应对认知症老年人的暴躁攻击行为？

参考原则：

（1）平时要建立良好的照护关系，维护老年人的自尊心。

（2）当老年人述说起疑心问题、描述妄想内容、自言自语、发脾气时，不急于否定、纠正老年人，可通过转移老年人注意力，减轻疑心、妄想、自言自语对老年人的困扰。

（3）对老年人的努力与进步要及时给予鼓励。

（4）鼓励与其他老年人之间进行相互交流。

（5）当老年人发脾气时，适当制止，不过多迁就。

（6）给予同情、理解和安慰。

（7）照护人员需有自我保护意识，老年人暴躁时，及时躲避。

（8）必要时，需团队人员帮助，避免单独面对。

除上述处理方法外，你还有什么好的建议吗？

【课后练习】

1. 认知症的核心症状不包括（　　　）。

A. 记忆障碍　　　　　　　　　　　　B. 定向障碍

C. 失认、失语、失用　　　　　　　　D. 判断力下降

E. 徘徊

2. 在中国最常用的认知症评估量表是（　　　）。

A. 简易智力状态检查量表（MMSE）　　B. MoCA 量表

C. AD-8 量表　　　　　　　　　　　D. 简易认知评估工具（Mini-Cog）

E. 临床认知症表（CDR）

3. 阿尔茨海默病早期主要表现不包括（　　　）。

A. 记忆障碍　　　　　　　　　　　　B. 定向障碍

C. 失语　　　　　　　　　　　　　　D. 健忘

E. 不安和抑郁

4. 认知症的主要类型不包括（　　　）。

A. 阿尔茨海默病　　　　　　　　　　B. 血管性认知症

C. 路易体认知症　　　　　　　　　　D. 帕金森病

E. 混合型认知症

任务二
认知症老年人照护方案设计

案例导入

张爷爷，73岁，中专文化水平，近期入住×××福利院。张爷爷的家人半年前发现他记忆力明显下降，往往记不起近期发生的事情。在日常生活中，

如果遇到复杂一些的事情，张爷爷就不能完成，而且脾气古怪、不配合工作，不愿意参与家庭活动和社会活动。目前，张爷爷基本的日常生活尚可自理。

作为张爷爷的照护人员或楼层照护主管，请与张爷爷及其监护人沟通其近期情况，了解他们的需求。

思考：什么是合理的认知症照护目标？如何有效地与老年人及其家人沟通？

一、照护目标

（一）认知症照护目标

"以人为本的照护"是认知症老年人的照护核心目标。

"以人为本的照护"关注的不是认知症，而是人，即认知症老年人。每位认知症老年人都有其价值、人格和独特性，照护应满足认知症老年人整体的需要，在老年人的生理需求、情感需求、心理需求之间取得平衡。照护人员应在保障老年人安全的情况下，为其提供个性化的照护服务，并让其在服务过程中感受到幸福感和尊重。

（二）围绕照护目标的有效沟通路径

在认知症老年人正式入住机构前，照护人员完成与老年人或其监护人的有效沟通是实现"以人为本的照护"目标的第一步。

1. 需求沟通

不同类型的认知症老年人，其认知程度、自理程度、交流程度、照护需求有明显的区分，因此，在沟通时，要明确告知机构能提供的服务范围和内容，同时，老年人及其监护人要明确知晓服务的范围和内容，且认可接受。

2. 信任沟通

需要建立对彼此的信任。照护人员及其团队应该避免对认知症老年人所表现出来的异常行为感到厌恶和嫌弃等负面态度。在交流过程中，应以老年人的立场和出发点，感同身受地提出服务需求和照护目标。机构和照护团队也只有在与老年人或监护人进行充分的交流后，才能获得认知症老年人真实情况和实际需求。

3. 缘由沟通

了解认知症老年人的认知情况变化的缘由和进行人生追溯。缘由沟通不仅是要明确疾病史，还需要监护人告知老年人的过往经历和人生重要事件，这是个性化照护服务的重要基础。

4. 结果沟通

照护人员和团队需要凭借过往经验判断如下情况：老年人是否符合入住情况，能否实现监护人的预期照护目标；或者机构预判的照护目标是否能符合老年人或监护人的期望，从而达成交流方面的共识，作为对后期照护计划和照护服务的有效支持。

二、照护原则

认知症照护原则

1995 年，英国的汤姆·凯伍（Tom Kitwood）教授率先提出了"以人为本"的失智老年人照护模式。在"以人为本的照护"的核心目标下，有十大重要照护原则：无评判地接受每位老年人的独特性；尊重每位老年人过去的经历与学识；认识到每位老年人都有情感、社交、身体和精神方面的整体需要；和老年人保持沟通，既需要灵活性和横向思维，也需要接受其他的观点；要确保老年人感觉自己是受欢迎和被接纳的；创建一个社区的感觉，让老年人有归属感，感觉自己适合生活在这个地方，而且别人对他们有需要；通过恰当的照护和消除不必要的约束，极大化地赋予老年人自由；允许并尊重老年人在力所能及的范围内对照护环境做出贡献；创造和保持一个互相信任的环境，保护老年人，不要让他们受到欺凌、剥削和其他形式的虐待；关注老年人积极的一面，如他们尚存的能力等。

三、照护计划

—— 案例导入 ——

王奶奶，76 岁，初中学历，丧偶，平日和儿子一家住在一起。根据儿子的要求，近期王奶奶希望入住×××福利院。该福利院的照护经理接待了王奶奶和她的儿子。在交流过程中，照护经理发现王奶奶能记得今天的日期，但搞不清楚自己具体在哪里。对家里人的情况，除了儿子一家能说清楚，其他亲戚说不完整，但对孙子的日常情况，描述非常生动。在交流过程中，王奶奶提到关于自身健康的问题时，一直持否认和回避的态度，而且，她对福利院未来的生活持消极态度。

作为照护团队成员，请为王奶奶选择合适的评估量表，并制定合理的照护计划。

思考： 应从哪些维度选择合适的评估量表？如何设计出符合王奶奶的需要，且能提高她对养老机构未来生活兴趣的服务内容？

（一）多维度认知症照护评估

认知症老年人日常生活能力、社会参与能力和认知水平各有不同，有轻重之分。根据程度不同其照护措施也有所差别。对于即将入住养老机构或已入住的认知症老年人，养老机构需定期评估认知症老年人的认知能力等，以便确认或调整照护计划，完成照护服务。

1. 认知功能评定

认知功能评定通常使用简易智力状态检查量表、Blessed 行为量表（BBS）。

2. 日常生活活动能力评定

日常生活能力量表（Activity of Daily Living Scale，ADL），由美国的 Lawton 和 Brody 于 1969 年制定。其由躯体生活自理量表（Physical Self – maintenance Scale，PSMS）和工具性日常生活活动量表（Instrumental Activities of Daily Living Scale，IADL）组成，主要用于评定被试者的日常生活能力。该量表项目细致，简明易懂，比较具体，便于询问。评定采用计分法，易于记录和统计，非专业人员（如机构照护人员或照护经理）也容易掌握和使用。日常生活能力评估量表见表 4-1-2-1。

表 4-1-2-1 日常生活能力评估量表

评定时按表格逐项询问，如被试者因故不能回答或不能正常回答（如中重度认知障碍或失语），则可根据监护人、照护人员等知情人的观察评定。圈上最合适的分数。主要统计量为总分、分量表分和单项分。总分低于 16 分为完全正常，高于 16 分有不同程度的功能下降，最高 64 分。单项分 1 分为正常，2~4 分为功能下降。凡有 2 项或 2 项以上 ≥ 3 分或总分 ≥ 22 分，为功能有明显障碍。日常生活能力量表受多种因素影响，年龄、视、听或运动功能障碍，躯体疾病，情绪低落等，均影响日常生活功能。对日常生活能力量表结果的解释应谨慎。

	自己完全可以做	有些困难	需要帮助	根本无法做
1. 乘公共汽车	1	2	3	4
2. 行走	1	2	3	4
3. 做饭菜	1	2	3	4
4. 做家务	1	2	3	4
5. 吃药	1	2	3	4
6. 吃饭	1	2	3	4
7. 穿衣	1	2	3	4
8. 梳头、刷牙等	1	2	3	4
9. 洗衣	1	2	3	4
10. 洗澡	1	2	3	4
11. 购物	1	2	3	4
12. 定时上厕所	1	2	3	4
13. 打电话	1	2	3	4
14. 处理自己的财物	1	2	3	4

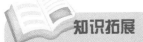

知识拓展

关于评估量表

　　除了以上两个常见的评估量表，如果照护机构有专业团队支持，还需要进行多维度的评估，如心理、社会等方面的评估。心理功能评定多采用阿尔茨海默病评估量表（ADAS）、焦虑自评量表（SAS）、抑郁自评量表（SDS）。社会支持状态评估，可使用社会支持评定量表（SSRS）等。但对认知症老年人而言，需要照护人员进行更全面和细致的观察，而不仅拘泥于某些量表，而且还要关注如听力、视力等影响认知和社交活动的因素。因此，照护团队需要从多角度思考，根据不同认知障碍的特点来选用合适的量表，才能完成个性化的评估和分析。

（二）制定个案照护计划

1. 个案服务计划设计的理念

　　基于多维度评估的认知症老年人照护方案设计，在理念上要注重"整合性"，同时要密切围绕"以人为本"的照护目标。设计过程中，要针对服务对象（认知症老年人）的问题、需求、优势、劣势以及监护人、机构或社会能提供的资源等整体情况，为服务对象"量身定制"，设计一套认知症老年人的照护方案，为服务对象提供多元化、有针对性的服务。

　　在服务计划设计的过程中，要注意团队合作。照护团队（含医生、护士、照护师、心理咨询师、社工师、康复师等）根据上述评估的结果，共同商讨并为认知症老年人制定详细的个案照护计划，如"日常生活照护计划""慢性病护理计划"等。照护计划制定后，照护团队应向监护人详细解释，并得到老年人或其监护人的确认。

2. 个案服务计划设计的工作流程

　　在开展多维度评估的基础上，认知症老年人照护方案的设计可以参考以下几点：

（1）与老年人及其监护人充分沟通，了解老年人健康状态及其需求。

（2）从生理、心理、社会等方面进行多维度评估。

（3）提出具体、可衡量、可达成、可评估的服务内容。

（4）服务总结和评估，对于无法达成的效果，应重复或定期进行再次评估。

　　照护计划工作流程如图4-1-2-1所示。

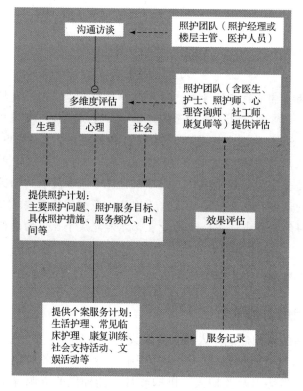

图 4-1-2-1 照护计划工作流程

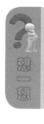 在为认知症老年人制定照护计划的过程中，哪些因素是必须考虑的？

【课后练习】

1. 适合认知症老年人评估的量表包括（　　　）。

A. 日常生活能力量表

B. 简明精神状态检查评估量表

C. Blessed 行为量表

D. 焦虑自评量表

E. 以上都可以

2. 认知症老年人的照护核心目标是（　　　）。

A. 以人为本　　　　　　　　　　B. 多维度

C. 整体性　　　　　　　　　　　D. 治疗性

E. 康复性

任务三
认知症老年人日常生活照护

一、安全照护

案例导入

孙爷爷，70岁，丧偶，患认知症5年，因家属无力照护而被送入养老机构。近日，每当孙爷爷的子女来看望他时，他总是莫名其妙地伤心甚至哭泣，时而破口大骂，时而踢打别人。家人偶见孙爷爷身上有淤青，询问原因，老年照护人员支支吾吾说可能是孙爷爷自己摔的，他常常在走廊徘徊，试图打开带密码锁的大门等。家属不放心，便增加来看望孙爷爷的频率。由于某次在门外偶然听见照护人员在房间内对孙爷爷打骂斥责的声音，家属愤怒不已。

请分析孙爷爷的哪些方面的安全受到了威胁，适当的照护是指什么？

思考：孙爷爷面临的安全问题有哪些？照护人员可给予哪些照护措施？

安全是老年人的生活和心理需要，安全感也是人的最基本的需要，在马斯洛需要层次理论中，它仅次于呼吸、饮食、睡眠等最基本的生理需要。对认知症老年人的所有照护措施都应在此基础上进行检查，以确保老年人的安全。安全问题体现在认知症老年人日常生活的方方面面，如跌倒、走失、误吸误咽、误服药物中毒、烫伤、自伤、激越行为、受虐、潜在并发症、环境保护措施不当、卫生防护不当，甚至社会性的安全等。关于大部分常见的安全问题会在本书的其他章节中详细说明，在此特别介绍关于虐待行为和潜在并发症的相关问题，以全面提升照护人员对认知症老年人安全问题的关注。

（一）认知症老年人受虐待的照护

1. 老年人受虐待的概述

老年人受虐是伤害其安全的行为，或虽不做出某些行为，但致使老年人受到伤害。无论老年人是否觉得被虐待，虐待行为本身已足以构成虐待老年人。我国目前还缺乏有关老年人受虐待的具体调查数据和专题研究，而国外研究比较多，如美国老年人口研究机构研究表明：每1 000位老年人中就有32位被虐待过，每年有70万～1 200万老年人受到虐待。老年人受虐待可发生在家庭、社区或养老机构内。虐待老年人的行为可能只发生一次或重复发生。有时，尽管一些人不是故意虐待老年人的，但具有伤害性的行为也可视为虐待。

2. 认知症老年人受虐待的形式类别

（1）身体虐待：是指故意使用器物或暴力致使老年人的身体受到损害、创伤和痛苦的行为。身体虐待可为短期行为或长期行为。短期行为是指一次性或重复性的不利于老年人躯体的行为，如踢、推和殴打老年人等的行为；长期行为包括施加给老年人造成痛苦或不利于老年人身体的不适当限制或禁闭。身体虐待的后果包括可表明受到虐待的有形标志（如伤疤）和明显的心理上的表现（如抑郁而导致外出活动减少、困惑以及行为方式上的其他改变）。

（2）心理虐待：是指精神或心理虐待，或长期口头侵犯，包括故意或非故意贬低老年人、伤害老年人、削弱老年人的个性、尊严和自我价值的言辞；也指通过威胁、恐吓、侮辱和孤立等语言或非语言的虐待形式造成老年人精神创伤的行为。心理虐待的危险因素包括老年人因素（如身体因素、独居、家庭对老年人的压力和药物因素）和照护者的因素（如文化程度、压力和心理健康程度等）。

（3）经济虐待：是指他人为了控制老年人的资产而采取的经济上的暴力行为，如未经许可就动用老年人的财产及其他资源，以及盗窃、诈骗、抢夺、勒索和故意毁坏老年人的财物等。老年人由于身体虚弱、没有抵抗暴力行为的能力而面临遭受经济暴力行为的危险。据报道，近12%的老年人都遭受过经济虐待。经济虐待会导致老年人产生心理问题，如自尊心下降、抑郁、害怕和孤独，会使老年人在生活上导致食物、药物、衣服和住所的缺乏，甚至可能引发躯体疾病而导致死亡率的增加。经济虐待的危险因素有：老年人不懂财务管理、与社会隔离、孤独或最近失去了亲人、家庭成员对老年人钱财的剥削或其他方面的虐待加重经济虐待等。

（4）怠慢或疏忽：是指成年子女或其他人因故意或疏忽而没有履行好本应承担的照护老年人的义务和供养责任的行为，导致老年人获得保持肉体和精神健康必要的照护和供养不能得到及时满足，不能满足老年人身体、心理、社会和环境等方面的需要，具体表现在以下几个方面：

①不给老年人提供适当的食物、水、干净的衣服和安全、舒适的住所。

②不准老年人与外人交往，与外界信息交流中断。

③不提供必要的辅助用品，如老花镜、助听器、义齿、助行器或拐杖。

④未能防止老年人身体受到伤害，未能进行必要的监护。

⑤照护人员由于某种原因未能给老年人提供足够的基本用品。

3. 认知症老年人受虐待的评估方法

认知症老年人受虐待评估是老年综合评估的重要组成部分。通过对老年人受虐待风险的评估，可以制定有效的预防策略，从而推动社会各界对老年人的保护与关注。预防老年人受虐会带来的老年人身心痛苦、生活质量下降、家庭关系紧张、机体免疫失调和死亡率增加等问题。常见的老年人受虐待的评估工具有老年人被虐待风险评估表（表4-1-3-1）和筛查虐待评估量表（表4-1-3-2）。

表 4-1-3-1　老年人被虐待风险评估表

序号	评估项目	受虐待表征
1	总体	衣服、个人卫生、居住环境卫生、营养、情绪等总体情况不佳
2	身体虐待	皮肤有割伤、瘀伤、扭伤、烫伤；骨折；有不明原因的伤痕；经常因以上伤患而求诊；亲身诉说身体受虐待
3	精神虐待	不信任别人；羞耻、胆怯或自卑感；抑郁；出现恐惧、紧张和退缩；表现得愤怒和容易激动；食欲减退；有滥用药或酗酒情况；亲身诉说精神受虐待
4	怠慢与疏忽	长期蜷缩而导致变形、压疮、缺水、忧郁/感到无助；经常吐泻、营养不良、衣服不足保暖、衣服不足替换；身上有虱子、有异味、个人卫生差，经常跌倒，服药过度/不足，身体被排泄物污染，居住环境不安全，四处游荡和亲身诉说被疏忽照顾
5	经济虐待	银行账户有不正常活动，支票或提款单上的签名与老年人本身的字迹不同，银行账单从未交给老年人，经济充裕但仍缺乏很多基本设施，投诉经常遗失贵重物件，利益没有被顾及，亲身诉说经济受管制
6	被遗弃	不知家人的去向和联络方式；照护者没有为老年人提供照护或安排其他照护方法；亲身诉说被遗弃

注：各项评估的变量为：是，否，不确定，不能取得有关资料。

表 4-1-3-2　筛查虐待评估量表

一般评估	非常好	良好	较差	差	最差
1. 穿着	1	2	3	4	9 999
2. 保健	1	2	3	4	9 999
3. 营养	1	2	3	4	9 999
4. 肤色	1	2	3	4	9 999
怠慢评估	没有发生	可能没发生	可能发生	确实发生	无法评估
5. 硬伤	1	2	3	4	9 999
6. 挛缩	1	2	3	4	9 999
7. 压疮	1	2	3	4	9 999
8. 腹泻	1	2	3	4	9 999
9. 身体失水	1	2	3	4	9 999
10. 身体受压	1	2	3	4	9 999
11. 撕伤、刮伤	1	2	3	4	9 999
12. 营养不良	1	2	3	4	9 999
13. 尿道疾病	1	2	3	4	9 999

续表

生活习惯	完全独立	大部分独立	大部分依赖	完全依赖	无法评估
14. 服用药物	1	2	3	4	9 999
15. 活动能力	1	2	3	4	9 999
16. 大小便	1	2	3	4	9 999
17. 进食能力	1	2	3	4	9 999
18. 保健能力	1	2	3	4	9 999
19. 经济管理	1	2	3	4	9 999
20. 家庭支持	1	2	3	4	9 999
社会评估	**非常好**	**好**	**不好**	**非常不好**	**无法评估**
21. 经济状况	1	2	3	4	9 999
22. 家庭关系	1	2	3	4	9 999
23. 朋友关系	1	2	3	4	9 999
一般评估	**非常好**	**良好**	**较差**	**差**	**最差**
24. 与保姆的关系	1	2	3	4	9 999
25. 生活安排	1	2	3	4	9 999
26. 和照护者的关系	1	2	3	4	9 999
27. 每天参加社会活动	1	2	3	4	9 999
28. 社会支持系统	1	2	3	4	9 999
29. 表达需要的能力	1	2	3	4	9 999
医疗评估	**没有发生**	**可能没发生**	**可能发生**	**确实发生**	**无法评估**
30. 重复用药（如多种泻药、镇静药）	1	2	3	4	9 999
31. 异常的药物用量	1	2	3	4	9 999
32. 酒精药物滥用	1	2	3	4	9 999
33. 失水超过总量15%	1	2	3	4	9 999
34. 瘀伤或者精神创伤	1	2	3	4	9 999
35. 对机体疾病反应失灵	1	2	3	4	9 999
36. 身体的防御系统失灵	1	2	3	4	9 999
情绪或心理怠慢	**没有发生**	**可能没发生**	**可能发生**	**确实发生**	**无法评估**
37. 老年人长时间独自生活	1	2	3	4	9 999
38. 老年人被忽视或对老年人沉默	1	2	3	4	9 999
39. 老年人与外界交流障碍	1	2	3	4	9 999
40. 老年人主观抱怨被忽视	1	2	3	4	9 999

总体的评估	没有发生	可能没发生	可能发生	确实发生	无法评估
41. 怠慢的发生	1	2	3	4	9 999
42. 身体虐待的发生	1	2	3	4	9 999
43. 心里虐待的发生	1	2	3	4	9 999
44. 经济虐待的发生	1	2	3	4	9 999
安排	是			否	
45. 转交社会服务机构	1			0	
46. 转交给其他	1			0	
如果是，请详述：					

注：9 999 表示无法评估。

4. 认知症老年人受虐待的改善措施

老年人受虐待的影响因素来自多方面，从非法制的角度上很难对照护人员做到约束。但也正是由于影响因素的多元化，可从多角度施予关注以便改善老年人的受虐待现状，如：

（1）尝试改善老年人不良的家庭关系，老年人与家人如果一向关系欠佳、欠沟通，双方常满怀敌意，便很容易发生冲突。若日积月累的家庭问题一直得不到解决，老年人受家人虐待的概率便会上升。

（2）关注老年人照护者的身体状况，如老年照护人员自身出现问题（如健康情况欠佳，或情绪不稳定、酗酒等），老年人受虐的概率便会增加。

（3）减轻老年照护人员的压力，照护认知症老年人的压力很大，若老年人因某些原因长期表现出不合作，如进餐时弄得很乱，拒绝洗澡，被盗妄想等，老年照护人员如得不到足够的支援容易产生不满情绪，老年受虐待的概率便会上升。

（4）加强对认知症老年人的受虐评估，从第三方角度做出评判。因认知症老年人身体上需依赖别人照护，且精神上无行为能力，经常难以为自己做有效的决定，并执行自己的意愿，遇到欺压时，因为身体或精神上的缺失而难以反抗，不能有效表达，便容易成为受虐待者。

（二）认知症老年人并发坠积性肺炎的照护

关于认知症老年人中晚期的并发症，常见有营养不良、压疮以及坠积性肺炎。关于营养不良的话题将在认知症老年人生活照护的第二部分饮食照护中详细说明；关于压疮的照护可详见本教材第三篇部分失能、失能老年人照护篇。

1. 坠积性肺炎的定义

长时间卧床使得呼吸道分泌物难于咳出，淤积在气管中，成为细菌的培养基，极易诱发肺部感染。坠积性肺炎是指长期卧床，引起肺底部长期处于充血、瘀血、水肿而发生的肺部症状。肺部感染对老年人来说是极其危险的，若控制不好，除了可能引起败血症、毒血症、呼吸窘迫外，还可能增加心脏负担，引起肺源性心脏病。其也是晚期认知症老年人常见的死因之一。

2. 坠积性肺炎的早期征兆

（1）不能用其他原因解释的精神萎靡、呼吸急促、心动过速、恶心呕吐等。

（2）不能用其他原因解释的心功能不全、血压下降、呼吸衰竭等。

（3）慢性肺部疾病患者不能用其他原因解释的症状及体征加重。

（4）既往健康者出现呼吸道症状、咳脓性痰、肺部湿啰音等。

（5）不能用其他原因解释的发热、白细胞数量增加等。

3. 坠积性肺炎的照护措施

（1）坠积性肺炎一旦确诊，要积极治疗，选择有效抗生素以控制病情。

（2）鼓励患者咳嗽，咳出痰液并给予祛痰药，适当湿化气道，以维持呼吸道通畅、减少反复感染，从而有效改善肺通气功能和气体交换功能。适用于神志清楚尚能咳嗽的认知症老年人。

（3）多帮助患者翻身叩击后背有助于防止坠积性肺炎的发生。叩击的手法及方法见本书第三篇部分失能、失能老年人照护篇。

（4）对于病情严重的认知症老年人要给予吸氧、吸痰的护理措施。适用于痰液黏稠难以咳出、意识不清或体弱的认知症老年人。

（5）对活动不便的老年人要定期翻身，多饮水，进食高热量、低流质饮食，并保持大便通畅，防止食道、胃返流。

（6）可在饭后保持坐姿2小时，还应充分保持口腔清洁，每日用淡盐水或温开水漱口，以减少口腔内的食物残留，防止细菌繁殖。

（7）对食道、胃返流严重者应进行有效治疗。与此同时，加强对原有基础疾病的治疗。

（8）室内通风可以减少呼吸道感染的发生，一般每次通风30 min即可，每日通风2~3次。

（9）尤其需要注意的是，患感冒等呼吸道感染的家属，暂时不要与患者密切接触，以免传染。

二、饮食照护

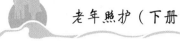

王爷爷，70岁，身高173 cm，普通退休工人，初中文化，与老伴同住在某养老机构。王爷爷是认知症早期，健忘症状明显。最近3个月，王爷爷不爱活动，需要老伴督促并陪同才能出门活动，而且经常忘记吃饭，食欲不振，进食量减少，体重明显减轻，体重由70 kg降至60 kg。老伴请照护人员针对王爷爷的问题为其提供帮助。

作为王爷爷的照护人员，请你评估王爷爷目前的营养状况，注意观察老年人的异常饮食行为并给予适当的处理措施。

思考：如何评估老年人的营养状况？认知症老年人常见的异常饮食行为及应对措施有哪些？推荐给认知症老年人的健康食物有哪些？随着认知症老年人病情的发展，还可能出现哪些与饮食相关的问题？有什么应对措施？

（一）认知症老年人的营养状况评估

认知症老年人经常由于核心症状及周边症状的发生而影响其正常进餐，如忘记进餐，将食物弄乱弄脏，甚至有些认知症老年人出现吞咽功能障碍症状，很难顺利完成进餐的吞咽动作，长期摄入不足导致营养不良。作为认知症老年人的照护人员，在饮食的问题上应该尤为注意观察老年人的进食量、进食次数、进食的质量等。所谓"民以食为天"，维持健康的饮食习惯，奉行低糖、低盐、高蛋白、高维生素的饮食；闲暇时多做动脑筋的活动以及有益身心的运动是最佳的认知症的非药物治疗手段。对老年人营养状态的管控首先应从评估老年人的营养状况开始。通过评估，老年照护人员能初步分析老年人的营养状况，然后根据评估结果，进一步关心和解决老年人的营养问题，以改善老年人的营养状态。

1. 定期监测

测量并记录老年人的体重，根据老年人的身高和体重，利用标准体重计算公式与BMI体重指数计算法评估老年人营养状况。

（1）标准体重计算公式。

采用标准体重计算公式时，考虑随年龄的增长，老年人骨量流失增加，且考虑男性和女性脂肪分布的差异等因素，建议采用以下两个公式：

$$老年男性理想体重（kg）=［身高（cm）-100］×0.9$$
$$老年女性理想体重（kg）=［身高（cm）-105］×0.92$$

（2）BMI体重指数计算法。

世界卫生组织公布的BMI（身体质量指数）计算公式为：

$$BMI=体重（kg）/身高（m）^2$$

① BMI低于18.5为消瘦；

② BMI为18.5～24.9为正常；

③ BMI超过25为超重；BMI为25～29.9的为肥胖前期；

④ BMI为30～34.9为Ⅰ度肥胖；

⑤ BMI为35～39.9为Ⅱ度肥胖；

⑥ BMI超过40为Ⅲ度肥胖。

注：根据亚洲人体型特点，数值上下浮动10%均为正常。

当BMI在26以上，特别是高于30时，会增加患Ⅱ型糖尿病的风险。后者若发展下去，会增加患阿尔茨海默病的风险。BMI偏低可能与营养和激素状态不良有关。BMI并非提示代谢状况的最可靠指标。内脏脂肪堆积情况，可以用影像技术（如超声波、MRI 等）加以确定，此方法更准确些。尤其当肝脏中有过多脂肪存在时，可用人体成分分析仪加以确认。另一个较好的指标就是腰围：女性应该小于 89 cm，男性应该小于 101 cm。

2. 评估老年人营养状况

利用简易微型营养评定表（MNA-SF）评估老年人营养状况，见表 4-1-3-3。

表 4-1-3-3　简易微型营养评定表（MNA-SF）

指标	分值			
近 3 月体重丢失	>3 kg，0 分	不知道，1 分	1 ~ 3 kg，2 分	无，3 分
BMI	<19，0 分	19 ~ 21，1 分	21 ~ 23，2 分	>23，3 分
近 3 月有应激或急性疾病	否，0 分	是，2 分		
活动能力	卧床，0 分	能活动但不愿意，1 分	外出活动，2 分	
精神疾病	严重认知症抑郁，0 分	轻度认知症，1 分	没有，2 分	
近 3 月有食欲减退、消化不良、咀嚼吞咽困难等	食欲严重减退，0 分	食欲轻度减退，1 分	无这些症状，2 分	
筛选分数 MNA-SF（最高 14 分）： （1）12 ~ 14 分正常营养状况； （2）8 ~ 11 分有营养不良的风险； （3）0 ~ 7 分营养不良。				

在使用该量表进行评估时应注意，评估人员要熟悉简易微型营养评估标准和方法；评估前要先评估老年人的意愿、身体及情绪状态，老年人无意愿时不可强迫。老年人回答不清，可以让家属协助回答。评估全过程要耐心、体贴，体现尊重和人文关怀，注意及时疏导和安抚老年人不良情绪，保障老年人安全。

（二）认知症老年人的吞咽功能评估

随着认知症老年人病情的进展，其神经症状会明显加剧，其中吞咽功能障碍是较为常见的症状。如某阿尔茨海默型认知症老年人，发病三年后咀嚼缓慢，吞咽固体食物有困难，喝水时出现呛咳，有时需要将米饭、馒头、蔬菜搅成糊状才能顺利进食，医生检查口腔和食管无病变。有吞咽功能障碍的认知症老年人饮食质量势必降低，对维持营养状态不利，因此，关注吞咽功能的正常与否，也成为对认知症老年人进行饮食照护的特殊要求。

吞咽障碍（Deglutition Disorders）是指由多种原因引起的、发生于不同部位的吞咽时下咽困难。吞咽障碍可影响摄食及营养吸收，还可导致食物误吸入气管引发吸入性肺炎，严重者可危及生命。

通常利用简单的吞咽实验进行观察，结合有效的量表便可对其表现做出科学的评估。常用的评估工具有EAT-10吞咽筛查评估和洼田饮水试验评估，见表4-1-3-4和表4-1-3-5。通过评估，老年照护人员能初步分析老年人的进食能力问题。根据评估结果，老年照护人员可以针对老年人进食能力为其选择食品，以保证老年人营养合理。

表 4-1-3-4　EAT-10 吞咽筛查评估

问题	得分				
	0 （没有）	1 （轻度）	2 （中度）	3 （重度）	4 （严重）
1. 吞咽问题已使我的体重减轻					
2. 吞咽问题影响到我在外就餐					
3. 吞咽液体费力					
4. 吞咽固体食物费力					
5. 吞咽药片（药丸）费力					
6. 吞咽时感到疼痛					
7. 吞咽问题降低我享用食物的快感					
评估标准：总分≥3分，可能存在吞咽效率或安全问题。					

表 4-1-3-5　洼田饮水试验评估

分级	评定标准	评估结果标准
1a	能1次饮完，无呛咳、停顿（5s以内）	正常范围：1次饮完，在5s以内
1b	能1次饮完，无呛咳、停顿（5s以上）	可疑：1次饮完，在5s以上或分2次饮完
2	分2次饮完，但无呛咳、停顿	
3	能1次饮完，但有呛咳	异常
4	分2次饮完，但有呛咳	异常
5	有呛咳，全部饮完有困难	异常
提示：老年人端坐，喝下30 mL常温水，观察全部饮完所需要的时间及情况。		

（三）认知症老年人的健康饮食管理

1. 认知症老年人饮食管理的意义

健康的饮食管理不仅要考虑老年人进餐的量，更要考虑进餐的质，这里的"质"包含了食物的选择、饮食习惯的改善以及饮食计划的持续性等。下面介绍一则真实的案例：

劳拉70岁开始出现记忆缺失，认知症病情日益加剧。对劳拉的评估显示：她存在多方面代谢异常，激素水平也多项欠佳，同型半胱氨酸很高，维生素 B_2 水平低下。她在经过了几个月饮食治疗以及配合适当的运动后，健忘症状明显得到改善，心情也开朗了，反应更敏捷了，可是，劳拉却主动中止了该治疗程序。不久，其各方面情况又出现了退步。询问中止原因得知，劳拉嗜好甜食，不愿放弃，不想运动，也不想改变营养状态。

确实，改变人的饮食习惯是困难的。尤其是因为大多数人并不相信饮食对认知功能有很大影响，而现行有关饮食对病情影响的研究证据日趋增多，如地中海饮食（见知识拓展）就是证明。

知识拓展

地中海饮食菜单

（1）以植物性食品为基础，包含大量水果、蔬菜、土豆、五谷杂粮、豆类、坚果等。

（2）食物简单加工，选用当地、应季的新鲜蔬果作为食材，减少烹饪过程中维生素及抗氧化剂的损失。

（3）烹饪时以富含单不饱和脂肪酸的橄榄油为主，减少使用富含饱和脂肪酸的动物油以及各种人造黄油；脂肪最多可占膳食总能量的35%，而饱和脂肪酸仅占7%~8%。

（4）适量吃一些低脂或脱脂的牛奶、酸奶及奶酪。

（5）每周吃两次鱼或者禽类等低脂高蛋白的白肉类食品。

（6）鸡蛋每周不多于7个，烹饪方式不限（也有建议不多于4个的）。

（7）用新鲜水果代替糕点类食品。

（8）减少红肉的摄入，每月350~550克，尽量选用瘦肉。

（9）进餐时佐以适量红酒，男性每天不超过两杯，女性不超过一杯。

2. 认知症老年人饮食管理实施原则

（1）将食谱中大部分食物的血糖指数控制在35以下，令其不至于明显提升血糖。食谱中的绝大多数食物应该由蔬菜组成。选择原则是：有机的、非反季节性的、当地产的食物。

（2）选择整个的水果来代替果汁。因为整个水果通常属于营养密度高和富含膳食粗纤维的，适合在加餐时食用。

（3）避免单糖、饱和脂肪酸、缺乏膳食纤维的食物。比如汉堡、薯条、软饮料等，缺乏膳食纤维常常导致糖类的吸收率增高。人体对饱和脂肪酸的代谢会增加酮症诱发的可能，再结合单糖和缺乏膳食纤维的食物，又会促发心血管疾病、胰岛素抵抗、认知症等病理过程的加速形成。

（4）尽可能避免摄入麸质和乳制品等。对过敏人群应密切观察，避免由于乳糜泻而损伤肠壁，影响机体健康。

（5）吃特定的解毒植物以减少毒素。这里的毒素是指人每天所接触到的，如重金属等。有一些食物可以借助人体的多种机制促进排毒效果，如排尿、排便、排汗等方式。推荐的食物包括香菜、十字花科蔬菜（如西蓝花、大白菜、甘蓝、萝卜、大头菜等）、牛油果、大蒜、生姜、柚子、柠檬和海藻等。

（6）食谱中宜添加有益的脂肪。即使用含不饱和脂肪酸的食物，如牛油果、坚果、橄榄油等。

（7）多吃天然食品，而尽量避免食用精加工食品。一个简单的原则便可分辨食物是否是加工食品，即说明书上罗列了配料的，就提示它是加工食品，应该谨慎。食品加工过程中添加了许多潜在可能有害的物质，如高果糖玉米糖浆、食用色素或含神经毒素的材料等。

（8）选择性地吃鱼。避免某些含高浓度的汞和其他有毒化合物的鱼类，选择含 $\Omega-3$ 和其他有益物质、优质蛋白高的鱼类。应尽量选择非人工养殖鱼，如鲑鱼、鲭鱼、凤尾鱼、沙丁鱼、鲱鱼等。

（9）切记肉类不能当主食。男性每天需要 50～70 g 蛋白质，女性每天需要 40～60 g，即每千克体重摄入 0.8～1.0 g 蛋白质已经足够。如果摄入的蛋白质远远高于这一数值，可能会导致人体调节机制的改变，进而增加机体的负担。

（10）食谱中需包含"益生菌"或"益生元"，可达到优化肠道菌群的作用，缓解腹胀、便秘或腹泻的困扰，也可达到消除炎症、促进体内毒素排出的功效。常见的益生菌有：植物乳杆菌、嗜酸乳杆菌、短乳杆菌、乳糖双歧杆菌和长双歧杆菌。多见于发酵乳制品或发酵蔬菜中。

（11）适当补充微量元素优化营养成分，保护认知功能。有益于认知功能维护的微量元素包括多种维生素等。例如，维生素 E 可以保护细胞膜，是一种可以阻止阿尔茨海默病病理进程的抗氧化剂，可以与脂肪性的细胞膜结合，帮助清除自由基，保护细胞膜不受其损害。在临床试验中，维生素 E 已被证明是可以减缓认知衰退的成分之一。大多数维生素 E 补充剂只含 α-生育酚，或者更精确而言，是 DL-α-生育酚，它是两种形式的 α-生育酚的混合物。α-生育酚是维生素 E 补充剂的最主要成分，也是一种良好的抗氧化物。认知衰退或有认知衰退风险者每日推荐添加营养剂还包括：维生素 B$_1$ 每日 50 mg；泛酸（维生素 B$_5$）每日 100～200 mg；维生素 B$_6$、维生素 B$_{12}$、叶酸组合效果更佳；维生素 C 每日 1 g；维生素 D，从每天 2 500 IU 开始，直到血清水平达到 50～80 mol/L（中国标准 >75 mol/L 为佳）；维生素 K$_2$ 与维生素 D 同时服用效果更佳。

（12）烹饪方式的选择尽量避免破坏食物营养成分。健康的烹饪不仅是要保持食物的口感，还应注意在烹饪过程中减少营养素的流失。比如烤、煎、烘焙、油炸等都会较大程度地破坏营养成分。建议使用蒸、煮，更短的烹调时间、较低的烹饪温度，抑或使用酸性添加成分，如柠檬、青柠檬和醋等。

学习园地

认知症老年人实施饮食管理时需考虑三种食物类别，一类是宜常吃的食物，一类是不宜常吃的食物，最后一类是尽可能避免吃的食物，见表4-1-3-6。

表4-1-3-6　认知症饮食管理三类食物参考表

宜常吃的食物	不宜常吃的食物	尽可能避免吃的食物
蘑菇	淀粉类蔬菜，如土豆、玉米、豌豆、南瓜等	糖和其他简单碳水化合物，如面包、饼干、蛋糕、糖果、苏打水等
十字花科蔬菜，如西蓝花、大白菜等	豆类，如青豆、大豆等	谷物
绿叶蔬菜，如甘蓝、菠菜、韭菜等	茄子、辣椒、西红柿等	麸质
非人工养殖鱼，特别是鲑鱼、鲭鱼、凤尾鱼、沙丁鱼、鲱鱼等	低升糖指数的非热带水果，如葡萄、石榴	尽量减少乳制品的摄入，但偶尔可以摄入奶酪或有机全脂牛奶、纯酸奶等
鸡蛋	鸡肉	加工食品
甘薯、香蕉等含抗性淀粉类	牛肉	高汞鱼，如金枪鱼、鲨鱼、剑鱼等
含益生菌的食物，如酸菜、泡菜等	巧克力	高升糖指数的水果，如菠萝等
含益生元的食物，如豆薯，韭菜等	—	—
含硫的蔬菜，如洋葱、大蒜等	—	—

（四）认知症老年人的主要饮食问题和处理措施

1.　认知症老年人的主要饮食问题

基于认知症的核心症状和周边症状的特殊性，多数症状会直接影响其生活状态，在饮食方面，认知症老年人的主要问题有以下几点。

（1）异食：存在误食的危险，如吃餐巾纸或者其他不能食用的东西。

（2）失用：老年人常表现为无法正确使用餐具，看到满桌的碗、盘子、勺子等会感到不知所措，无从下手。

（3）失认：表现为老年人已经无法辨认以前熟悉的物品，当看到餐具和食物时，很难理解它们都是什么。

（4）妄想：老年人可能会因为怀疑食物有毒，或者怀疑眼前存在危险而不愿意吃饭。

（5）记忆障碍：老年人可能会出现忘记食物放在什么地方或者忘记进餐等情况。

（6）判断力下降：老年人难以独立安排食谱，很难独立完成买菜和烧菜做饭的生活活动。

2.　建议的处理措施

（1）进餐前，耐心向老年人介绍每种食品、餐具和其他物品的区别。

（2）选择适合老年人持握的餐具，鼓励老年人自己进餐。老年人所用餐具的颜色和形状必须保持固定统一，以便于老年人记忆。

（3）注意烹调方式和食物色彩的搭配，引导老年人记住食物和餐具的形状。

（4）确保熟悉的用餐环境，避免更换用餐场所。为老年人进行进餐照护时，态度要和蔼，语言要亲切，努力给老年人提供安全感。

（5）鼓励老年人参与没有危险性的烹饪活动，如包饺子、包粽子等，尽力维持老年人的生活能力和使用工具的能力，以延缓病情进展。

（6）对于老年人的良好表现，要及时给予鼓励表扬，使老年人保持自主进食的兴趣。不当之处要及时给予引导和帮助，避免指责，避免伤害老年人的自尊心和自信心。

三、排泄照护

> **案例导入**
>
> 刘爷爷，75岁，无明显慢性病。最近3个月，他经常大便后不冲水，不洗手，不清洁局部就穿好裤子。有时从厕所出来，刘爷爷找不到回卧室的方向，在厕所门口徘徊。夜间，他偶尔还会因找不到厕所门，将小便排在裤子里。为此，刘爷爷很自卑。
>
> 作为刘爷爷的照护人员，请分析老年人的问题并给出适当的照护建议。
>
> **思考：**刘爷爷的上厕所行为目前出现了什么问题？照护措施有哪些？

（一）认知症老年人常见的排泄行为表现

在认知症老年人照护过程中，最让照护人员棘手的问题就是某些轻中度认知症老年人的上厕所问题，他们时而清醒，时而糊涂，时而看似可以自行去上厕所，时而又会带来很多麻烦，常见的异常行为表现如下：

（1）早期认知症老年人有时候会忘记过去的排便习惯，导致现在上厕所前忘记脱裤子，上厕所后忘记穿裤子等。

（2）忘记上厕所的流程，如忘记便后冲水，忘记局部清洁，忘记便后洗手等。

（3）不记得上厕所时所应用器具，误将其他物品当作便器使用，如脸盆等。

（4）早期认知症老年人有时候会忘记厕所的位置，为了找厕所不停地在房间内徘徊。

（5）随地大小便，这是认知症者异常上厕所行为最常见表现，常出现在中期阶段，因为忘记厕所的方位，来不及时也可能会随地大小便，或将大小便排在裤子里，抑或由于夜间灯光昏暗等原因将卧室、客厅误认为是厕所。

（6）大小便失禁，常见于认知症失智后期阶段和晚期卧床的老年人，也可能是由于精神紧张，行为退化，不由自主地排便。

（7）大小便困难，高龄或者合并糖尿病的认知症老年人，往往会存在排便困难的情况，其中便秘是最常见的症状。

（二）认知症老年人常见的排泄问题的评估

在认知症老年人常见的排泄行为表现中，大多是由于其疾病本身的核心症状和周边症状所引起的。排便困难可能由多种因素导致，照护人员应善于观察认知症老年人的表现，做好评估，以便采取积极的应对措施。

1. 常用的尿失禁和便失禁评估工具

常用的尿失禁和便失禁的评估工具有：国际尿失禁咨询委员会尿失禁问卷表简表（ICI-Q-SF），见表4-1-3-7；大便失禁Wexner评分表，见表4-1-3-8。

表4-1-3-7　国际尿失禁咨询委员会尿失禁问卷表简表（ICI-Q-SF）

序号	评估项目	评估内容	评分	得分
1	您的出生日期	年　月　日		
2	性别	男□　　女□		
3	您溢尿的次数？	从来不溢尿 每星期大约溢尿1次或经常不到1次 每星期溢尿2次或3次 每天大约溢尿1次 每天溢尿数次 一直溢尿	0 1 2 3 4 5	

续表

序号	评估项目	评估内容	评分	得分
4	通常情况下，您的溢尿量是多少（不管您是否使用了防护用品）	不溢尿 少量溢尿 中等量溢尿 大量溢尿	0 2 4 6	
5	总体上，溢尿对您日常生活影响程度如何？	请用0（表示没有影响）~10（表示有很大影响）中的某个数字做出评分	0 ~ 10	
6	什么时候发生溢尿？（请在与您情况相符的那些空格画√）	从不溢尿 在睡着时溢尿 在活动或体育运动时溢尿 在没有明显理由的情况下溢尿 未能到达厕所就会有尿液漏出 在咳嗽或打喷嚏时溢尿 在小便完和穿好衣服后溢尿 在所有时间内溢尿	□ □ □ □ □ □ □ □	

ICI-Q-SF 评分：把第 3 ~ 5 个问题的分数相加即为总分。总分范围为 0 ~ 21 分，代表患者症状的严重程度，分值越高则症状越严重。

0 分：正常，无症状，不需要任何处理。

1 ~ 7 分：轻度尿失禁，不需要使用尿垫，到尿失禁咨询门诊就诊或电话咨询，进行自控训练。

8 ~ 14 分：中度尿失禁，需要使用尿垫，到尿失禁门诊就诊进行物理治疗或住院手术治疗。

15 ~ 21 分：重度尿失禁，严重影响正常生活和社交活动，到专科医院或老年医院接受系统治疗。

注：①最后 8 个问题可多选，但不计入问卷评分，目的是帮助临床医师进一步确定尿失禁的类型。尿失禁是一个复杂的病理过程，包含较多的病理因素，当尿流动力学检查不能确定尿失禁的类型时，医生可以结合患者主诉及临床症状进行推断，患者咳嗽或打喷嚏时出现尿道口溢尿提示为压力性尿失禁，患者在所有时间均溢尿提示为真性尿失禁，从而最终确定尿失禁的具体类型。②要求患者仔细回想近 4 周来的症状，然后填写问卷。

表 4-1-3-8　大便失禁 Wexner 评分表

失禁情况	频率				
	从不	很少	有时	常常	总是
干便	0	1	2	3	4
稀便	0	1	2	3	4
气体	0	1	2	3	4

失禁情况	频率				
	从不	很少	有时	常常	总是
需要衬垫	0	1	2	3	4
生活方式改变	0	1	2	3	4

注：1. 排便在失禁范围内评定，正常可控制排便不计于其中。

从不：在过去4周没有发生。

很少：在过去4周发生1次。

有时：在过去4周发生 >1 次，但在1周内发生 <1 次。

经常（每周）：每周发生次数 >1 次，但每天 <1 次。

总是（每天）：1天发生次数 >1 次。

2. 评价标准：0分，大便能完全控制；1~3分，大便能良好控制；4~8分，大便轻度失禁；9~14分，大便中度失禁；15~18分，大便重度失禁；19~20分，大便完全失禁。

2. 常用的便秘评估工具

常用的便秘评估工具 Wexner 便秘评分表见表 4-1-3-9。

表 4-1-3-9　Wexner 便秘评分

分值	0	1	2	3	4
大便次数	1~2 次/ 1~2 天	2 次/周	1 次/周	<1 次/周	<1 次/月
排便时很痛苦	从不	很少	有时	常常	总是
不完全排空感	从不	很少	有时	常常	总是
腹痛	从不	很少	有时	常常	总是
每次排便时间/min	<5	5~10	10~20	20~30	>30
协助排便类型	没有协助	刺激性泻药	手指排便或 灌肠	—	—
每24小时排便不能 成功的次数	从不	0~3	3~6	6~9	>9
持续便秘时间/年	0	1	2	3	4

（三）认知症老年人常见的排泄问题的处理措施

1. 认知症老年人常见排泄问题

（1）随地大小便的行为。

（2）老年人玩大便的问题。

（3）将大小便排在裤子上。

（4）因判断力下降而带来的上厕所困难问题。

（5）便秘、大小便失禁等。

2. 常见的处理措施

（1）首要原则是鼓励老年人尽量自行排便，无论老年人在自行排便时处理得如何，照护人员都应对其保持尊重并协助其保护隐私。此外，照护人员可为老年人建立健康晴雨表，记录老年人近期的排泄情况。

（2）轻度认知症老年人活动能力尚好，对于因为记忆力下降引起的上厕所问题，需要老年照护人员或家属多帮助、多训练，对老年人反复讲述上厕所步骤和流程，让老年人反复复述练习，可以延缓记忆力下降，维持上厕所能力。但需谨记，排便训练需要很长时间才能奏效，要求照护人员要有很多付出与耐心。在日常生活中，照护人员还要注意观察老年人的神态和行为，如果发现老年人坐立不安，要考虑到是否由需要排便引起，要及时安排上厕所，避免老年人随地大小便。

（3）改善随地大小便行为。照护人员可以通过行为训练让老年人养成定时排大小便的习惯；将坐便椅放在老年人房间以备急用；将上厕所的流程贴在方便老年人看到的地方，提醒老年人建立到厕所上厕所的意识等措施进行改善。

（4）针对玩弄大便的问题，照护人员应充分理解，老年人不能认知大便是不干净的东西，才会用手去弄；或者是纸尿裤中有粪便时，粪便会刺激周围皮肤，让老年人感觉不舒服，更有甚者，有些认知障碍、排便感觉低下的老年人根本不知道自己在排便，也不认识大便；有些老年人试图想自己解决手上沾的粪便或者想自己处理，但处理不干净，导致弄得到处都是。因此，照护人员不要责骂、羞辱老年人，清洁完毕后转移其注意力，让老年人做其他的事。如果可以，尽量不让老年人将大便排在纸尿裤里，照护人员应定时引导老年人去厕所；即便使用纸尿裤也要及时更换，提醒老年人排便排尿。

（5）针对老年人将大小便排在裤子上或随地大小便的问题，照护人员可以把厕所的标记做大一些或用色彩鲜明的图片标示厕所位置，防止老年人找不到厕所，在别的地方排便，也可以在马桶周边做出颜色鲜明的标记；观察老年人的尿意信号，预测老年人的需要，定时带老年人上厕所；同时，帮老年人选择易穿脱的裤子，使用成人纸尿裤时，照护人员不要对老年人说出"尿裤"的字眼，而要告诉他这是最新型的"卫生裤"等，应尊重老年人的尊严和隐私。

（6）对于因轻度认知症老年人判断力下降带来的上厕所困难问题，有如下建议：

①最好把厕所的门刷成不同颜色或者贴上老年人熟悉的抽水马桶的标识，让老年人能够很快辨认。

②老年人的房间最好靠近厕所，以方便老年人进出厕所。

③厕所内的卫生用品要放在老年人伸手可以拿取的位置。

④日常最好把厕所的门打开，让老年人在有上厕所需求时，能够很快看到坐便器，很快辨认厕所位置。

⑤在厕所门口上方安装夜灯，并反复训练轻度失智老年人朝向亮灯的地方行走，以方

便老年人夜间上厕所，夜间保持厕所照明，有盏灯一直开着。

⑥厕所水多地滑，要有防滑设施。所经过的卧室、走道也要有防滑设施，并且不要设门槛和阶梯。不要应用可能造成老年人跌倒的活动地毯，坐便器的设计应使用简便，还要安装扶手，以保证老年人能够安全使用。

⑦厕所门最好设计成向外开的平开门或推拉门，门锁最好装成里外都能打开的两用型，门上要装可视玻璃窗，以利于照护人员或家人随时观察老年人情况，避免发生危险。不要设置内单开关门锁或插销，以防止老年人将自己反锁在门内发生意外。

⑧为了让轻度认知症老年人顺利排便，照护人员或家属要注意让老年人养成定时解大便的习惯，坚持规律排便且给老年人足够的时间来排空尿便。排便最好在早餐后20 min进行。

（7）防止便秘应做好以下几点：

①尽量养成定时排便的规律，鼓励老年人晨起排便，无论是否有便意，均定时上厕所，排便时注意力要集中，重视便意。

②合理膳食，协助老年人摄取充足的水分，多吃蔬菜、水果和粗纤维食物，适当摄取益生菌调整肠内环境，注意饮食均衡。

③调整焦虑和抑郁情绪，改善失眠状态。

④建立规律的生活习惯，坚持每天适当运动。

⑤在服通便药期间应定时吃药，定时排便，有助于老年人养成良好的排便规律。

⑥记录排便情况，长时间未排尿或排便时，注意有无便秘或尿路感染问题。

（8）改善大小便失禁问题，大小便失禁常见于晚期卧床的老年人，这个阶段无特效措施，照护人员只能通过使用坐便器或穿纸尿裤等方式，改善老年人排泄状况并解决卫生问题。便器或纸尿裤的选择要恰当，要方便老年人使用，且使用时要注意勤检查、勤更换、勤擦洗。协助老年人定期清洗会阴部，必要时为其涂上爽身粉。

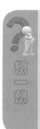

陈奶奶，62岁，独居，7年前开始出现记忆力减退症状，刚发生的事情容易忘记，不能记起家人姓名，并出现性格改变，自言自语，答非所问，症状进行性加重。半年前，家人发现陈奶奶经常尿裤子，下床后找不到厕所，偶尔便秘。假如你是陈奶奶的照护人员，请为她制定排泄照护方案。

四、睡眠照护

案例导入

薛奶奶，75岁，丧偶，患高血压、冠心病20余年，患认知症9年。近来，她白天瞌睡时间增多，总是昏昏沉沉的，经常打盹，反应变得迟钝，而且晚上不睡觉，看电视到半夜，有时看着电视睡着了，睡一会儿又醒了，醒后入睡困难且不能维持整夜睡眠。作为薛奶奶的照护人员，请针对其状况进行有效的睡眠照护，评估薛奶奶目前的睡眠状况，注意观察其异常睡眠行为并给予适当的处理措施。

思考： 如何评估老年人的睡眠状况？认知症老年人常见的异常睡眠行为及应对措施有哪些？推荐给认知症老年人的健康睡眠习惯有哪些？

（一）认知症老年人睡眠照护的意义

睡眠是人类生命活动所必备的生理现象，约占人生 1/3 的睡眠，是健康不可缺少的组成部分。如果睡眠不足、质量不高或不规律，就会使机体处于疲劳状态、人体免疫功能下降、神经内分泌系统紊乱并且使患肥胖、糖尿病、心脏病等疾病的风险增加。睡眠障碍是影响人寿命的重要因素之一。

显而易见，保证最佳的睡眠能使人思维清晰、神清目明，而正常人睡眠不佳时也会出现短暂的反应迟缓，记忆力差甚至语言表达词不达意等情况。轻度认知症老年人可以通过良好的睡眠管理改善症状。多方事实证明，有睡眠障碍的认知症老年人会出现症状加重的情况，这说明睡眠与认知衰退密切关联，要避免或扭转认知衰退状况，保证充足的睡眠是必不可少的。改善睡眠状况，提高大脑功能可以从以下几方面做起。

1. 进行睡眠健康检查

做专业睡眠健康检查，如果评估结果确定有睡眠呼吸暂停的情况，必须积极加以治疗。

2. 确保充足的睡眠时间

每晚尽量确保近 8 小时的睡眠时间，而且是在不服用安眠药的情况下，因为服用安眠药也会影响认知功能。

3. 养成良好的睡眠习惯

（1）睡眠时，保持房间内的光线越暗越好（光会减少睡眠时大脑所分泌的褪黑素），如果需要，睡眠时可以戴上眼罩。

（2）尽可能保持环境安静，关掉电子设备并远离电磁场。

（3）睡觉之前自然地放松下来。

（4）如果可能，应该在午夜前入睡。希望晚起床以弥补晚入睡的睡眠损失，常常会受噪声、光线和其他外界刺激因素的影响。

（5）睡眠前几小时应避免剧烈运动，因为剧烈运动会刺激肾上腺素大量分泌，导致入睡受干扰。

（6）运动最好在上午进行，这样可以让肾上腺素缓慢下降，而不影响睡眠。

（7）夜间避免使用蓝光。如果想在睡觉前阅读，可以为阅读灯或电脑屏幕安装光线过滤器。

（8）如果对咖啡因很敏感，那么午后尽量避免饮用咖啡、茶等饮料。

（9）卧室里不要放电视机。

（10）避免晚餐吃得太多、太饱。

（11）要多喝水，但不要在睡觉前喝太多水，以免频繁醒来上厕所。

（二）认知症老年人的睡眠问题相关的评估

睡眠障碍是一类影响入睡或保持睡眠的疾病，包括睡眠太多、睡眠相关呼吸疾病以及与睡眠相关的行为异常。睡眠障碍是老年人最常见的症状之一，长期反复的睡眠障碍会影响老年人原发病的治疗和康复，还会加重或诱发某些躯体疾病。

1. 睡眠障碍高危因素筛查

照护人员在认知症老年人的照护过程中，可通过观察或询问的方式，对认知症老年人是否有睡眠障碍高危因素进行筛查，详情见表4-1-3-10。风险因素评估中答"是"的超过3项，则存在失眠的风险；超过5项，则失眠的风险高。

表 4-1-3-10　睡眠障碍高危因素筛查表

危险因素	项目解释	评估
1. 年龄	随着年龄的增长，影响睡眠质量的功能性储备（包括活动量少、光照不足、唤醒阈降低、交感神经活动能力改变、昼夜节律改变、躯体疾病负荷增加、生理储备降低等）减少，直接导致老年人睡眠障碍	是　否
2. 躯体疾病	各种躯体疾病引起的疼痛不适、咳嗽气喘、皮肤瘙痒、尿急尿频、强迫体位、因病重或瘫痪而长期卧床等均可导致睡眠障碍	是　否
3. 生活环境	退休后对工作和生活改变的不适应以及离异或丧偶等因素均会导致睡眠障碍	是　否
4. 睡眠习惯	睡眠时间无规律，白天午睡或躺在床上的时间过长，白天打瞌睡，睡前吸烟、饮酒等都是可能导致睡眠障碍的不良习惯	是　否
5. 睡眠环境	卧室周围嘈杂、病房呼叫器和电话铃声、监护器的报警声、同屋居住人员的鼾声等环境噪声都会影响老年人的睡眠	是　否
6. 药物因素	拟交感神经药、类固醇、甲状腺素、精神安定剂、某些抗抑郁药物、β受体阻滞剂和甲基多巴催眠药产生日间遗留效应，导致日间睡眠增加，并进一步破坏正常的睡眠，如果突然停药，又可能造成停药后症状加重	是　否
7. 精神障碍	焦虑和抑郁症状是与老龄化睡眠障碍相关最大的一个因素。其他影响患者情绪的精神疾病，如精神分裂症、脑器质性精神障碍及精神活性物质导致的精神障碍均可能导致睡眠障碍	是　否

危险因素	项目解释	评估
8. 认知损害	认知症患者常有显著的睡眠中觉醒周期紊乱，紊乱的程度与认知症的严重程度相当。睡眠类型的改变可能不会给患者本身带来麻烦，不过，对于照护人员和其他居住者来说则成为一个问题	是　否

2. 常用的睡眠障碍评估量表

睡眠障碍影响生活质量，通常可利用阿森斯失眠量表和匹兹堡睡眠质量指数量表（Pittsburgh Sleep Quality Index，PSQI）进行评估，见表4-1-3-11和表4-1-3-12。而匹兹堡睡眠质量指数量表适用于睡眠障碍患者、精神障碍患者的睡眠质量评价、疗效观察，一般人群睡眠质量的调查研究，以及睡眠质量与心身健康相关性研究的评定工具，有助于鉴别暂时性和持续性的睡眠障碍。

表4-1-3-11　阿森斯失眠量表

指导语：用于记录您对遇到过的睡眠障碍的自我评估，对于以下列出的问题，如果1个月内在您身上每周至少发生3次，请在相应的自我评估结果项目上画√。

序号	项目	选项	评分	得分
1	入睡时间（关灯后到睡着的时间）	a. 没问题 b. 轻微延迟 c. 显著延迟 d. 延迟严重或没有睡觉	0 1 2 3	
2	夜间苏醒	a. 没问题 b. 轻微影响 c. 显著影响 d. 严重影响或没有睡觉	0 1 2 3	
3	比期望的时间早醒	a. 没问题 b. 轻微提早 c. 显著提早 d. 严重提早或没有睡觉	0 1 2 3	
4	总睡眠时间	a. 足够 b. 轻微不足 c. 显著不足 d. 严重不足或没有睡觉	0 1 2 3	
5	总睡眠质量（无论睡多长）	a. 满意 b. 轻微不满 c. 显著不满 d. 严重不满或没有睡觉	0 1 2 3	

序号	项目	选项	评分	得分
6	白天情绪	a. 正常 b. 轻微低落 c. 显著低落 d. 严重低落	0 1 2 3	
7	白天身体功能（体力或精神：如记忆力、注意力和认知力等）	a. 足够 b. 轻微影响 c. 显著影响 d. 严重影响	0 1 2 3	
8	白天思睡	a. 无思睡 b. 轻微思睡 c. 显著思睡 d. 严重思睡	0 1 2 3	

评价：总分范围 0~24 分，得分越高，表示睡眠质量越差。

总分：<4 为无障碍睡眠；4~6 为可以失眠；6 分以上为失眠。

表 4-1-3-12 匹兹堡睡眠质量指数量表

指导语：下面列出的问题是关于您最近 1 个月的睡眠情况，请选择填写最符合您近 1 个月实际情况的答案并回答下列问题：

1. 近 1 个月，晚上上床睡觉通常为 ＿＿＿＿ 点
2. 近 1 个月，从上床到入睡通常需要 ＿＿＿＿ 分钟
3. 近 1 个月，早上通常 ＿＿＿＿ 点起床
4. 近 1 个月，每夜通常实际睡眠 ＿＿＿＿ 小时（不等于卧床时间）

对下列问题请选择 1 个最适合您的答案：

5. 近 1 个月，因下列情况影响睡眠而烦恼

a. 入睡困难（30 min 内不能入睡）（1）无 （2）<1 次 / 周 （3）1~2 次 / 周 （4）=3 次 / 周

b. 夜间易醒或早醒 （1）无 （2）<1 次 / 周 （3）1~2 次 / 周 （4）=3 次 / 周

c. 夜间去厕所 （1）无 （2）<1 次 / 周 （3）1~2 次 /M （4）=3 次 / 周

d. 呼吸不畅 （1）无 （2）<1 次 / 周 （3）1~2 次 / 周 （4）=3 次 / 周

e. 咳嗽或鼾声高 （1）无 （2）<1 次 / 周 （3）1~2 次 / 周 （4）=3 次 / 周

f. 感觉冷 （1）无 （2）<1 次 / 周 （3）1~2 次 / 周 （4）=3 次 / 周

g. 感觉热 （1）无 （2）<1 次 / 周 （3）1~2 次 / 周 （4）=3 次 / 周

h. 做噩梦 （1）无 （2）<1 次 / 周 （3）1~2 次 / 周 （4）=3 次 / 周

i. 疼痛不适 （1）无 （2）<1 次 / 周 （3）1~2 次 / 周 （4）=3 次 / 周

j. 其他影响睡眠的事情 （1）无 （2）<1 次 / 周 （3）1~2 次 / 周 （4）=3 次 / 周

续表

如有下列问题，请说明：

6. 近 1 个月，总的来说，您认为自己的睡眠质量

（1）很好　　　（2）较好　　　（3）较差　　　（4）很差

7. 近 1 个月，您用药物助眠的情况

（1）无　　　（2）<1 次 / 周　　　（3）1～2 次 / 周　　　（4）=3 次 / 周

8. 近 1 个月，您常感到困倦难以保持清醒状态吗？

（1）无　　　（2）<1 次 / 周　　　（3）1～2 次 / 周　　　（4）=3 次 / 周

9. 近 1 个月，您做事情的精力不足吗？

（1）没有　　　（2）偶尔有　　　（3）有时有　　　（4）经常有

10. 近一个月有无下列情况（请询问同寝室的人）

a. 高声打鼾　　　（1）无　　　（2）<1 次 / 周　　　（3）1～2 次 / 周　　　（4）=3 次 / 周

b. 睡眠中较长时间的呼吸暂停　（1）无　　（2）<1 次 / 周　　（3）1～2 次 / 周　　（4）=3 次 / 周

c. 睡眠中腿部抽动或痉挛　（1）无　　（2）<1 次 / 周　　（3）1～2 次 / 周　　（4）=3 次 / 周

d. 睡眠中出现不能辨认方向或意识模糊的情况

（1）无　　　（2）<1 次 / 周　　　（3）1～2 次 / 周　　　（4）=3 次 / 周

e. 睡眠中存在其他影响睡眠的特殊情况

（1）无　　　（2）<1 次 / 周　　　（3）1～2 次 / 周　　　（4）=3 次 / 周

使用和统计方法：用于评定被试者最近 1 个月的睡眠质量。由 19 个自评和 5 个他评条目构成，其中 18 个条目组成 7 个成分，每个成分按 0～3 等级计分，累积各成分得分为总分，总分范围为 0～21 分，得分越高，表示睡眠质量越差。被试者完成一次统计需要 5～10 min。

通过上述方法的评估可初步分析出老年人的睡眠障碍程度，因人而异制定改善睡眠的措施，体现人文关怀，改善认知症老年人的睡眠状况。

知识链接

睡眠呼吸暂停综合征（SAS）是非常普遍存在的。通常，许多人只是没有明确加以确诊而已。SAS 若频繁发生，会加快认知衰退的速度。研究表明，拥有足够的睡眠时间是人类自我抵抗阿尔茨海默病最有效的方式之一。

（三）认知症老年人睡眠障碍的常见原因

睡眠障碍是指睡眠量不正常以及睡眠中出现异常行为的表现，也是睡眠和觉醒正常节律性交替紊乱的表现。认知症老年人出现睡眠障碍的常见原因表现为以下几方面。

1. 生理因素

褪黑素分泌减少。褪黑素是大脑松果体分泌的一种能改善人类睡眠与清醒周期的激素。褪黑素分泌减少导致老年人生物节律紊乱，睡眠质量下降，认知功能受损。

2. 心理因素

焦虑、紧张、抑郁、无安全感等。

3. 疾病因素

躯体疾病引起的疼痛不适、咳嗽气喘、皮肤瘙痒、尿急尿频、强迫体位、长期卧床等均可导致睡眠障碍。

4. 躯体因素

进入认知症重度期后，躯体疾病发病率较高。认知症老年人多患有心血管疾病、呼吸疾病等。这些疾病可能因为疾病本身或伴随疾病出现的症状而影响睡眠，如疼痛、瘙痒、咳嗽、喘息、夜尿等。

5. 环境因素

由于某些原因导致环境变化，如生活习惯的改变、住所的改变，声音嘈杂、光线刺激等。对环境的不熟悉会导致失智老年人的不安、紧张。认知症老年人对于陌生环境的适应性较差，对于居住环境适应较慢，灯光、气味、床的软硬程度、空气流通程度、室内温度等都会在一定程度上影响老年人的睡眠质量。

6. 药物因素

认知症老年人常会服用多种药物，因多种药物共用，导致药物不良反应的发生率增高，可能会引起失眠。老年人服用安眠药占比较高（10%～20%）且长期服用者占多数，滥用安眠药还可引起继发性失眠。另外，长期应用安眠药及饮酒还可引起药源性失眠。

7. 受精神症状的影响

临床观察显示，在认知症老年人的常见睡眠问题中，精神症状（如抑郁、焦虑、错觉）最为常见，抑郁障碍与认知症老年人睡眠障碍、行为异常和严重体重下降有关。重度认知症老年人抑郁症状相对减轻，但游走、幻觉和妄想等精神行为症状却逐渐加重，睡眠障碍程度进一步加深。

8. 不良生活习惯

不良的睡眠习惯也是引起睡眠障碍的因素之一。失智老年人的不良睡眠习惯，如每天睡眠时间无规律，午睡或躺在床上的时间过长，白天活动时间减少会导致夜间睡眠周期缩短，可能使认知症老年人产生抑郁和焦虑情绪，进而导致失眠。另外，睡前吸烟、饮咖啡或浓茶、进行剧烈活动等，均会影响老年人的睡眠质量。

（四）认知症老年人的睡眠照护概述

1. 认知症老年人睡眠照护的措施

（1）创设良好的睡眠环境，良好的睡眠环境有助于认知症老年人的睡眠，尽量保持老年人房间周围环境安静，保持室内光线暗淡，空气流通，温度、湿度适宜。一般秋冬季室温应保持在18℃～22℃，春夏季保持在28℃～30℃，湿度在50%～60%为宜。

（2）保持老年人床铺整洁，被褥、枕头柔软且高度适宜。

（3）对有睡眠障碍的老年人，应制定切实可行的作息时刻表，保持老年人生活规律。白天睡眠过多，不利于晚上睡眠；限制老年人白天睡眠时间对于纠正其昼夜节律障碍很有益处。

（4）减少认知症老年人日间的睡眠时间。照护人员可以将午睡时间进行调整，这样可以缩短老年人午睡时间。另外，还可以调整老年人早晨起床的时间，养成规律的生活习惯。

（5）睡前避免过度兴奋，睡前避免谈论容易引起老年人情绪波动的事情。建议睡前听听音乐、看看报纸、调暗光线等。晚餐要注意荤素比例，给老年人吃容易消化的食物。照护人员可以给老年人进行轻微按摩。

（6）如实记录老年人睡眠形态及睡眠时间。有些药物也会影响老年人睡眠，照护人员需要仔细记录他们的入睡时间和异常信息，以便及时为老年人提供干预措施，保证老年人有足够的休息时间。

（7）如上述办法都无法改善睡眠状况，老年人应该去医院检查，让医生为其提供改善睡眠的方法，然后按医嘱服用药物并观察效果。

2. 认知症老年人睡眠观察要点

认知症老年人睡眠观察重点内容包括以下三项：

（1）一般睡眠状况：入睡时间、起床时间及次数、总睡眠时间、睡眠质量等。

（2）异常睡眠状况：入睡困难、不能维持睡眠、昼夜颠倒、睡眠呼吸暂停、夜间阵发性呼吸困难、嗜睡等。

（3）异常睡眠记录内容：异常睡眠记录内容包括床号、姓名、睡眠一般情况、异常表现、有无采取助眠措施等。

3. 认知症老年人睡眠照护的效果评估

（1）老年人夜间睡眠时间较前延长，觉醒次数减少。

（2）通过改进睡眠环境，老年人入睡困难得以改善，睡眠质量得到了提高。

（3）睡眠质量改善后，老年人的舒适感增强，睡眠障碍带来的各种不适有所缓解，生活质量提高了。

4. 睡眠照护实操技能

详见本书第三篇部分失能、失能老年人照护篇。

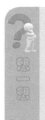

王奶奶，82岁，与儿子住在一起。10年前，王奶奶的记忆力开始下降，经常说自己丢了东西。5年前，王奶奶出现定向力和计算力障碍，在外面找不到回家的路，买东西时不能进行简单的计算。近来，王奶奶的病情呈进行性加重，白天嗜睡，夜间游走，吵得家人睡不着觉。无奈，家人决定将王奶奶送到养老机构。

作为王奶奶的照护人员，请你为她制定睡眠照护计划。

五、清洁照护

案例导入

邢爷爷，70岁，独居在家，子女常回家看望他。邢爷爷无明显慢性病，但最近半年，家人发现他早上经常不洗脸，不剃胡须，没有洗手就到餐桌前吃饭。女儿提醒他洗澡他却十分抗拒，有时毛巾和香皂明明就放在厕所内，邢爷爷却硬说没有看见，家里的床铺、衣柜都比较凌乱，家人还发现他常常把衣服里外面反穿，出于对邢爷爷生活质量的考虑，家属将其送至养老机构。

作为邢爷爷的照护人员，请根据其表现出的问题给予适当的照护措施。

思考： 邢爷爷的清洁方面目前出现什么问题？应给予什么样的处理措施？如何提高邢爷爷的自理能力？

（一）认知症老年人常见的清洁异常行为表现

认知症老年人的核心症状和周边症状的特殊性，常常导致日常生活自理能力各方面都出现问题，如仪容仪表、口腔健康、全身清洁等。

（1）由于记忆力下降不记得清洁的流程，如忘记刷牙的顺序，先刷牙再挤牙膏或不漱口等；忘记洗澡的顺序，清洗不充分等；忘记穿衣或鞋袜的方法等。这些导致老年人花在日常清洁活动上的时间越来越长，且完成质量不佳。

（2）由于记忆功能障碍而忘记清洁事件的本身，如时常忘记刷牙，忘记洗手等。

（3）由于认知障碍而不能识别清洁物品，如用牙刷清理洗手池，用洗脸毛巾擦马桶等。

（4）常见的异常行为：在清洁过程中大声尖叫，胡乱打人等。

（5）特殊的异常行为：抗拒洗澡，特别怕水等。

（二）认知症老年人常见的清洁问题的照护措施

认知症老年人在个人清洁方面往往存在常见的异常行为，如对清洁的认知障碍，不喜欢清洁自身，难以个人完成清洁过程，甚至拒绝或抗拒。因此，照护该种异常行为的老年人时可以采取以下措施。

1. 协助认知症老年人晨间洗漱、整理仪容仪表的照护措施

（1）与老年人进行友好的沟通，提醒老年人晨间洗漱时间到了，并鼓励老年人自己完成，取得老年人更好的配合；以指导、鼓励为主，尽量让老年人自己完成，照护人员应从旁协助，保证安全。

（2）引导老年人前往洗漱的地点，洗漱的时间和地点应尽可能固定。

（3）照护人员把洗漱分解成多个简单步骤，依次对老年人做出简单的指导和示范。另外，还要协助老年人按照刚才表述的顺序依次进行，必要时进行指导和示范。

（4）为老年人调节好水温，不可过热，以防烫伤。

（5）使用安全简单的梳理工具，比如修甲砂锉就要比指甲钳安全，电动剃须刀也比手动的更加安全。

（6）使用老年人喜欢的个人护理用品，包括牙膏、牙刷、护肤品等。

（7）给老年人足够的时间，不能催促。

（8）协助老年人照镜子，检查老年人仪容仪表，根据老年人的需要进行进一步修饰。

（9）交流沟通方式恰当。全过程要耐心、细致、注意安全，体现尊重和人文关怀，尽力安抚老年人孤独、脆弱等情绪问题，努力培养老年人建立信心。

（10）切记时时刻刻赞美、鼓励老年人，满足老年人的精神需要，使老年人满意。

（11）协助老年人晨间洗漱、整理仪容仪表的实操流程详见本书第三篇部分失能、失能老年人照护篇。

2. 协助认知症老年人口腔清洁照护的照护措施

（1）口腔卫生保健能极大地降低老年人口腔疾病的发生，加强宣传教育，教会他们养成健康的口腔习惯。

（2）掌握正确的刷牙方法，建议三餐后都要刷牙，每次刷 3 min。老年人应使用牙线清洁牙齿，而不可用牙签剔牙，否则容易导致牙龈萎缩。

（3）在帮助认知症老年人口腔护理前，应先和老年人进行友好的沟通，以便老年人更好地配合。

（4）对还保留部分刷牙能力的认知症老年人，需监督其注意口腔卫生，包括早晚刷牙、饭后漱口及清洗假牙等。

（5）协助老年人刷牙时，需分步骤进行指导或动作演示，注意观察，牙龈、舌头和上颚都需要进行清洁。

（6）除非有严重疾病需要流质饮食，老年人每天的食物里都必须要添加一定量的咀嚼性食物，以更好地维持老年人的口腔和牙齿的功能。

（7）如果老年人反复出现吞咽困难或饮水呛咳，应调整刷牙的任务，不能再让老年人用水漱口，以避免老年人出现呛咳和误吸。

（8）若老年人出现牙齿疼痛等不适时，应尽快就医处理。

（9）协助老年人口腔清洁的实操流程详见本书第三篇部分失能、失能老年人照护篇。

3. 协助认知症老年人洗澡的照护措施

（1）照护人员需了解老年人的自理能力，了解老年人是否具备能独立完成洗澡的能力，寻找异常洗澡行为的原因。

（2）照护人员需了解老年人相关疾病，密切关注影响老年人洗澡行为的疾病，如：皮炎、压疮、气管炎、高血压、冠心病，心力衰竭等。有关研究显示，80% 的阿尔茨海默病患者同时患有心血管疾病。如果老年人拒绝洗澡，不可强制进行，避免因情绪激动而导致心血管疾病加重，引起胸闷、憋气、心慌，甚至猝死等不良后果。

（3）照护人员应与老年人建立友好关系，让老年人感到安全和信赖，再引导老年人洗澡。

（4）照护人员要营造舒适安全的洗浴环境，防止意外事故。如调节室温和水温，避免因为怕冷或感觉闷热而发生异常行为，如果温度不合适，老年人有可能抗拒洗澡；浴室地面铺设防滑垫，墙面安装扶手，确保地面没有积水，防止老年人滑倒；照护人员消除引起老年人恐慌或不安的因素。如老年人害怕镜子，则要对镜子进行遮挡。

（5）照护人员需提前准备好老年人喜欢的洗浴用品，可使用可调节高度的浴椅或浴床。

（6）准备衣物时，可让老年人参与选择自己喜欢的衣物，提高老年人的洗澡兴趣。

（7）引导老年人参与洗澡过程，示范洗澡的具体步骤，并留给老年人充足的时间洗澡。要有足够的耐心，不要催促或埋怨，更不要有不耐烦和暴力的行为。

（8）过程中注意保护尊重老年人的隐私。洗浴时，要用屏风或拉帘进行遮挡，保护老年人的隐私，避免因为不安引起异常行为。

（9）洗澡时间不超过 15 min，避免发生胸闷、晕厥等意外。

（10）照护人员应帮助老年人建立愉悦的洗浴经历。洗完澡后，照护人员可适当赞美老年人的表现，让老年人觉得洗澡是一件很愉快的活动，从情感上让老年人感到友爱和善意，形成正反馈。

（11）对抗拒洗澡的老年人进行弹性调整方式，可采取坐着洗、站着洗、在浴室洗、在厕所洗、在居室床上擦澡等方式。例如，上厕所时趁机洗下半身，更衣时趁机擦洗上半身，保持老年人身体清洁，老年人拒绝洗澡时不可强制进行。

（12）老年人因为抗拒洗澡而发生冲动或攻击行为时，照护人员要暂时停止洗澡并尽快安抚，通过转移注意力稳定老年人的情绪。必要时可呼叫周围其他工作人员过来帮忙，严禁对老年人施以暴力行为。

（13）协助老年人淋浴或盆浴的实操流程详见本书第三篇部分失能、失能老年人照护篇。

4. 协助认知症老年人着装的照护措施

（1）简化老年人的服饰选择。尽量满足老年人的穿衣喜好，可为其准备好一套服装，询问其是否可以；或者照护人员选好两套服装，让老年人选择其一。

（2）为老年人准备衣物需满足简单、舒适、穿脱方便等原则。上衣最好是前开衫，裤腰有松紧带，鞋要合脚且防滑，预防跌倒。

（3）照护人员按照穿着顺序摆放衣服，每次递给老年人一件衣服，并给予明确的着装语言指导。

（4）尽量让老年人独立完成穿衣或力所能及的动作。如果老年人穿衣服动作比较缓慢，不能采取替代的方式，而要给予充足的时间，让老年人可以独立完成穿衣服。如果老年人不能独立穿衣服，应鼓励其做力所能及的动作。

（5）老年人穿衣困难时，照护人员可以示范来指导老年人自行穿衣，如果肢体活动不灵活，照护人员可以适当协助。

（6）老年人拒绝穿衣服时，照护人员可以先停下来，稍后再尝试继续，而不要强迫。另外，还可以转移老年人的注意力，不知不觉地为他们穿上衣服。

（7）在老年人穿衣服的过程中，照护人员应适当鼓励并赞美，要秉持耐心、体贴和鼓励的态度，沟通交流应愉悦，以利于提升老年人的信心，增加其成就感。

（8）协助老年人穿脱衣物的实操流程详见本书第三篇部分失能、失能老年人照护篇。

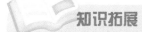

如何维持早期认知症老年人洗澡的能力

轻度认知症老年人虽有一定程度上的认知障碍，但活动能力基本尚佳，为了维护老年人洗澡的自理能力，建议采取以下措施：

（1）为了让轻度认知症老年人顺利完成洗澡操作，在洗澡前，照护人员或家属应反复提醒，让老年人对洗澡所需要的物品反复进行识别，对洗澡的步骤进行反复复述，以维持老年人对洗澡用品和洗澡过程的记忆。

（2）老年人所需的洗澡物品，外形和摆放位置要绝对固定，不要随便更换，避免干扰记忆。

（3）为了让老年人尽快找到浴室的位置，可在浴室门上贴上醒目的淋浴的图片。

（4）浴室的进出口尽量通畅、明亮，便于老年人进出。浴室的空间至少能容纳两个人，要有扶手、浴凳、防滑垫等设施，以保证老年人洗澡安全。

（5）老年人最好使用淋浴，淋浴喷头边侧应设置L形扶手，供老年人抓扶；淋浴开关应便于老年人施力；如果是冷热水混合式开关，冷热水应有明显、清晰的标识，并做到高温限制，以避免老年人烫伤。

（6）老年人浴室应有更衣区，面积大小可灵活掌握，以方便老年人就近更衣并避免衣物被水浸湿。

（7）鼓励或指导老年人自行洗澡时，照护人员要在浴室内，指导时应分步骤进行，不要包办代替；当老年人完成有困难时，照护人员可给予适当协助，避免因一切代办而加速老年人丧失洗澡功能进展的速度。

（8）照护人员要随时与老年人进行沟通和交流，以尽快了解老年人的感受，对于老年人的良好表现，要及时给予鼓励和表扬，尽量提高老年人自行洗澡的兴趣和信心。在此过程中，若发现老年人如有不良反应，照护人员应及时停止并报告相关免责人。

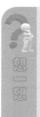

高奶奶，70岁，患认知障碍5年。老伴近日发现高奶奶时常忘记刷牙，口臭严重，且身上有异味。高奶奶每天花在着装、洗漱上的时间越来越长，有时她还会在衣柜前发呆，而当老伴叫她时，她看向老伴的眼神是空洞的、迟疑的，约10 min以后才回过神来。家人劝其洗澡并在旁边帮助，高奶奶却反应很激烈，认为家人要将其淹死，并且出现了大声尖叫、胡乱打人等异常行为。

请分析高奶奶表现出了哪些清洁异常行为，然后谈一谈针对上述行为，你建议给予什么处理措施？

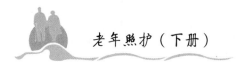

（三）认知症老年人清洁照护效果评价

1. 认知症老年人晨间洗漱的照护评价

（1）从协助老年人做好晨间洗漱着手，促进老年人日常活动自理能力的提高。

（2）指导老年人熟悉洗漱的每个操作环节，有利于维持老年人的记忆、判断、思维等能力。

（3）维持老年人自行整理仪容仪表活动能力和维护老年人的自身形象。

（4）老年人参与自行洗漱，能维持老年人的卫生习惯和使用生活工具的能力，维持老年人的生活质量。

2. 认知症老年人洗澡的照护评价

（1）指导老年人洗澡，能使老年人保持清洁身体的良好习惯，身体异味减轻。

（2）在照护人员协助下，老年人能够进入浴室洗澡，抗拒洗澡行为好转。

（3）指导老年人熟悉洗澡的每个操作环节，有利于延缓老年人的记忆力、判断力和理解力的下降速度。

（4）通过参与自行洗澡，促进老年人的活动能力和使用生活工具的能力，对维护老年人生活质量有重要意义。

（5）老年人自尊感、舒适感增强，生活质量有一定程度的提高。

3. 认知症老年人着装的照护评价

（1）老年人能够在照护人员的协助下，穿脱衣服的速度有了一定的提高。

（2）老年人在照护人员的协助下，能够根据季节变化挑选合适的衣服。

（3）老年人的着装较之前整洁，自信心和自尊感增强。

六、环境照护

案例导入

闫奶奶，70岁，被诊断为认知症早期，但生活自理能力尚可，与老伴在家居住，生活上多由老伴照顾。近期，闫奶奶经常磕绊自己，导致皮肤多处淤青，曾1周内出现3次摔倒的情况，其跌倒多发生在厕所、走廊、楼梯间等处。

请你评估闫奶奶家的居家环境安全性并提出改进建议。

思考： 闫奶奶的生活环境安全的基本要点是什么？针对她的居住环境风险应采取的对措施有哪些？

（一）认知症老年人生活环境评估

1. 老年人生活环境评估的概述

老年人的健康状况与其所处的生存环境有密切关系，当老年人没有能力调节和适应环境的变化时，就会生病，所以在对老年人的健康状况进行综合评估时，一定要对老年人的生存环境进行评估。

2. 老年人生活环境评估的目的

环境评估的目的就是去除妨碍生活行为的因素，创造发挥补偿机体缺损功能的有利因素。通过生活环境评估，可以减少影响老年人生活环境的不良物理因素和社会因素，补偿老年人机体缺损的功能，帮助老年人选择一个良好的独立生活环境，让老年人有一个安全、省力、方便、适用、舒适、美观的生活环境。

3. 老年生活环境评估的方法

（1）借助评估量表进行评估（表4-1-3-13）。

表 4-1-3-13　居家环境专业评估表

处所	评估内容	评估要素
一般居室	光线	光线是否充足
	温度	是否适宜
	地面	是否平整、干燥、无障碍物
	地毯	是否平整、不滑动
	家具	放置是否稳定、固定有序、有无妨碍通道
	床	高度是否在老年人膝下、与其小腿长度基本相等
	电线	安置如何，是否远离火源、热源
	取暖设备	设置是否妥当
	电话	紧急电话号码是否放在易见、易取的地方
厨房	地板	有无防滑措施
	燃气	"开""关"的按钮标志是否醒目
浴室	浴室门	门锁是否内、外均可开
	地板	有无防滑措施
	便器	高低是否合适，有无扶手
	浴盆	高度是否合适，盆底是否有防滑胶垫
楼梯	光线	光线是否充足
	台阶	是否平整无破损，高度是否合适 台阶之间色彩差异是否明显
	扶手	有无扶手，扶手是否牢固

（2）借助开放式问卷进行评估。

①居住房间方位是否朝南，是否冬暖夏凉？

②居住是否舒适？

③居室空气质量如何？

④居室隔离噪声的能力如何？

⑤房间内的色彩是否恬静、淡泊、柔和？

⑥是否有类似水仙、文竹之类的花卉点缀房间，使房间布局平衡、色彩协调、氛围活泼？

⑦您觉得家里存在哪些安全隐患？

⑧针对这些隐患，有没有采取相应的防范措施？

⑨面对危险，您是否能及时发现并且躲避危险？

⑩如果您没有及时避免这些危险，您是否有求助措施？

通过对上述危险因素的评估，可以更好地为老年人创造一个安全健康的生活环境。

4. 老年人生活环境评估的要点

（1）老年人居室方位的评估要点。以朝南的房间为佳，冬暖夏凉，如同"天然空调"。朝北的房间"冬冷夏热"，由于老年人周身循环和体温调节机制较差，住在朝北的房间，对健康不利。

（2）老年人居室条件评估要点。有些老年人还有自己的兴趣和活动，如读书、写字、会客等，最好让老年人住在宁静的单间中。如果住房条件差的话也应尽量创造条件。如可将房间隔开或用布帘、屏风隔开，制造一个"老年人生活角"，并做适当布置，尽可能使老年人感到舒适。

（3）老年人居室防寒防暑功能评估要点。由于老年人（特别是高龄老年人）血液循环差，新陈代谢过程慢，既不耐热又不抗寒，因此居室的温度不能太冷，也不能太热。

（4）老年人居室空气质量评估要点。居室要经常通风，保持室内空气流通。空气不通畅会使老年人终日感到胸闷、压抑，对心、脑都不利。

（5）老年人居室噪声评估要点。噪声能损伤听觉，使听力下降；刺激神经系统，引起头晕头痛，烦躁不安；影响心血管系统，使心跳加速，血压升高。因此收录音机、电视机的音量要适度，注意不要大声说话等。

（6）老年人居室色彩评估要点。房间内的色彩对人的情绪会产生一定影响，置身于色彩明快的家居环境中，人就可能心情愉快。反之，置身于色彩沉闷的家居环境中，人就可能心情抑郁。在居室的色彩中，墙壁颜色是一个主要方面，对于老年人来说，应以中性色调为主，稍偏暖色，不适合使用有强烈对比的颜色，应尽量使用恬静、淡泊、柔和的色彩。

（7）老年人居室装饰评估要点。小装饰品可点缀环境、平衡房间布局、协调色彩、活泼气氛，可增强生活气息使人赏心悦目。为此，室内可陈设一两盆花卉，如文竹、水仙或盆景等。

（二）保障认知症老年人环境安全的措施

环境包括认知症老年人的整个生活环境空间、周围环境，照护人员、社会组织（共同生活的人）及家属等，在此以物理环境为核心点详尽说明。环境改善应该按认知症老年人的需求设置，最大可能提高老年人生活质量。

1. 合理的室内温湿度

老年人居室应保持适宜的温湿度，室内温度应为 24℃ ±2℃，湿度为 50% ±10%，室内应有冷暖设备，室内湿度过低，会出现口干舌燥，甚至咽喉痛，可通过开窗通气、摆放花盆或清水来调节湿度。使用电风扇或空调降温时，时间不宜过长。

2. 保持室内空气质量

采取开窗换气的方法使室内通风。通风除了能调节室内温度，还可清除室内污浊的空气，增加室内空气的清洁度。清晨或雨后空气新鲜，含氧量较高，污染物和尘埃较少，是理想的通风时间。冬天可在中午温度较高时开窗通风，时间可减短。

3. 配套设施齐全

所有空间设置符合认知症老年人的要求，随处设置把手、马桶增高器；老年人居室的地面应防滑，最好在老年人的居室中铺地毯，以防老年人因腿脚不便摔倒或突然晕倒时摔伤。备有必需的生活用品，如床、衣物等，特别注意要放置日历、时钟、拐杖等。走廊可设置用于交流沟通的角落座椅等。针对有走失可能性的老年人，应为其提供安全的散步环境，并在门口及走廊等处安装扶手。

4. 室内空间布局合理

家具简单，摆放整齐，尽量减少障碍物。在室内配套设施齐备的基础上满足布局合理的要求，要为轮椅设置足够的位置空间。摆设合适恰当的家具，门不要太紧，要容易打开，在可能的情况下可从双侧开门，便于轮椅及护理床进出。

5. 避免噪声

安静的环境利于老年人居住，医学研究证明，若居室中的噪声超过 60 dB，人的听觉、视觉、心血管系统、消化系统、内分泌系统和神经系统就会受损。若长期处于有强噪声的环境中，老年人可出现听力减退、头晕、耳鸣、失眠、记忆力减退及全身乏力，甚至可导致耳聋、注意力不集中、烦躁不安、心跳过速、血压升高、消化功能紊乱等，故噪声高会给老年人健康带来危害。为老年人设置安静的空间环境，音响声音不要过大、在楼道不要大声喊叫、不要一次性给予过多信息刺激，呼叫器放在老年人容易够到的地方。

6. 采用合适的色彩及明亮度

房间墙壁用明亮、清新的暖色装饰，地面、桌面、墙壁不要有图案，不要有镜子，否则易使人产生幻觉。选择采光好的住宅，室内宽敞明亮，若室光线太暗，则会对老年人的视力产生很大的影响。室内应安装夜间照明设备，配备足够的照明灯具，灯光最好不刺眼，开关易操作且容易够到。合理的照明可使老年人精神振奋，心胸开阔。

7. 用老年人自己的家具装饰房间

熟悉的物件可给予认知症老年人安全感，促使其产生舒适、幸福感，老年人接触与其生平相关的物件，对其辨别能力可起到帮助作用，如可以在老年人房间门上写上他们姓名、挂上他们喜爱的装饰物。

8. 选择合适的老年人家具

（1）对床的要求：床的宽度最好为 100 ~ 120 cm，这样有利于老年人自行坐起。床垫的硬度以易于活动且不使身体陷入为宜，不选择松软的床垫。床的两侧应安装扶手，便于老年人自床上移至轮椅或便具等处。此外，床下应有一定空间，使老年人从椅子或床上站起时，脚向后有空间，这样有利于老年人站起来。床以硬床垫或硬床板加厚褥子为宜。使用时，可在床的铺板上加一层厚一些的棉垫，使之松软，这样不仅可使老年人躺得更加舒服，而且可使脊柱保持挺直的状态。床上用品要选择保暖性好的，床单、被罩应选购全棉等天然材料制成的。护理床铺要保证老年人的安全。床头桌的抽屉易于拉开，避免挤压手指和手；床头桌的收放桌板要稳固，以防在支撑时引起收放桌板跌落，对老年人造成危险。

（2）对桌子的要求：桌子稳固、不摇晃、高度适宜。过高的桌子容易导致老年人出现肌肉疲劳、脊柱侧弯、视力下降等问题。长期伏案的老年人，还会因为颈椎骨唇样增生，而患颈椎肥大等疾病。过低的桌子则会使老年人感到书写不适，肩部疲劳、胸闷、起坐费力等。

（3）对椅子和凳子的要求：老年人使用的椅子、凳子最好能带靠背，以托住人体脊柱，保持全身肌肉用力平衡，减轻劳累感。椅凳的靠背板和椅面的宽度也要适中，否则久坐后由于血液循环受阻而使足部温度下降，对身体健康不利。

（4）沙发的选择：老年人选购沙发时，应注意座位不能过低，否则坐下和站起时就会感到困难。容易腰疼的老年人应选购带靠垫的沙发，坐卧时感到舒服，有助于消除疲劳。

9. 其他注意要点

（1）老年人房间禁止放置消毒剂、清洁剂等。

（2）老年人房间禁止放置水银体温计以及剪刀、刀等。

（3）居家环境设置可与家属协商设计。

（4）老年人入住前，居室的环境应由安全负责人员和照护人员检查。

（5）尽量使老年人的生活环境健康、安全、便利、整洁。

【课后练习】

1. 认知症老年人常见的致死原因是（　　　　）。

A. 营养不良　　　　　B. 走失　　　　　C. 坠积性肺炎　　　　　D. 暴力行为

2. 关于认知症老年人晚期并发坠积性肺炎照护不恰当的是（　　　　）。

A. 坠积性肺炎一旦确诊，要积极治疗　　　B. 多帮助患者翻身叩击排痰

C. 适当的体育锻炼　　　　　　　　　　　D. 病情严重者要给予吸氧、吸痰

3. 简易微型营养评估近3个月体重减轻1～3 kg得（　　　　）分。

A. 2　　　　　　　　B. 1.5　　　　　　　C. 1　　　　　　　　D. 0.5

4. 世界卫生组织公布的BMI（　　　　）为正常。

A. 15.5～24.9　　　B. 18.5～26.9　　　C. 18.5～24.9　　　D. 16.5～25.9

5. 洼田饮水试验2级，是能将30 mL温开水分（　　　　）。

A. 2次及以上咽下，无呛咳、无停顿

B. 2次及以上咽下，有呛咳、无停顿

C. 2次及以上咽下，无呛咳、有停顿

D. 3次及以上咽下，无呛咳、无停顿

6. 引起吞咽障碍的常见疾病因素，包括伴发吞咽障碍症状的（　　　）。

A. 神经性病变和精神性病变　　　　　B. 心理性病变和结构性病变

C. 神经性病变和结构性病变　　　　　D. 体位性原因和结构性病变

7. 下列哪项不是中度认知症老年人随地大小便的原因？（　　　）

A. 来不及或不会脱裤子　　　　　　　B. 找不到厕所

C. 长时间便秘　　　　　　　　　　　D. 大小便失禁

8. 鼓励认知症老年人自主上厕所（　　　）。

A. 需要与家属沟通并征求其意见　　　B. 不必与家属沟通交流

C. 只需要老年人配合　　　　　　　　D. 不需要征求家属的意见

9. 造成失智老年人睡眠障碍的原因不包括（　　　）。

A. 年龄因素　　　　　　　　　　　　B. 环境因素

C. 服用催眠药物　　　　　　　　　　D. 遗传因素

10. 认知症老年人需要有良好的睡眠环境，室内相对湿度应保持在（　　　）。

A. 40% ~ 50%　　　　　　　　　　　B. 50% ~ 60%

C. 60% ~ 70%　　　　　　　　　　　D. 70% ~ 80%

11. 照护人员应当指导失智老年人养成良好的生活习惯，下列做法不正确的是
（　　　）。

A. 告诉老年人晚饭不能吃得太饱或太少

B. 睡前不让老年人吃零食

C. 饭后睡前陪老年人散步

D. 尽量不让老年人吃晚饭

12. 不影响正常老年人睡眠的饮料有（　　　）。

A. 咖啡　　　　　　　B. 牛奶　　　　　　　C. 豆浆　　　　　　　D. 茶水

13. 老年人洗澡时，为了避免烫伤，打开喷头开关调节水温时，（　　　）。

A. 先开热水后开冷水　　　　　　　　B. 冷热水要同时打开

C. 先开冷水后开热水　　　　　　　　D. 不需进行高温限制

14. 为了让老年人找到浴室的位置，可在浴室门上贴上醒目的（　　　）图片。

A. 坐便器　　　　　B. 淋浴　　　　　　C. 更衣　　　　　　　D. 洗手盆

15. 下列哪项不属于认知症老年人常见的着装问题？（　　　）

A. 着装不合时节　　　　　　　　　　B. 怀疑照护人员偷拿自己的衣服

C. 不会选择合适的衣物及搭配　　　　D. 不记得穿衣服的顺序

16. 认知症老年人生活环境安全措施不包括（　　　）。

A. 合理的室内温湿度　　　　　　　　B. 避免噪声

C. 保持室内空气质量　　　　　　　　D. 室内家具设施越多越好

17. 居家环境专业评估不包含（　　　）。

A. 卧室　　　　　　　B. 厨房　　　　　　　C. 浴室　　　　　　　D. 电梯

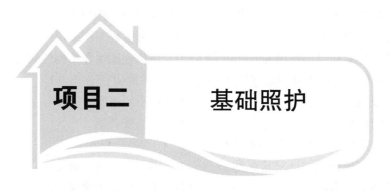

项目二　　基础照护

【知识目标】

了解认知症老年人常用的药物、类型、不良反应；了解跌倒的概念；了解认知症老年人走失的危害；了解认知症噎食、精神行为症状（BPSD）的定义；了解不同认知症亚型的进食表现；了解认知症早期评估的益处与常用筛查评估工具；了解认知症的评估益处与熟悉认知症老年人常见身体机能异常的表现；了解认知症不同亚型的临床表现。理解认知症老年人用药原则、用药目的、用药安全及安全管理；理解认知症老年人跌倒的危险因素、评估要点、走失及噎食发生的原因及危害性；理解认知症老年人的照护难点；理解认知症异常行为的临床表现；理解异常行为的症状评估方法。掌握认知症老年人用药的方法、流程、注意点；掌握认知症老年人跌倒、走失、噎食的预防措施、健康教育、应急处理和应对措施；掌握认知症老年人常见身体机能异常的照护方法；掌握认知症异常行为的原因／诱发因素及风险评估；掌握认知症异常行为的照护原则；掌握常见的异常行为应对措施。

【能力目标】

能够认识药物种类及药物作用；能够对认知症老年人的药品妥善保管和安全使用；能够掌握各类药物的用药方法、流程；能够根据认知症老年人身体状况，正确做出跌倒、走失、噎食风险评估、预防措施、健康教育的应急处理措施；能够在认知症老年人服用了易引起跌倒的相关药物后，加强对老年人行为的观察，并能够及时发现异常情况；能识别认知症老年人身体机能异常问题；能评估认知症老年人异常行为对自身、他人、老年照护人员带来的风险或困惑；能够对认知症老年人的异常行为进行观察记录，并及时发现异常情况，采取合理有效的干预措施；能够及时有效处理认知症老年人的攻击（激越）行为。

【素质目标】

在照护认知症老年人的过程中，具备基本的礼仪规范；具备良好的沟通能力及服务意识；具备尊老、爱老品质，能够移情，以老年人为中心；具备善于发现问题的能力，具有环保意识；具备一定的理论素养与责任心，遇事沉着冷静，能有条不紊地应对突发事件；理解认知症老年人，在情境中耐心开展照护工作；遵循医学道德伦理要求，保护老年人的隐私。

任务一
协助认知症老年人用药

案例导入

人一旦患认知症，记忆力、思维判断能力等就像是被"橡皮擦"慢慢擦去；热播剧《都挺好》里的人物苏大强就逐渐呈现老年痴呆的症状，连自己的女儿都认不出……像苏大强这样的老年人很多，他们除了患有认知症外，还患有很多慢性病，独自生活，缺少照护，经常连最基本的吃药都无法保证完成。

思考：作为照护人员应该如何协助认知症老年人用药？如何进行药物管理？用药时注意哪些问题？

一、认知症老年人用药概述

认知症的照护是一个漫长又复杂的过程，凡经医生确诊的患者，无论病程长短，常常需要接受药物治疗，而且大部分认知症老年人伴有老年人特有的慢性病，如高血压、糖尿病、脑卒中、骨质疏松等。很多老年人需要常年服用多种药物治疗疾病，药物的种类、数量、频率、用药时间也有很大不同。"是药三分毒"，认知症老年人年龄相对较大，抵抗力较差，身体机能、精神状况明显不佳，若使用药物或用药不当，可能会存在一些副作用，对身体带来更大伤害。与此同时，认知症老年人因疾病的发生、发展而出现失语、遗忘、判断障碍等症状进行性加重的现象，常常忘记吃药。因此，协助认知症老年人用药尤为重要。

二、认知症老年人常用药及类型

认知症是一种神经系统变性疾病，多发生在年龄60岁以上的中老年人身上，患者发病后病情多进行性加重，主要表现为进行性的智能减退和人格改变，患者病程多数为5~10年，目前尚无特效治疗方法。

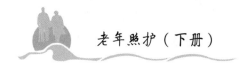

（一）治疗认知症的常用药物

1. 乙酰胆碱酯酶（AChE）抑制剂

乙酰胆碱酯酶可减慢乙酰胆碱的分解，使具有正常功能的脑细胞内这种化学物质的含量增加，改善神经递质功能，改善认知功能。另外，此类药物也是美国食品药品监督管理局（Food and Drug Administration，FDA）最先批准用于治疗认知症的药物，临床常用的有石杉碱甲、多奈哌齐、卡巴拉汀等。

（1）石杉碱甲（双益平）。

适用于良性记忆障碍，可提高患者指向记忆、联想学习、图像回忆、无意义图形再认及人像回忆等能力。对认知症患者和脑器质性病变引起的记忆障碍也有改善作用。

（2）盐酸多奈哌齐。

适用于轻、中度阿尔茨海默病。

（3）重酒石酸卡巴拉汀。

适用于轻、中度阿尔茨海默病。

2. NMDA 受体拮抗剂

NMDA 受体拮抗剂可以阻断谷氨酸浓度病理性升高导致的神经元损伤，改善患者的认知、日常生活能力及行为症状，临床常见的有美金刚等。

3. 氨基丁酸衍生物

氨基丁酸衍生物为脑代谢改善药，可以增强记忆，提高学习能力，临床上常见的有吡拉西坦、茴拉西坦、奥拉西坦等。

4. 麦角碱衍生物

麦角碱衍生物为半合成麦角碱衍生物。促进神经递质多巴胺的转换而增加神经的传导，加强脑部蛋白质的合成，改善脑功能。临床常见的有尼麦角林、双氢麦角碱等。

（二）用药常见类型

用药常见类型包括片剂、胶囊剂、水剂、注射剂、气雾剂、软膏、贴剂等。

1. 片剂

片剂包括分散片、咀嚼片、可溶性片、舌下含片、薄膜包衣片、缓释片、控释片等。

2. 胶囊剂

胶囊剂包括硬胶囊、软胶囊（胶丸）、肠溶胶囊、缓释胶囊、控释胶囊等。

3. 水剂

水剂包括口服溶液剂、口服混悬剂、口服乳剂止咳糖浆类等。

4. 注射剂

注射剂常见胰岛素类。

5. 气雾剂

气雾剂常见用于治疗呼吸系统疾病的药物，如定量雾化吸入器、准纳器等。

6. 药膏和乳剂

药膏和乳剂包括消炎药膏、抗过敏、止痒膏等。

7. 贴剂

贴剂包括伤湿止痛贴、麝香壮骨贴等。

8. 直肠用药

直肠用药如栓剂、开塞露、痔疮膏等。

三、用药安全管理与不良反应

（一）用药的总体原则

用药的总体原则是小剂量开始，逐步加量；注意个体反应；及时处理药物的副作用。

（二）用药安全管理

照护人员在日常协助认知症老年人用药过程中注意这些细节，一旦出现上述不良反应，应及时和医生联系，以调整治疗方案。

1. 合理应用抗精神类药物

认知症常常导致老年人出现情绪或精神行为，需要使用抗精神病类药物治疗。其中有些药物有可能会加速老年人认知功能的衰退，而且增加其患心脑血管疾病的风险，甚至增加高龄老年人的死亡风险。因此患有严重心力衰竭、重症高血压等的老年人应该在医生的指导下选用副作用较少的非典型性抗精神病药物治疗。

2. 重视药物之间的相互作用

由于认知症老年人年龄较大，肝、肾等脏器功能衰退，常常伴有其他的老年性疾病，如高血压、糖尿病和心脏病等，经常多种疾病的治疗药物一起合用，大大增加了用药风险。因此，治疗时应该足够重视药物之间的相互作用。

3. 管理、照料要到位

老年人由于记忆力下降，经常会忘记吃药、吃错药，或忘了已经服过药又重复服用，所以照护人员要对服药时间和剂量进行认真管理。在老年人服药后，一定要将剩余药品整理存放到其拿不到或找不到的地方。

4. 注意药物反应的个体差异

使用药物前，应该认真阅读说明书和咨询主诊医师的意见，同时，对药物的副作用有充分的了解和准备。在老年人服药期间，照护人员应该认真观察和记录其是否出现异常和改变，及时发现副作用并将相关信息及时反馈给主诊医生，以利于调整药物并避免悲剧的发生。

（三）不良反应

大量服用胆碱酯酶抑制剂如多奈哌齐（安理申）和卡巴拉汀（艾斯能）可能会出现心跳过缓的不良反应，这是很严重的问题，因此一定要高度重视。一些患有严重的中枢神经系统疾病的阿尔茨海默病老年人，在服用胆碱酯酶抑制剂后，还可能会出现一些精神症状，如烦躁、兴奋、幻觉或者失眠。若症状严重应立即停药，并选择其他药物进行治疗。对于轻、中度认知症老年人，可选用脑循环改善剂、钙离子拮抗剂和抗氧化剂治疗。中、重度认知症老年人可选用美金刚治疗，但有抽风、癫痫以及肾功能严重损害的老年人则不宜服用。另外，某些患者服用过大剂量的卡巴拉汀，可能会出现胃肠道不适的副作用，如恶心、呕吐、腹泻等。

四、协助认知症老年人用药及注意点

（一）用药目的

1. 预防疾病

药物作用于人体后，可以调节机体的免疫功能，提高机体对某种疾病的抵抗力，从而预防疾病。

2. 协助疾病诊断

在诊断某些疾病的过程中，常需要某些药物协助检查，如肾造影、输卵管造影术等。

3. 治疗疾病

每个个体对药物的反应均有差异，药物在体内因人而异，许多因素可影响药物的吸收、分布、代谢、排泄，从而影响最终的药效。协助认知症老年人服药前一定仔细核对医嘱。

4. 维持正常生理功能

对因缺乏某种物质所引起的疾病，可通过补充这些物质而达到治疗的作用，如各种维生素、钙剂、铁剂等。

（二）用药方法

1. 服药时必须有人陪伴

认知症老年人常常忘记吃药、吃错药、不想吃药或者忘了自己已经服药等，所以认知症老年人服药时，必须有人在旁陪伴。

2. 药品有效管理

对于伴有抑郁症和自杀倾向的认知症老年人，老年照护人员必须妥善管理药品，放在老年人拿不到或者是找不到的地方。

3. 耐心解释说服

认知症老年人有些经常不承认自己有病或者是因为幻觉、多疑等原因，认为亲人让自己服毒，拒绝服药，这需要亲人耐心说服，向他们解释。对于拒服药物的老年人，亲人必须看着他们把药吃下去，而且还要防止老年人在没人看管时把药吐掉。

4. 观察用药反应

认知症老年人服药后，不能表达自己的感受，因此照护人员要仔细观察老年人的不良反应，及时为其提供帮助。有的药物难以下咽，有的认知症老年人长期服药，确实会产生一定的痛苦感觉。在这样的情况下，可以在服药的时候准备一些老年人喜爱的流食，先喝下流食再服药。这样在缓解喝药痛苦的时候，也能给老年人一点获得感。

5. 适时表扬与鼓励

在某些方面，需要被照护的认知症老年人在心态上和小孩是差不多的，所以当按时吃药之后可以给他们一些表扬，老年人会很高兴的。

6. 不配合时转变方法

认知症老年人有时候很倔强，拒绝吃药。这时照护人员也不要操之过急，可以转变话题，和老年人聊一些往事，这是老年人最爱提起的，在他们情绪好的时候再把药端过去。

7. 遵医嘱服用药物

认知症老年人常患有多种慢性病，需要接受多种药物治疗，容易产业服药错误。服药错误危害较大，轻者用药无效或药效降低，重者耽误治疗或出现严重不良反应。老年照护人员均需要遵医嘱，不能让老年人多吃也不能不吃。

8. 用药后及时检查

协助认知症老年人用药时，即使将药物放入老年人口中，仍要检查口腔是否有药物滞留，防止老年人将药物从食物中挑出丢弃，造成漏服。

（三）用药流程

1. 口服药

照护人员洗净双手，取出所用药物合适的剂量放在药杯中，准备温开水 200~300 mL，使老年人取坐位或站立位，先喝一些水润滑口腔、食道，然后将药片放入口中、喝适量水服下。服药后老年人至少应再喝水 100 mL，至少保持服药时的体位 3~5 min 后再平卧休息。

2. 鼻饲给药

照护人员洗净双手，取出所用药物，将口服药研碎，用温开水化开备用，准备约250 mL 温开水（38~40℃），老年人取坐位或半坐位，颌下垫毛巾，检查鼻饲管是否在胃内，用注射器回抽胃液，确定胃管在胃内，用注射器抽取 20 mL 温开水，冲洗鼻饲管，再用注射器抽吸药液缓慢经鼻饲管注入，注入过程中注意观察老年人的反应，喂完以后再注

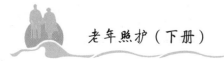

入 20 ~ 50 mL 温开水冲洗管腔，正确处理并固定鼻饲管末端，鼻饲后，维持鼻饲时体位 20 ~ 30 min。

3. 胰岛素注射技术

注射胰岛素前，照护人员洗净双手，安装一次性胰岛素注射针头，预混胰岛素需充分摇匀、排气，调整剂量，检查注射部位、消毒，垂直进针、推药，推注完毕后，针头至少停留 10 s 后再拔出。注射完成后立即将针头从注射笔上取下，丢弃在加盖的硬壳容器内。

4. 滴眼药

滴眼药前洗净双手，准备一根清洁的棉签，从冰箱中取出眼药水放置几分钟，使眼药水回温，水制剂应观察有无变色和沉淀，让认知症老年人采取仰卧位或坐卧位，照护人员用棉签扒开老年人下眼睑，露出结膜囊穹隆部，药瓶距离眼睛表面 2 ~ 3 cm，不可太近，滴一滴即可，然后叮嘱其闭眼 1 ~ 2 min。

（四）用药注意点

1. 合并多种疾病老年人

认知症老年人多合并许多伴随疾病，用药多样且复杂，如心脏用药，过量服用可能导致猝死，有生命危险；糖尿病用药，漏服或不能按时服用，起不到降糖效果，服用过量，又会造成低血糖等。所以，所有口服药必须由老年照护人员按顿送服，不能放置在患者身边。

2. 对伴有抑郁症、幻觉和自杀倾向老年人

除需要监督老年人把药服下外，还要让其张开嘴，检查是否已经将药咽下，防止老年人在无人看管的情况下将药吐掉或取出。

3. 使用镇静催眠药物老年人

镇静催眠药在老年人上床以后再服用。

4. 中、重度认知症老年人

服药后常不能诉说其不适，照护人员要细心观察患者服药后的反应，及时反馈给医护人员，以便及时调整给药方案。

5. 卧床患者及吞咽困难老年人

卧床老年人及吞咽困难老年人不宜吞服药片时，最好将药片掰成小粒或研碎后溶于水中服用。失去吞咽功能或昏迷的老年人，应从胃管注入药物。

【课后练习】

1. 认知症老年人的用药方法不包括（   ）。

A. 耐心解释   B. 有人陪伴

C. 不配合时强行给药   D. 注意用药反应

2. 胰岛素注射时，药液推注完毕后，针头至少停留（   ）s。

A. 3   B. 5   C. 10   D. 8

3. 鼻饲用药时，温开水的温度应在（   ）℃。

A. 20～22   B. 25～26

C. 18～20   D. 38～40

任务二 认知症老年人跌倒的预防与处理

一、跌倒发生的原因及危险因素

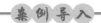
案例导入

　　王奶奶，85岁，一年半前开始记忆力减退，近事遗忘，远事记忆清晰且固定，目前智力有所下降，生活部分自理，需要协助进食、穿衣、行走、上厕所，现已入住某街道社区卫生服务中心2楼康复科202室6床。

　　在王奶奶入院当天，卫生服务中心即安排小李为王奶奶的照护人员。

　　思考：王奶奶目前的情况有哪些跌倒危险因素存在？根据王奶奶目前的情况，如何做出正确的跌倒评估？如何有效地做好王奶奶的防跌倒措施？

（一）跌倒的定义

跌倒是指突发、不自主的、非故意的体位改变，倒在地上或更低的平面上。

按照国际疾病分类（ICD-10），跌倒可分为从一个平面至另一个平面的跌落以及同一平面的跌倒两类。

（二）跌倒的原因

认知症老年人由于各器官生理功能处于衰退状态，听力视力退化，肌肉萎缩，骨质疏松，应变能力下降，反应迟缓，更易跌倒。

（三）跌倒的危险因素

1. 内在危险因素

（1）生理因素。认知症老年人由于平衡功能、感觉系统、中枢神经系统、骨骼肌肉系

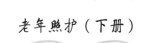

统功能的损害、退化易引起跌倒，因此生理因素是引发其跌伤的常见原因。

（2）疾病因素。认知症老年人健康状况逐渐下降，疾病及其他伴随症状，如低血糖反应、直立性低血压等，会使跌伤危险性增加。神经系统疾病、心血管疾病、眼部疾病、心理及认知因素等将影响机体的平衡功能、稳定性及协调性。

（3）药物因素。很多认知症老年人因为慢性病及突发疾病的原因，会长期或临时用药，很多药物的副作用都存在着导致老年人跌倒的风险，包括精神类药物、心血管药物、降糖药、非甾体类抗炎药、多巴胺类药物等均可诱发跌伤。

（4）心理因素。认知症老年人在情绪不稳定的情况下也易引起跌倒。如情绪不安、激动、兴奋等。

2. 外在危险因素

主要是环境危险因素，认知症老年人居住环境的改变，室内光线昏暗，路面湿滑、不平坦，步行途中的障碍物、桌椅等家具高度和摆放位置不恰当，病床有没有加床栏，厕所有没有扶栏，坐便器过高或过低，不合适的鞋，鞋底不防滑，裤腿过宽或过长和行走辅助工具损坏和使用不当均与跌伤有关。

二、跌倒的预防

（一）危险评估

对认知症老年人跌倒危险评估是一项综合、复杂而又持续性的过程，需要专业、细致、如实的综合性评估才能防止患者跌倒的风险，提高其生活质量。

1. 评估要点

（1）识别有跌倒风险的认知症老年人，选择合适的评估工具进行风险评估。

（2）环境和器物是否安全：如地面清洁是否干燥，辅助设施是否完好等。

（3）有无防跌倒警示标识，活动时是否有专人陪伴。

（4）用药情况。

（5）是否选择合适的运动锻炼方式（包括步态、平衡和功能锻炼；强度、阻力练习；灵活性练习）。

2. 评估工具

表 4-2-2-1 为 Morse 跌倒风险评估量表。

表 4-2-2-1　Morse 跌倒风险评估量表

项目	评分标准	分值
最近 3 个月有无跌倒记录	否 =0 是 =25	
多于一个疾病诊断	否 =0 是 =25	

续表

项目	评分标准	分值
步行时是否需要帮助	否 =0 拐杖、助步器、手杖 =15 轮椅、平车 =30	
接受药物治疗	否 =0 是 =20	
步态 / 移动	正常卧床不能移动 =0 虚弱乏力 =10 严重虚弱 / 功能障碍残疾 =20	
精神状态	自主行为能力 =0 无控制能力 =15	
总得分		
危险程度	MFS 分值	
零危险	0 ~ 24	
低度危险	25 ~ 45	
高度危险	>45	

（二）预防措施

1. 悬挂警示标识

高度及高度以上危险的认知症老年人床尾悬挂"防跌倒"警示标识。

2. 环境要求

（1）保持病房物品放置有序，行走的地方无障碍物，通道安全，扶手牢固。

（2）床的摇手及时归位；床的轮子要转向内侧，不能突出，并牢固固定；床栏及输液架放在床尾，与两边平齐，不能横出一边；餐板必须放置在床头。

（3）厕所地板要有防滑措施，扶手要牢固，应为有需要的老年人提供凳子，使其在洗澡时使用。

（4）使用平车或轮椅的老年人，要加上护栏系上约束带。

（5）保持病区内地面干净、干爽，无水渍、油渍，遇到潮湿天气需保持地面干燥。

（6）物品放置合理，易于取用。

（7）楼梯、厕所有固定的扶手。

（8）入院时向认知症老年人家属或陪护介绍病室的环境及安全设施，并落实各项措施。

3. 衣着要求

（1）认知症老年人衣着要合体，尤其是裤子，裤脚下缘不能超过踝关节，可用橡皮筋辅助缩短裤脚。

（2）穿衣困难的认知症老年人，应在其腰间使用橡皮筋来固定裤腰。

（3）认知症老年人勿穿拖鞋，应穿防滑鞋，以免摔倒。

（4）指导认知症老年人穿脱袜子、鞋、裤子应坐着进行。

（5）在认知症老年人下床前，确认其已穿着防滑的鞋，并于床旁悬挂双脚至少 2 min。

4. 安全行为

（1）指导认知症老年人及其家属或照护人员使用呼叫铃。

（2）卧床时应拉上床栏，加强巡视，防止认知症老年人跨越床栏下床。

（3）坐轮椅、使用平车外出检查时，应系安全带并拉上护栏。

（4）步态不稳的认知症老年人下床活动必须有家属及照护人员陪同。

（5）按医嘱留照护人员一名，在夜间将陪护床紧邻老年人的床栏放置。

（6）常用的日常生活用品如助行器等，应摆放在老年人容易取用的位置。

（7）告知认知症老年人家属及照护人员在起床、上床、站立、坐下、行走上厕所时动作宜慢。

（8）对于意识或精神异常会自行走路的认知症老年人，卧床时在床栏与床尾的空隙处用约束带围起，防止其从空隙处下床。

（9）使用约束带时，必须取得家属同意签字方可使用。

5. 加强功能锻炼

根据认知症老年人的情况开展不同部位的功能锻炼，减缓肌力及各项功能退化。

6. 用药护理

使用可能增加认知症老年人跌倒概率的药物，使用前应告知家属或照护人员可能发生的反应。服用镇静剂、催眠药后，告知家属或照护人员未完全清醒时不要下床活动；对可能引起直立性低血压的药物，可叮嘱其缓慢改变体位；对于服用导致幻觉的药物或患有高血压病、心脏病、颈椎病等容易昏倒的认知症老年人，在日常活动中（如起床、散步、上厕所以及洗澡等）应给予照顾，以防止其跌倒等。

📖 **知识拓展**

各类药物引起跌倒的原因

①降压药：血压低。②利尿药：血压低，小便次数增多。③降糖药：头晕。④抗抑郁药：嗜睡、疲乏、视力模糊。⑤镇静药：体位性低血压、视力模糊。⑥安眠药、止痛药：眩晕、嗜睡。⑦缓泻剂：腹泻、上厕所次数增加。⑧抗胆碱药：低血压、瞳孔扩大、嗜睡。⑨抗组胺药：嗜睡、注意力、警觉度下降。⑩抗癫痫药：镇静、嗜睡、眩晕、运动失调。

（三）跌倒的健康教育

（1）对有活动能力的认知症老年人，家属应随时陪伴在老年人身边，离开时应告知照护人员。

（2）应指导老年人缓慢起立或坐下、上下床，并给予更多的照顾。

（3）将老年人经常需要的物品放于随手可取之处等。

（4）使用镇静、催眠类药物者应可叮嘱其改变体位时动作要慢，改变体位时要遵守"三部曲"，即平躺30 s、坐起30 s、站立30 s后再行走，避免突然改变体位，尤其是夜间。

知识拓展

预防跌倒十知

（1）行动不便、虚弱、自理能力差、视力下降的认知症老年人，请家属在旁陪伴，协助活动。

（2）卧床时请拉起床栏，特别是躁动不安、意识不清时要有专人看护。

（3）下床时请慢慢起身，特别是在服用某些易致跌倒的药物时，如降压药、安眠药等。

（4）请穿上合身的衣裤，以免绊倒，穿防滑、大小合适的鞋子。

（5）请勿突然改变体位，以防跌倒。

（6）请将常用生活用品放在容易拿取的地方。

（7）保持地面干燥，如地面潮湿，应及时处理。

（8）室内应保持光线明亮，夜间下床时请先开床头灯，以防下床跌倒。

（9）请将物品尽量收于柜内，以保持走道宽敞通畅。

（10）日常活动（特别是上厕所、上下楼梯）时必须有人陪伴，出现紧急情况陪护者要立即呼叫，以便得到及时的救助。

三、跌倒的处置

（一）应急措施

（1）发现老年人意外跌倒，立即到达现场并通知医生。

（2）对老年人情况做初步判断后将其平稳抬起安置床上，测量生命体征，判断神志及受伤部位、程度、全身状况等，初步判断跌倒原因。

（3）协助医生，遵医嘱完成各项检查。

（4）对疑有骨折、脊柱损伤或肌肉、韧带损伤的老年人，根据跌伤部位和伤情采取相应措施。

（5）加强巡视，及时观察病情变化及治疗效果。

（6）准确、及时书写相关护理记录及不良事件报告单。

（7）分析原因，安抚家属情绪，加强防范措施及宣教。

（二）应急预案

跌倒处置应急预案见图4-2-2-1。

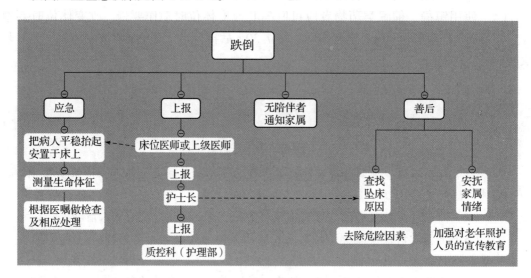

图4-2-2-1　跌倒处置应急预案

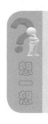

　　某认知症老年人不慎跌倒在地时，照护人员立即赶到现场后，见老年人指着左胳膊，嘴里不停地说痛。

　　根据老年人的情况，照护人员该如何做出正确的应急处理？

【课后练习】

1. 下列哪项不是跌倒危险因素中导致认知症老年人跌倒的环境因素？（　　　）

A. 地面潮湿　　　　　　　　　B. 裤子过长

C. 变换体位　　　　　　　　　D. 台阶过高

E. 座椅不稳

2. 老年人跌倒后，处理措施不当的是哪项？（　　　）

A. 通知医生　　　　　　　　　B. 立即搬到床上

C. 测量血压　　　　　　　　　D. 根据医嘱处理

E. 密切观察病情变化

任务三

认知症老年人走失的
预防与处理

案例导入

　　近日，某小区内张贴了一则寻人启事：张×，女，65 岁，于 3 月 10 日傍晚离家，不知去向，走时身穿长款咖啡色棉衣，黑色裤子，黑色皮鞋。老年人有认知症病史，不认识回家的路，口袋内有家庭信息的卡片。望好心人遇到后，拨打联系电话：139×××××××××，必当重谢。

　　在电视剧《都挺好》的剧末，剧中人物苏大强患了阿尔茨海默病，从最初的记性不如从前到忘记小区名字再到后面不认识自己的亲人，最后还出现了几次离家出走，直至家人在老宅找到他，他才像一个做错事情的孩子一样跟着女儿回家。

　　这些活生生的例子就出现在我们身边，给认知症老年人及其家庭带来极大的困扰。我们如何来避免认知症老年人走失？我们能够为他们做些什么？

一、走失的危害及原因

（一）走失的危害

1. 对认知症老年人而言

因为离开医院或家庭而造成延误治疗，可能致使原有病情加重恶化，同时，在走失的过程中可能会由于发生各种不良事件（跌倒，撞伤，车祸，溺水）而危及生命。

2. 对家属而言

影响家属的正常生活和工作，要花大量的时间、金钱、精力去寻找走失老年人，也会造成老年伴侣或家属因焦虑突发疾病。未找到时的内疚和悔恨心理和找到以后担心再次走失的恐惧心理都会对家庭生活造成极大的困扰。

3. 对医院而言

扰乱正常的医疗秩序，加重医务人员的工作量，破坏和家属良好的医患关系，甚至可能承担赔偿责任，造成医疗费用的损失。

4. 对医护人员而言

增加了工作量，加重了心理负担，干扰了原有的正常工作，还有可能承担相应的法律责任，造成医护人员的流失。

（二）走失的原因

认知症老年人因疾病出现的精神行为异常，尤其是使用特殊药物后容易出现走失等情况，家属及老年照护人员需引起重视。

1. 疾病因素

疾病引起的身体异常，如记忆障碍、视空间障碍、定向力障碍等；精神行为异常，如有无幻觉或妄想，有无焦虑或抑郁，有无游荡行为等。

2. 药物因素

是否使用相关药物，会导致老年人出现相应精神症状或定向力障碍，致使老年人的走失风险上升。

3. 环境因素

是否有居住环境和身边的家属或照护人员的改变，导致老年人对周围的人和物感到陌生，感觉自身的安全受到威胁。

4. 走失史

既往有无走失现象，走失之前有什么先兆，走失之后如何寻找并分析在哪里可能找到老年人。

二、走失的预防措施

（一）风险评估

相关机构可以通过评估走失的原因对存在走失高危因素的老年人进行居家照护时应告知家属安排专人看管护理，防止其走失。如果住院或入住养老机构，应与家属签署走失高危情况告知书，告知内容包括走失高危的原因、要求留陪护、遵守防走失注意事项等，由家属签字后做好存档。

（二）预防措施

1. 做好标记

由于老年人可能出现记忆力障碍、失语、失认等症状，可以在衣物上标记老年人相关信息，并为其戴上写有相关信息的胸牌，在口袋里放好写有相关信息的小卡片，或者为其戴上写有老年人信息的黄手环，同时还要在老年人的手机里输入家人电话号码等联系方式，以便于他人帮助老年人回家。

2. 高科技的方式

可以让老年人戴上有功能定位的手表，还可以穿上有定位功能的鞋，有效防止身份信息丢失，利于监护人掌握其行踪。

3. 减少老年人的陌生感

如果是新入院老年人，做好环境介绍，解除其陌生感。尽量做到有专人陪护老年人，并反复对其进行陪护相关知识宣教，直至其认识到重要性并掌握相关知识。

4. 配备警示标识

病房内，在患者床头悬挂防走失警示牌，根据要求为老年人戴上红色腕带，标明医院科室、姓名、床号、住院号、科室联系电话。

5. 严格外出请假陪同制度

入院老年人如有外出需要，需要由家属提出，医生同意并签署请假书，严格落实"请假家属陪同"制度。

6. 加强巡视

工作人员按时巡视，巡视时如发现老年人四处徘徊要提高警惕。走失高危患者做到班班床边交接。

（三）健康教育

向家属讲述老年人走失的原因、不良后果、应采取的预防措施。如尽量减少老年人独自在家，陪伴老年人外出；不得不单独行动时需携带好相关的信息，带好手机等通信工具，并保持信号通畅。

住院老年人离开病区活动时应有人陪伴，并向医护人员请假。责任护士应强化指导、反复培训，直至照护人员能复述防走失的具体方法。

三、走失的处理

（一）处理应对

1. 冷静面对

一旦老年人走失，要冷静面对，立刻发动亲戚及朋友积极寻找，必要时可以寻求警方的帮助。如果在机构走失，工作人员一定要及时报告，通知家属，组织医护人员和医院保卫部门等相关部门共同寻找，减少老年人在外的危险。

2. 了解原因

对于找回的老年人不能一味地怪罪，要做好心理护理，并了解走失的原因和经过，以便护理人员进一步制定相应的防范措施，做好与家属的沟通解释等工作。

（二）改进管理工作

发生走失后，不能仅从当事人及工作人员身上找原因，更要反思管理制度上存在的问题。

1. 保障照护人员的配置

合理配置照护人员，避免因人力不足而造成的工作疏忽。在值班人员较少的时段应更加留意。

2. 加强交班

每日早交班时，值班护士向医护人员通报全科走失高危患者的人数、床位号、诊断、在院情况，人员外出要有医师批的请假条。

3. 加强检查监督

护士长每天巡视走失高危人群，检查各项预防措施是否落实到位，对宣传教育的效果进行评价，及时反馈检查结果，督促改进存在问题。

【课后练习】

1. 走失的原因包括（　　　）。

A. 疾病因素　　　　B. 药物因素　　　C. 环境因素　　　　D. 走失史

2. 防止住院老年人走失的措施包括（　　　）。

A. 做好标记　　　　　　　　　　　B. 入院介绍

C. 警示标识　　　　　　　　　　　D. 请假制度

E. 加强巡视

任务四

认知症老年人噎食的
预防与处理

案例导入

　　王爷爷，65岁，被诊断为认知症，因半年前记忆力下降，脾气改变，行为紊乱，4月入住我科。患者意识清醒，某日午餐吃大块红烧肉时突然发生噎食现象，表情紧张、面色紫绀、双眼直瞪、双手乱抓。

　　思考：你认为照护人员应掌握的噎食救助方法有哪些？日常照护中的预防措施有哪些？请谈谈你对这种方法的理解。

一、噎食的定义

噎食是指食物堵塞咽喉或卡在食管的狭窄处压迫呼吸道而引起窒息，是老年精神科常见的意外，死亡率极高。此类事件一旦发生，应争分夺秒，就地抢救，如抢救不及时，很可能导致老年人由于窒息而死亡。

二、发生噎食的原因及危害性

（一）不同类型认知症老年人的进食表现

不同类型认知症老年人的进食表现见表 4-2-4-1。

表 4-2-4-1　不同类型认知症老年人的进食表现

认知症亚型	常见进食表现
脑血管型认知症	吃饭时经常噎到或者易呛水
阿尔茨海默病型认知症	不知道如何使用餐具，喜欢甜食
路易体型认知症	对某一种特定物体有着强烈的偏执，只吃自己认定的食物
额颞型认知症	过量食用，过快食用，不咀嚼便下咽

（二）发生噎食的原因

1. 生理机能

噎食与牙齿脱落缺损，唾液分泌减少，食物咀嚼功能下降及咳嗽反射低下等生理因素有关。

2. 药物因素

使用抗精神病药物的主要不良反应是锥体外系反应、便秘、排尿困难、嗜睡或步态不稳、吞咽困难等。

3. 食物、体位、喂食速度等因素

黏性大的食物及水果最易发生噎食。吃饭时性子急，囫囵吞咽，食物得不到充分咀嚼，容易堵塞在喉咙发生噎食。

4. 躯体疾病因素

免疫力下降，精神衰退，活动减少，营养不良，极易发生感染，其中呼吸道感染最常见，进食时常出现呛咳、痰多现象，易导致吸入性肺炎而加重感染甚至窒息死亡。

5. 管理因素

老年照护人员管理不到位，健康教育不到位，对患者发生意外的评估不全面，家属不配合。

（三）噎食的危害性

1. 对老年人而言

特别是对于认知症老年人而言，若饮食不当，大块的食物会阻塞到气管，会使老年人出现呼吸急促甚至导致死亡。

2. 对家属而言

影响正常生活和工作，一旦因为噎食死亡，将给患者家属带来很大的打击，同时也会造成医院与患者家属之间的纠纷，产生严重不良影响。

3. 对医院而言

打乱正常的医疗秩序，加重医务人员的工作负担，破坏其与家属良好的医患关系，甚至可能让医院承担赔偿责任，造成医疗费用的损失。

4. 对医护人员而言

增加了工作量，加重了心理负担，干扰了原有的正常工作，还有可能承担相应的法律责任，造成了医护人员的流失。

三、噎食的预防

（一）风险评估

通过评估噎食的原因，对存在噎食高危因素的老年人，居家照护应安排专人负责，以防止老年人噎食。如果住院或入住养老机构做好噎食风险的评估管理，并采取具体措施做好提示，对凡存在噎食风险老年人都要设有防噎食护理标识，明显标注在老年人病历上，应与家属签署噎食高危情况告知书，告知内容，由家属签字后存档。

（二）预防措施

1. 心理护理

老年人出现噎食后，容易产生焦虑恐惧心理。家属或者老年照护人员应当协助老年人消除恐惧心理，保持乐观精神。

2. 加强病情观察

密切观察老年人意识、呼吸、面色、口唇、心率、血压、血氧饱和度。观察缺氧纠正情况及有无并发症出现。暂禁食，遵医嘱用药。同时安慰老年人，缓解其恐惧心理。

3. 加强饮食管理

遵守医院或养老机构关于食物统一保存、统一发放制度，禁止老年人私自存放食物。

4. 加强对照护人员的指导

喂食时要有耐心，体位要正确，进食时避免谈笑，减少环境因素干扰，以免分散注意力。出现焦虑、紧张、拒食等情绪反应，及时报告医生采取相应措施，对老年人可暂停进食，给予心理照护。

5. 做好交接班和护理记录书写

认真严格执行饮食医嘱，及时将饮食种类、要求反馈给膳食科。

（三）健康教育

1. 清楚告知

老年人入院时马上做好噎食风险评估，对评估后风险程度较高的老年人，应向家属告知，并将易造成噎食的危险因素及严重后果用通俗易懂的语言向照护人员、老年人及其家属说明。

2. 多次评估

必要时对健康教育的效果多次评估，对明显不配合的老年人加强观察或由专人看护。

3. 及时沟通

对存在饮食不安全因素的老年人及时和家属或照护人员做好沟通，避免不安全因素，以免家属自带食物发生意外。

四、噎食的处理

（一）处理应对

一旦发生噎食，要冷静面对，立即让老年人暂停进食，根据噎食的程度采取相应的急救措施。

1. 尽力咳嗽

若只是欲说无声，满脸涨红，对于有意识的老年人，可以告诉其尽力咳嗽，利用气压将食物冲出气管。

2. 拍打背部

若发现阻塞物为馒头、面包等易碎食物，照护人员可以将看得见的食物抠出的同时，让老年人头向下倒转并且用手拍打背部，使其滑出。

3. 海氏法

若发现老年人已经产生胸闷窒息感，采用美国学者海姆里斯发明的简便易行的海氏法进行急救。

4. 做好急救

无意识下噎食的急救：给氧，改善呼吸道梗阻，必要时可行气管切开术。

（二）改进管理工作

发生噎食后，不能仅从当事人及照护人员身上找原因，更应该要反思管理制度存在的问题。

1. 保障护理人力配置

合理配置工作人员，避免因人力不足而出现疏忽。加强巡视，发现异常及时报告相关负责人。

2. 加强交班

每日早交班时，值班照护人员汇报噎食高危老年人的人数、床位号、诊断、饮食情况。新入院老年人、特殊饮食老年人及饮食障碍老年人要重点交班。

3. 加强饮食安全管理力度

针对老年人存在的饮食不安全因素，提出有效的防范措施。检查各项预防措施是否落实到位，及时反馈检查结果，督促改进存在问题。

 知识拓展

一位英国女士自救的故事

一位50岁的女士边看电视边吃放有火腿的煎鸡蛋，因为她太饿了，火腿没有咀嚼就急着吞了进去，结果卡在喉咙口，后又滑到气管里。家里只有这位女士一人，她此时已不能出声。后来，她回忆说："我模糊地记起，必须猛然使横膈膜向上移。"于是她先用两个拳头顶住胃部，接着迅速向前弯曲两次身体，但没有奏效；绝望中她又紧握拳再做一次，火腿终于被弹射出来了。

【课后练习】

1. 噎食的原因包括（　　　）。

A. 生理机能　　　　　　　　　　　　B. 药物因素

C. 食物、体位、喂食速度等因素　　　D. 躯体疾病因素

2. （　　　）容易引起噎食。

A. 圆形，滑溜或者带黏性的食物　　　B. 大块状食物

C. 带骨刺的食物　　　　　　　　　　D. 液态食物

任务五

认知症老年人常见身体机能异常识别与照护

案例导入

张爷爷曾经是一位教师，虽年过花甲，但一直注意个人形象，也喜欢拍照，照片中的他看上去精神饱满。不知从什么时候开始，张爷爷会忘记关门，忘记关煤气阀门，在熟悉的小区内也会迷路。家人非常担忧，张爷爷的老伴不得不时刻陪在他身边，但是他还是在家人不注意时走失了三次，每次都是全家人出动寻找，即使张爷爷的手腕上有写着家人电话的手环，他也不知道打电话回家。

思考： 张爷爷到底是怎么了？得了什么病？家人要如何照护他？

一、认知症的定义

认知功能属于大脑皮层的高级活动范畴，认知过程是人接受、编码、操作、提取和利用知识的过程，包括感知、记忆、识别、概念，形成思维推理和表象等。认知症是指大脑皮层受到损伤时引起特定的认知功能障碍，常发生于脑血管意外、外伤性脑损伤或是获得性疾病导致脑损伤后，大脑受损时出现的认知缺陷。一般都涉及认知功能的各个方面。很少是单独某种能力受损，如注意力、记忆力、计划和组织能力、抽象力、洞察力、定向力、解决问题的能力、计算力、知觉、理解力以及思维能力等。不同病变部位可表现出不同的功能障碍，右大脑半球主要与视觉触觉和空间信息的处理有关，左大脑半球主要与听觉、语言处理有关。

二、认知症的早期评估

（一）早期评估的益处

1. 对认知症老年人与家属的益处

（1）可以帮助老年人获得及时的诊断、治疗和干预的机会。

（2）家属可以及早对未来的重大事宜做出决定。

（3）家属有充分的时间了解和评估各类服务资源。

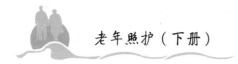

（4）家属可以学习照护和支持的知识与方法。

2. 对照护团队的益处

及早加深对认知症老年人的全面了解，以便提供以人为本的照护服务。

（二）认知症常用的筛查评估工具

1. 认知障碍自评量表

认知障碍自评量表（AD-8），是一种简便易用，又具备较高准确率的神经心理量表。通过 8 个与日常生活表现密切相关的问题，来识别受试者是否有患病风险。对比自身的认知等功能的变化状况，不需要基线阶段的评估。患者自身对照不受教育程度、种族、性别等因素的影响，耗时很短（<3 min）。见本篇项目一生活照护。

2. 画钟试验

画钟试验（Clock Drawing Task，CDT）是一项复杂的行为活动，完成此试验要求具有良好的感知觉和智能，可以反映广泛的认知损害，包括理解力、计划性、视觉记忆、视空间能力、运动和执行程序、抽象能力、注意力和控制能力等。

3. 认知功能状态评估

该量表分为记忆力、视空间觉定向、模仿练习、视觉结构绘图、判断力、延迟记忆、语言能力 7 个部分，总分为 30 分。分数越高，认知受损越轻。

三、认知症老年人身体机能可能出现的异常表现

（一）记忆障碍

1. 近期记忆障碍

近期记忆障碍主要表现为不能忆起最近发生的事。即表现出健忘、好忘事、丢三落四、记不住新事物的症状。如整天都在找东西，忘记放置的地方，烧菜时忘记放盐，刚说的话刚做的事转眼就忘，有时反复说同样的话或问同样的问题等。

2. 远期记忆障碍

远期记忆障碍主要表现为不能回忆起以前的事。常常不知道自己想干什么，一个人发呆，甚至想不起来自己是谁，更想不起来家人。

3. 语义记忆障碍

语义记忆障碍主要表现为忘记过去熟知事物的名称和相关知识，或忘记曾经熟悉的朋友、同事的名字，甚至在交谈中想不起来孩子的名字，想不起常用东西的名称，然而却能记起日常事情的情节。

（二）认知障碍

认知障碍（又称"失认"）是指脑部组织损伤而不能认识经由某种感觉辨察熟悉的物

体。认知症早期就会出现认知障碍，例如，在马路上迷失方向。病情发展到中期时老年人不能分辨左右，甚至出现自我认识障碍，会出现对着镜中的自己说话、吵架等，通常有几种不同的表现形式。

1. 视觉失认

视觉失认是指老年人不能通过视觉认识物体，和视力无关，也与智力无关，但可通过其他方式认出。例如，拿出一个苹果问老年人是什么，老年人不认识，但让他们触摸后知道是苹果。视觉失认又可分为物体失认（即视觉不能辨识物体而通过其他感觉可以辨识物体）；面容失认（即不认识熟悉的家人的面孔，但从声音或发型、服饰等可认出）；空间失认；颜色失认，等等。

2. 听觉失认

听觉失认是指老年人不能辨识环境中语音以外的声音。例如，无法辨认动物的叫声、汽车声等，但与听力和智力水平无关。

3. 触觉失认

触觉失认是指实体感觉缺失，老年人无法通过触摸物体来辨识物体。这种缺失与触觉和智力水平无关。

（三）语言障碍

语言障碍（失语）是指脑部病变引起语言功能受损或丧失，从而出现语言理解能力和表达能力损害。失语分几种类型，并有不同的表现形式。老年人的表达、理解、复述、命名、阅读、书写方面存在不同程度的受损，一般分两种。

1. 流利性失语

流利性失语表现为话多，语量大，语速正常，但说话内容缺乏实质性，语法错误。说话时常常因为找词困难而终止或停顿。常用"那个"来表达说不出的词，或会出现错语，表现为缺乏实质词语，不能正确表达信息，让人无法理解。

2. 非流利性失语

非流利性失语可分为运动性失语和感觉性失语，表现为话少，语量小，单句常少于10个字，说话费力，需面部肌肉甚至全身用力才能说出话，而且发音不准，严重时会出现单音调。老年人常常半天说不出一个字，让听者着急。运动型失语即患者不能用语言清楚地表达自己的观点。感觉性失语是不能明白别人在说什么，特别是重度认知症老年人已经很难用语言交流了，必须借助姿势手势等肢体语言来和他人对话。最后，逐渐发展到无法说话的地步。

（四）视空间障碍

视空间障碍是指地点定向力的障碍和时间定向力障碍。其主要表现如下：不能准确判断物品的位置；放置物品时不能正确判断其应放置的位置。在熟悉的地方迷路或不知道自己在哪里，也不知道自己是怎么来的怎么回去；不知道现在是什么年份、月份、日期和季

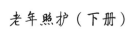

节，上午还是下午，等等。

（五）判断障碍

判断障碍是指老年人之前都能做出正确的判断，但发病后却变得犹豫不决，无法做出判断。

（六）书写障碍

书写障碍出现在认知症早期。最初，老年人写出的内容词不达意，之后出现大量写错字（写出来的是汉字但有错误，或根本自创新字）的情况，最后甚至写不出自己的名字。书写障碍可分为以下几种：完全性书写障碍，一种严重的书写障碍，表现为不能书写，写出的字没有字形；构字障碍，表现为文字书写结构障碍，写字时笔画增加或减少；错乱性书写，写出其他字代替要写的字；失用性书写，表现为自发书写或听字书写困难，写字不成形。

（七）计算功能障碍

计算功能障碍是指计算上出现错误，如购物时不知道应该付多少钱，也不知道对方要找回多少钱。随着病情发展，认知症老年人连最简单的个位数加减法也不会算了，到最后连数字也认不出来。

（八）执行功能障碍

执行功能障碍即综合运用能力，是指能准确地运用知识达到目的的能力，包括策划、动机、抗干扰能力，等等，与日常生活能力相关。在日常生活和社会活动中，人们往往能够确定目标并策划实施。认知症老年人虽然可以按要求做一些简单的事情，如扫地等，但不会主动去做，还有当家里来很多客人时，不知道应如何招待。

知识拓展

2009 年，养老院管理者 Yvonne van Amerongen 创办的霍格威失智村成立了。这个位于荷兰阿姆斯特丹郊外的失智村，没有标准病房，没有穿制服的工作人员，更没有贴在墙上的规章制度。在霍格威，餐厅、邮局、理发店、剧院、花园等城市日常设施一应俱全，只是，像"过家家"一样，这里的商品没有标价，结账也只是走个过场……

经过培训的 250 名工作人员化身店员、园丁、路人等，出现在认知症老年人身边。认知症老年人可以在村子里自由活动，不用担心走丢或遇上麻烦。

人们需要成为社会的一部分，需要一个他能理解的环境和世界。霍格威失智村存在的意义就是要通过真实的体验，让认知症老年人能够继续以他们熟悉的方式的生活，包括家庭生活和社会生活。

四、认知症老年人身体异常的照护

（一）照护原则

（1）日常生活要规律化。

（2）做力所能及的事。

（3）维护认知症老年人的尊严。

（4）维持交流与沟通。

（二）照护难点

（1）无法准确表达需要。

（2）不愿意参与日常活动。

（3）经常不安、焦虑、愤怒。

（4）随地大小便。

（5）无法控制行为。

（6）躯体疾病不易被发现。

（7）易与他人发生冲突。

（三）具体措施

1. 记忆障碍老年人的照护

记忆障碍老年人由于记忆力下降影响日常生活自理，越来越依靠别人的照顾，到晚期则生活完全不能自理。因此，在照护方面应做到以下几个方面。

（1）多鼓励不训斥：①对待认知症老年人，应该多鼓励，不可大声训斥；②耐心倾听，最好用别的事情适当转移老年人的注意力；③不可用责骂老年人。

（2）利用醒目的标记：①日常生活用品要定点放置，不随意移动；②凡是老年人常去的场所如厕所、餐厅等处可用图片、灯光或文字做出醒目的标记来提醒；③与老年人对话要尽量用简单明确的字句；④老年人外出要有专人陪同。

（3）使用对待幼儿方法：在照护过程中，可应用适用幼儿的一些方法。①如对颜色的反应很强烈，可在房门或门把手上涂鲜艳的色彩，或者贴上胶布和其他的物品与房间区别开来，以帮助老年人识别；②使用语言等形式与记忆障碍老年人沟通，较为抽象，其往往难以理解，若使用具体物品与老年人沟通，则直观形象，能取得良好的沟通效果；③应以幼儿的教育方式对待老年人，把老年人能够记住的尽量加以强化，做到"充分的赞赏"。

2. 认知障碍老年人的照护

认知障碍会导致行为的改变，从而影响老年人的自理能力。

（1）应多帮助老年人回忆往事，尽量按照老年人过去的生活习惯安排生活。

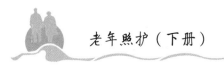

（2）要充分认识老年人的表现和潜在的危险，认真耐心地照护老年人，确保老年人的安全。

3. 语言障碍老年人的照护

（1）用老年人喜欢的称谓来称呼他，向他问好。

（2）真诚而恰如其分地赞美他。

（3）每次简单介绍自己，温和地告诉他自己是来协助他的。

（4）简单评论老年人房间里某样物品，如孩子的照片。

（5）聊聊让老年人自豪的经历。

（6）语气温和，语速放慢，音量要适度。

4. 判断障碍老年人的照护

（1）对于判断障碍老年人，要教会老年人识别线索。如果一家商店门口挂着一幅很大的红色广告，就可以告诉老年人"看到邮筒往右拐，再看见一幅鲜红色的大广告，就到家了"。对于这种情况，必须耐心地、一次又一次地告诉老年人，还要老年人和家人一起往返走很多遍。为防万一走失，还应把一张写有老年人姓名、家庭地址、亲人手机号码的卡片带在老年人身上，或让老年人带上有定位功能的装置。

（2）对于判断障碍老年人，尽量不要让他白天多睡觉，要促使其养成夜间睡觉的习惯，必要时，可请医生为其开一些安眠药。

5. 感觉障碍老年人的照护

感觉障碍的表现多样，如玩弄大便，把大便涂满墙壁和窗户，甚至吃下去；当老年人有味觉和嗅觉障碍时，不能辨别腐败的、有毒的物品等，这是直接关系到生存的障碍。当老年人失去上述的感觉时，就不能恢复。因此，家属和照护人员都要非常注意，不要把有毒、腐败的物品放在老年人能够拿到的地方。另外，还要像关注孩子一样，防止老年人把危险的物品放进嘴里。

【课后练习】

1. 认知症老年人的记忆障碍包括（　　　　）记忆障碍。

A. 近期 　　　　　　　　　　B. 远期

C. 长期 　　　　　　　　　　D. 语义

E. 短期

2. 记忆障碍老年人的照护包括（　　　　）。

A. 多鼓励 　　　　　　　　　B. 利用醒目的标记

C. 记忆训练 　　　　　　　　D. 适用幼儿的方法

任务六
认知症老年人常见行为异常识别与照护

案例导入

　　认知症常常让人联想起脑子糊涂、失忆、发呆、经常走失等各种异常行为。2014年上映的美国电影《依然爱丽丝》讲述的就是认知症患者的故事。女主角爱丽丝是哈佛大学认知心理学教授、知名的语言学家，丈夫也是哈佛大学的教授，三个孩子都已长大并各有各的追求。爱丽丝五十岁那年被确诊患了家族性阿尔茨海默病。和许多认知症患者一样，爱丽丝的症状最早是从记忆力、语言能力减退开始的。在熟悉的地方迷路，甚至找不到回家的路；她在最喜欢的拼字游戏中的反应开始变慢，常常会在讲课的过程中想不起某个单词；她常常忘记日期和日程安排，忘记自己邀请了朋友到家里做客……因为认知症，爱丽丝的性格变得烦躁和执拗，如找不到手机就变得非常焦虑，见到小女儿不按她的要求上大学而去演戏剧就无法忍受；在自家别墅度假的时候，因为找不到洗手间居然发生了尿失禁的状况……爱丽丝逐步丧失了生活自理能力，甚至开始抑郁。她时刻都需要有人照顾和陪伴，这令一家人疲惫不堪，即使找来了保姆，也依旧存在很多困难。

　　思考：面对没有办法治愈的阿尔茨海默病，越来越多人像爱丽丝的家人一样，努力尝试各种方法来帮助家人减少病魔所带来的伤害，但仍然会面临很大困惑与挑战。随着疾病的发展，阿尔茨海默病患者会表现出很多异常行为，如打骂他人、随地大小便、四处游荡……遇到这种情况，作为照护人员你会怎么想、怎么做？

一、认知症的精神行为症状

（一）认知症的精神行为症状定义

　　1996年，国际老年精神病学会（IPA）制定了一种疾病现象学术语"认知症的精神行为症状"（Behavioral and Psychological Symptoms of Dementia，BPSD），主要是指认知症患者除了记忆等认知功能损害之外，还会出现精神、情感及思维行为的异常或紊乱，包括幻觉、错觉、妄想、焦虑、抑郁、淡漠、易激惹、冲动行为及脱抑制行为等。在疾病的进展过程中，90%的认知症老年人都会出现认知症的精神行为症状。这些症状不仅加重了老年人认知能力的下降程度，严重影响生活质量，同时也加重了家属的照护负担。

（二）认知症的精神行为症状临床表现

（1）情感症状（抑郁、焦虑、易激怒）。
（2）精神症状（淡漠、幻觉、妄想）。
（3）脱抑制（欣快、注意力分散、行为不恰当）。
（4）行为异常（激越、攻击性、进食异常、睡眠异常）。
（1）常见的攻击/激越行为：①躯体攻击性行为：踢人、打人、抓人、咬人、侵犯别人身体、扔东西、破坏物品等。②躯体非攻击行为：徘徊、坐立不安、藏东西、不恰当地穿脱衣、无目的的刻板行为等。③语言攻击行为：谩骂、语言性侵犯、尖叫等。④语言非攻击行为：重复性言语、抱怨、呻吟、语言违拗等。
（2）常见的进食改变：可能表现为不知饥饱。
（3）常见的睡眠异常：夜间醒来、日落综合征等。

（三）不同亚型认知症的精神行为症状的常见临床表现

认知症的精神行为症状的常见临床表现中，不同认知症表现出的精神行为症状存在差异，见表4-2-6-1。

表4-2-6-1　不同亚型认知症的精神行为症状的常见临床表现

认知症亚型	常见临床表现
阿尔茨海默	易激惹、情绪不稳、抑郁、淡漠
血管性认知症	抑郁、饮食改变、攻击性、焦虑、淡漠
额颞叶认知症	脱抑制、刻板、冲动性活动增多
路易体认知症	睡眠行为障碍、妄想、视幻觉、激越

二、异常行为的评估

针对中度及重度认知症老年人而言，随着疾病的发展，异常行为症状会变得越来越明显，它不但给照护人员带来无法应对的困难，也会导致照护成本及压力增加。异常行为的处置除了识别常见症状外，还应及时对原因及风险进行评估，以确保干预的有效性。

（一）症状评估

对于认知症老年人而言，无论在家里还是养老照护机构，照护人员是最容易发现老年人的异常行为的，因此，照护人员细心观察，客观描述并记录老年人的异常行为表现、发生频次、持续时间、严重程度等信息，这对分析老年人为何出现异常行为、行为背后的原因及进行有效干预有重要作用，如：

（1）他容易出现什么行为，严重程度？

（2）这个行为在什么时候容易发生？

（3）一般多长时间发生一次，持续时间多长？

（4）在行为发生前，曾经发生过什么事？

（5）这个行为在哪些特定时间或场所下容易发生？

（6）在出现异常行为前，有什么征兆或迹象？

（7）发生前与什么人接触？

（8）面对异常行为的发生，他人或照护人员如何回应？

（二）诱发因素评估

导致异常行为发生的诱发因素大致可分为四大类。

1. 躯体因素

躯体疾病导致的症状困扰或身体不适，如疼痛、发热、饥饿、口渴、疲乏、便秘、睡眠不足等都会导致异常行为的发生。

2. 精神心理因素

精神症状（幻觉、妄想、焦虑、恐惧、抑郁、孤独、无聊等）是诱发认知症老年人异常行为的重要因素。

3. 环境因素

环境的突然改变容易使认知症老年人感到内心不安或恐惧，包括噪声、温度、湿度、光线等不良刺激都会诱发异常行为。

4. 照护人员因素

照护人员不适当的照护行为、负面情绪或态度、个人能力不足等。

5. 家庭社会因素

家庭、社会支持系统薄弱，缺少家人和朋友的关爱以及尊重与理解，人际交往少。

（三）风险和影响评估

1. 是否会给老年人自身或他人带来风险

如果激越行为可能给老年人自己、照护人员或其他人带来安全隐患，如打人、咬人等让自身或他人身体受到威胁，游荡、徘徊等造成老年人走失，那么需要采取积极有效的方法避免不良后果。

2. 是否给照护人员带来压力或困扰

异常行为有时候也会令人难以招架，除评估异常行为对老年人自身、他人带来的风险外，还应考虑长时间的照护为照护人员本身及老年人家庭带来的影响，包括负面情绪、家庭关系的融洽程度等。

2017年10月，澳大利亚认知症全国参展会中展出一款名为PainChek的App，能识别认知症患者难以表达的疼痛。它是由澳大利亚科廷大学（Curtin University）的研究人员开发的一款App，是世界上第一个能够识别面部表情、检测出疼痛的医疗辅助工具。人们只需要使用摄像头正对着老年人拍摄一段视频，加载后，PainChek分别对面部、声音、肢体动作、行为、身体活动五个指标进行疼痛评估，并识别分析面部表情，10 s后通过表情特征分析出疼痛产生的原因。

PainChek推出后，很多照护人员认为它改变了认知症患者"不能言说"的痛苦，也有利于更快地确诊并发现疼痛，但值得一提的是，PainChek用户必须具备一定的护理知识，才能分辨出认知症患者疼痛时的异常行为类型。

三、常见异常行为的照护

（一）照护原则

（1）专业照护与家庭照护结合。

（2）注意个性化，了解认知症老年人的个性、爱好、尚存的能力、过去的经历等信息，在此基础上找到以患者为中心的适宜照护方法。

（3）定期评估效果，持续改进，行为症状的照料要贯穿疾病的全病程。

（4）非药物的照料干预是首选方案，药物治疗也应合并非药物干预；要逐步连贯地进行干预，并且在干预前后进行评估，不断改进照料方式。

（5）保护认知症老年人的安全，隔离危险品。

（二）常见的异常行为应对措施

1. 重复语言、行为

认知症老年人会经常反复问相同的问题或对于一件事情重复地做，很多时候会表现出与他们之前的生活、职业或工作相关的角色行为，因此建立正确的照护与对应方法十分重要。

（1）耐心解答，避免责怪和说服。照护人员需要有耐心、机智，鼓励认知症老年人自己找到答案；也可让他将重复发问的问题写下来，记在一个小本上，他一看刚才问过了，就会逐渐记住不再发问；如果认知症老年人总是问日期或时间，鼓励他们自己去看一下日历、时钟。

（2）转移注意力。根据老年人的兴趣爱好、身体及精神状况为其安排一些力所能及的事情或活动。注意难度适中，并灵活调整活动的难度与参与模式，避免将活动任务化和强迫老年人参与，活动过程中应多鼓励和引导；每次活动时间不要太长，避免让老年人过于

"忙碌"。

（3）建立良好的信任关系。对于刚认识的人或新的环境，大部分老年人感到紧张不安。此时，照护人员可以通过同理心、真诚的语言及肢体动作建立良好的信任关系。例如，可以说一些鼓励或安慰的话，给予真诚的微笑，拉拉他们的手。

2. 游荡

认知症老年人可能会反复出现外出游荡行为，其危险性极大，为了保证老年人的安全，可以从以下四方面做好准备。

（1）寻找老年人游荡的原因。有时老年人出现游荡行为并不是毫无目的的，只是不能完整表达自己的意愿，为达到自己内心的目的，独自采取行动。因此，照护人员一定要多倾听、多观察，找到老年人可能出现游荡的原因。

（2）保证老年人安全。老年人出现游荡行为，很容易走失，因此外出时需要有专人陪伴，同时，做好对跌倒的防范措施；为了保证老年人安全，以方便走失后的找回，照护人员需要给他随身携带具有老年人身份、家属联系方式、所患疾病名称、常用药物等信息的字条或腕带。并且要每隔一段时间拍一些老年人近期照片备用。

（3）给老年人配备智能报警系统或电子定位系统。有条件者可应用现代电子设备，如老年人离开规定场所，电子设备会自动发出报警并将具体方位及时传递到照护人员手机上。

（4）寻回走失老年人后及时给予接受和更多的关爱。其实老年人走失的大部分责任是照护人员缺失，没有满足老年人的一些需求。寻回老年人后，要接受他，关心他，询问他累不累、渴不渴，给他吃点东西，让他感到你的爱护。

3. 藏（丢）东西

藏（丢）东西表现为把自己认为重要的物品（如现金、首饰、存折、钥匙等）藏起来，甚至把常人认为的垃圾藏在不同地方，事后找不到时经常怀疑东西被人偷走，并不断更换藏东西的地方，如此恶性循环。遇到这种情况，照护人员可以采用以下措施。

（1）用同理心感受和认同。耐心帮忙一起"寻找"，不要直接否定他，也不要批评他："你有什么东西可丢的，值得丢的啊！"可以说："您丢了什么东西啊？跟我说说，我们一起找。"

（2）了解老年人的习惯和个性特点。经常到最喜欢藏东西的地方找找看，一般是把东西东藏西藏，然后找不到了，就说丢了。比如，有的老年人经常说丢钱，一开始照护人员以为是真的，后来无意中发现原来老年人自己把钱藏到别人不易发现的地方了。

（3）妥善保管与备份。贵重物品由家属或监管人代为妥善保管，有些物品可以多备些。比如，多为老年人准备一个同款的钱包，如果他说找不到钱包了，照护人员马上拿出来，以免他着急。对于重要证件或贵重金银珠宝首饰等物件不要放在老年人身边，而是由家属或照护人员帮他保管。

4. 攻击或激越行为

攻击或激越行为也是认知症老年人较常出现的行为问题，如打骂他人就属于一种。为了应对老年人的激越行为，照护人员可以采取以下措施。

（1）尽量营造熟悉的环境。提供喜欢或熟悉的物件、光照、声音，满足其安全感。当认知症老年人入住到新的环境时，内心面临很大冲击。如果不对环境进行适当的调整，老年人易出现攻击或激越行为，如吵闹或无缘由地打骂人。这时，可以在条件允许的情况下，为他提供一些他喜爱的物品，让其有家的安全感。

（2）尽量满足其需求。了解老年人过去的生活习惯和喜好，尽量满足其需求。照护过程中以协助为主，使老年人易于配合护理和较少有激越行为。

（3）帮助转移注意力。尝试寻找一些转移注意力的方法，如老年人给熟悉的家人打电话，或让他听喜欢的音乐，陪着他做游戏等，让他从愤怒和需要宣泄的情绪中脱离出来。

（4）去除诱发因素。若老年人经常出现暴力行为，应找出原因，避免重复发生。任何行为的发生都是有原因的，认知症若老年人无法用语言表达时，只能通过其他方式表达信息，这需要照护人员平时细心观察、多思考，尽量保持冷静、平和的心态，发现问题背后的原因。

（5）必要时遵医嘱用药。有时，暴力行为会严重到必须用药物控制，此时必须征求医生的建议，不能擅自给老年人使用镇静剂。

（6）做好安全防护。当认知症老年人出现攻击行为时，照护人员必须保持冷静，避免言语或肢体上的冲突；加强看护力度，避免老年人自伤或伤及其他人。

5. 缺乏禁忌

在公共场所大小便、抚摸或暴露生殖器官在认知症晚期患者中较常见，记忆丧失或脑损伤／一般混淆都可能是导致这些问题的原因。若患者的不适宜动作在某些情况下导致他人尴尬，人们需要沉着应对。

（1）如果发生这种情况，需要问他是否感觉太热或感觉不适，或是想去厕所。

（2）照护人员需要保持冷静，理解这些行为是疾病造成的，不要表现出过于强烈的反应，在对周围人没有影响的前提下，可采取有意忽略的态度。

（3）外出前充分准备，包括衣服厚薄适中、事先完成大小便等。

（4）保持生活作息有规律，养成在规定地方大小便、穿脱衣物的习惯。

6. 依赖性行为

有的老年人经常会紧紧跟随照护人员，产生这种依赖的原因可能是害怕照护人员离开。一般情况下，是这个照护人员已经照看老年人很长时间了，对他很好。这是老年人缺乏安全感的表现。这种情况在养老机构里比较常见，有些老年人寸步不离地跟着照护人员，就怕照护人员离开他的视线后不再回来陪伴他，但是照护人员不可能时时刻刻都陪在老年人身边，如果有事需要离开，可以采取以下措施。

（1）安排喜欢的事情转移注意力。当老年人专心去做那件事时，就不会特别关注照护人员，此时，就可以暂时离开。

（2）请其他人帮忙看护。老年人身边不能缺少照护人员，当照护人员不在老年人身边时，一定要请其他人帮忙照看。

7. 其他异常行为

（1）夜间醒来。这种现象相当常见。认知症会影响生物钟。有些人可能想起床，穿好衣服，甚至想出门。照护人员需要鼓励老年人在日间做些运动，并且在睡前将尿排净。可以睡前散散步，喝一些热的含乳饮料。听舒缓的音乐对睡眠是有帮助的，应避免在喧闹的、令人兴奋的环境中入睡。

（2）日落综合征。许多处在认知症中期的老年人会在黄昏时候出现时间混淆的现象，即日落综合征，通常随着认知症的发展而出现。对于有日落综合征的老年人，可以采取光照疗法，如傍晚早一点开灯，光线尽量调亮一点；多陪老年人到户外活动。

【课后练习】

1. 认知症老年人异常行为的诱发因素包括（　　　）因素。

A. 躯体　　　　　　　　　　　　B. 照护人员

C. 精神心理　　　　　　　　　　D. 环境

E. 家庭社会

2. 认知症老年人常见的异常行为包括（　　　）。

A. 激越　　　　　　　　　　　　B. 游荡

C. 视幻觉　　　　　　　　　　　D. 冲动性活动

E. 日落综合征

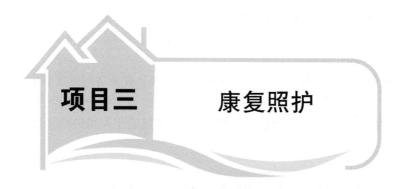

项目三　　康复照护

【知识目标】

了解日常生活活动能力、认知功能、认知功能障碍、定向训练的含义；了解失语症定义及分类、了解评估记忆力的量表。掌握认知症老年人日常生活活动能力训练、认知功能促进训练、记忆力训练、定向力训练、言语功能训练的内容和注意事项。

【能力目标】

能与老年人进行有效沟通，并取得认知功能康复照护训练的配合；能评估老年人日常生活活动能力、认知功能、记忆力、定向力、言语功能情况；能选择或设计出合适的认知症老年人日常生活活动能力训练、认知功能促进训练、记忆力训练、定向力训练、言语功能训练的方法，并对认知症老年人进行相应训练。

【素质目标】

在照护认知症老年人过程中，具备基本的礼仪规范；具备良好的沟通能力、服务意识、风险安全意识；具有良好的尊老、敬老、孝老的品德；具有慎独精神、同理心及环保意识。

任务一

协助认知症老年人日常生活活动能力训练

案例导入

　　刘爷爷，71岁，丧偶，已入住某养老机构1年。3个月前突发脑卒中，由于发现得及时，后遗症不明显，仅轻度影响他右手完成日常部分生活，如不能准确地扣上纽扣，不能使用筷子吃饭等，但脑卒中后遗症还是加重了其认知障碍，给其记忆力和表达力造成了影响，往往无法准确理解照护人员为其做日常生活康复照护的内容等。

　　作为刘爷爷的照护人员，请协助他进行扣纽扣的日常生活活动能力训练。

　　思考： 如何让刘爷爷理解你的意图，并积极配合你完成日常生活活动能力训练？

一、训练前准备

（一）日常生活活动能力定义

　　日常生活活动能力（Activity of Daily Living，ADL）是指一个人为了满足日常生活的需要每天所进行的必要活动，包括进食、梳妆、洗漱、洗澡、上厕所、穿衣等。

　　日常生活活动能力康复训练适用于轻度、中度认知障碍，疾病或创伤而导致躯体残疾者，但不适用于严重认知障碍的老年人以及疾病的发作期。提高日常生活活动能力是作业疗法一个主要的工作内容。照护团队中康复治疗师的职责是为认知症老年人设定在现有的身体条件下完成各种日常生活活动能力的训练目标和训练内容。照护团队的康复照护师或照护师则应在康复治疗师的指导下，在为认知症老年人提供照护服务的过程中，协助其理解、学习和反复实践康复训练的内容，并最终达成目标。在这个过程中，照护团队应分阶段评估和设定目标，并通过康复辅具等设施设备，协助认知症老年人完成日常生活活动能力训练。

（二）评估与分析

　　认知症老年人除认知功能减退外，也常伴有运动能力下降，从而影响日常生活活动能力。因而，根据认知症老年人的不同情况，除了要完成日常生活活动能力量表的评估，还应该考虑运动能力包括平衡能力、肌肉力量耐力、协调能力、心肺功能等多维度的身体状况及活动能力综合评估。应根据评估的基础制定个性化的活动方案，尽量保留可耐受的轻体力消耗量的家务和个人事务活动，关于额外的运动，认知症老年人可选择步行、拉伸活动、保健操（手指操、八段锦、太极拳等）等。

除此之外，还要关注认知症老年人当天的身体健康状态以及情绪是否稳定，如有突发的健康问题或不适于训练的健康问题或情绪问题，则不可强求其完成当天的训练。

（三）训练前的准备工作流程

训练前的准备工作流程主要包括获取信息、分析梳理、生理准备、环境准备、照护人员准备等步骤，如表4-3-1-1所示。

表4-3-1-1　训练前的准备工作流程

步骤	项目	操作及说明	照护标准
步骤一	获取信息	1. 照护团队：通过访谈、观察、参与或查询老年人的过往经历、爱好、健康档案等方法获取信息。 2. 评估与沟通： 2.1 问候老年人，充分解释训练内容和目的。请老年人明确训练目标，培养老年人主动参与训练的意愿。 2.2 在训练前，康复照护师或照护师要征求老年人的意见，或者监护人的建议。 2.3 照护团队评估认知症老年人日常生活活动能力情况和其他相关的活动能力	1. 选择合适的时间和地点。 2. 照护团队完成相关的日常生活活动能力评估 3. 与老年人沟通要用简单、缓慢、明确的短语
步骤二	分析梳理	1. 进行信息分析和梳理时，康复照护师或照护师在协助认知症老年人日常生活活动能力训练前，梳理分析前期训练过程中遇到的重点、难点。 2. 结合认知症老年人的认知综合情况和康复治疗师或医生的意见，调整和设计符合老年人目前日常生活活动能力状态的训练层次和内容	1. 康复照护训练前，注意前后训练的内容连贯性。 2. 具有主动服务意识，充分为老年人考虑，保证老年人的安全及自尊需要。 3. 尊老、爱老，有责任心
步骤三	生理准备	确认老年人完成大小便排泄并且无睡眠、餐饮等生活照护的需要后，方可以进行日常生活活动能力训练	及时询问，并安排老年人完成训练前生理准备工作
步骤四	环境准备	训练环境温度和湿度适宜，周围无声、光、电等干扰，且没有可能伤害老年人的物品	确认训练环境适宜训练，并准备好相应物品

续表

步骤	项目	操作及说明	照护标准
步骤五	照护人员准备	1. 根据康复照护训练的内容，康复照护师或照护师在康复医师、治疗师的指导下，明确协助训练的内容，并为老年人准备训练物品。 2. 康复照护师或照护师个人需自身做好清洁卫生	1. 明确操作要求。 2. 做好个人清洁卫生
注意事项		1. 如出现认知症老年人拒绝接受训练的情况，应充分了解原因，并做好记录，后续再与其沟通。不可强制老年人参与训练。 2. 如遇突发疾病或身体状态不佳的老年人，应及时汇报给医疗团队，并暂停训练准备。 3. 如监护人不同意老年人参与训练，康复照护师或照护师应及时与其沟通，待征得其同意后，方可让老年人参与训练	

二、训练内容和要求

协助认知症老年人进行日常生活活动能力训练的内容可以是多元化的，这属于作业疗法。日常生活活动是认知症老年人为了维持生活及适应环境每天必须进行的、最基本的、最有共性的活动。日常生活活动能力训练能使认知症老年人延续基本的日常生活习惯，还能延缓大脑功能的衰退，促进认知症老年人减缓认知退化的速度。与此同时，还要培养其日常生活能力，提高老年人的生活质量。协助认知症老年人进行日常生活活动能力促进训练时，切不可将某个案例或某示例生搬硬套地应用在每个老年人训练中。大家需要牢记"以人为本"的照护原则。

另外，协助认知症老年人进行日常生活活动能力训练时还需注意遵从规律性和持续性，要循序渐进而且有耐心。下面列举一些常见的日常生活活动能力训练方法。

（一）协助自我照护能力训练

对于轻、中度认知障碍的老年人，应尽可能协助其进行生活技能的训练，督促和提醒其主动完成日常生活活动，不要简单包办代替，还可以与老年人商量并制定有目标的、可选择的、对促进日常生活活动有利的训练方式，且每天定时完成。根据完成进度，定期调整训练目标。例如训练老年人独立完成穿脱开襟上衣（图4-3-1-1）、每天扫地、抹灰等。从简单的到复杂的日常功能训练，根据老年人的身体状况，可以为其提供相关辅具，以提高完成度，坚定其信心。

协助训练时，老年照护人员应尽可能使用简

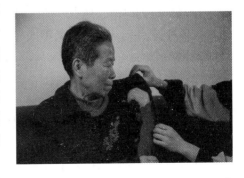

图4-3-1-1 老年人独立完成穿脱开襟上衣

洁的短语或词语，指导老年人动作。也可以将一个动作拆分成若干个步骤，逐一演示或指导老年人完成。训练时，照护人员应不断使用语言和动作对老年人进行提示。当重复练习时，不可随意调整步骤方法，以免其出现理解困难。

（二）休闲活动训练

艺术类活动如音乐、书法、舞蹈、美术、摄影、打牌、手工艺制作（图4-3-1-2）不仅可以刺激大脑，锻炼精细运动，更有助于缓解心理压力，释放情感，建立自我价值认同；电子游戏除了有与其他传统休闲活动类似的可增加大脑功能区域的血流量、活跃大脑等作用外，还可增强感官刺激，可应用于训练认知症老年人视空间、平衡和协调能力。

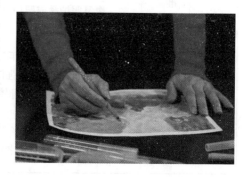

图4-3-1-2　手工艺制作

活动可以多种多样，但首先要考虑老年人的兴趣和能力所在，不可勉强老年人完成超越其活动能力的训练，以免造成自信心的损伤或对活动产生排斥的情绪。

（三）协助社交活动训练

协助和引导认知症老年人参与社交活动，使其在活动中保留社会属性和交流理解能力，如养老机构中的兴趣小组、社区综合为老年服务中心设立的老年课堂等。

也可以模拟日常社交活动场景，如买菜场景、购物场景、就医场景、工作场景等，让认知症老年人可以通过场景化训练来维持社交活动。

还可以根据认知症老年人过往的生活习惯或工作特点为其设计社交活动场景，只有在熟悉的场景中，认知症老年人才能得到较合理的训练。

三、训练后总结分析

（一）及时记录

记录训练的时间、地点、训练时长和训练内容，以及参与训练的照护团队相关人员信息等。其中重点记录认知症老年人在训练过程中的表现（主动性、完成度等），以及他们遇到的困难。

（二）定期评估

建议根据认知症老年人认知情况的变化确定训练周期，如每周训练3～4次，每阶段为4～5周。

建议使用针对认知症老年人的日常生活活动能力评估量表对老年人认知情况的变化进

行评估，而且还应该考虑进行运动能力包括平衡能力、肌肉力量耐力、协调能力、心肺功能等多维度的身体状况及活动能力方面的综合评估。照护团队需要更多地倾听认知症老年人的需求和观察其实际情况，鼓励其多参与活动。

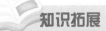

知识拓展

作业疗法

作业疗法（Occupational Therapy，OT）是应用有目的的、经过选择的作业活动，对由于身体上、精神上、发育上有功能障碍或残疾导致的不同程度丧失生活自理和劳动能力的患者进行评价、治疗和训练的过程，也是一种康复治疗方法。

作业疗法的目的是使认知症老年人最大限度地恢复或提高独立生活和劳动能力，以使其能作为家庭和社会的一员过着有意义的生活。这种疗法对功能障碍认知症老年人的康复有重要价值，可帮助认知症老年人恢复功能障碍，改变异常运动模式，提高生活自理能力，缩短其回归家庭和社会的进程。

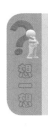

怎样才能调动认知症老年人参与日常生活活动能力训练的积极性，帮助他们持续有效地完成训练？

【课后练习】

1. 日常生活活动能力是指一个人为了满足日常生活的需要每天所进行的必要活动，包括（　　　）。

A. 进食　　　　　　　　　　　　B. 梳妆

C. 洗漱　　　　　　　　　　　　D. 上厕所

E. 以上都是

2. 功能性移动包括翻身、驱动轮椅和（　　　）。

A. 从床上坐起　　　　　　　　　B. 转移

C. 行走　　　　　　　　　　　　D. 上下楼梯

E. 以上都是

任务二

协助认知症老年人认知功能促进

案例导入

刘奶奶，79岁，丧偶，已入住某养老机构三年，日常积极参与养老机构组织的各类活动，生活活动能力良好，一般生活活动可自理。刘奶奶的照护人员近一个月发现她的记忆力明显衰退，会混淆儿子和女婿的名字，但知道外孙的名字。对于日常肢体康复活动兴趣降低，甚至不愿意下床走动。对于养老机构的兴趣小组等活动，刘奶奶也不能积极参加，即使参加了，整个过程往往也一言不发。

作为刘奶奶的照护团队成员，请重新评估其认知状况，并协助她完成认知功能训练，减缓其认知功能衰退的速度。

思考： 认知功能训练的策略有哪些？

一、训练前准备

（一）认知功能和认知功能障碍的含义

认知功能是指人们认识活动的一个基本阶段，通常包括感觉、知觉、注意、记忆、思维等基本心理过程。

认知功能障碍是指人的记忆、语言、视空间、执行、计算和理解判断等方面中的一项或多项受损并影响了个体的日常或社会能力。其已成为影响老年人身心健康和降低生活质量的重要因素。认知功能障碍不仅可产生记忆障碍、失语、失认、失用、视空间障碍等临床表现，还可能出现焦虑、抑郁、激越等情感障碍。与此同时，若并发脑卒中，则可加速老年人认知功能的下降。

早期干预可减缓认知能力恶化和行为学问题的发展，使认知症老年人能够在更长的时期内维持相对正常的功能。如果在认知症发展到一定程度时再开始干预，虽仍可以减缓认知能力下降的进程，但不如早期干预疗效好。此外，若老年人存在中、重度认知症障碍或并发脑卒中等情况，还需要通过专科医院的诊断且配合适当的药物治疗，才能取得良好的效果。因此，早发现、早干预，是促进老年人认知功能提升的有效方式。

（二）评估与分析

除了常用的简易智力状态检查量表，还可以使用以下这些简易的早期初步认知功能障碍评估方法。

1. 画钟试验

方法：要求 1 个认知症老年人画 1 个钟表盘面，并把表示时间的数字写在正确的位置，待认知症老年人画 1 个圆并填完数字后，再让认知症老年人画上分、时针，如把时间指到 11 点 10 分。

计分：①画 1 个封闭的圆，1 分；②数字位置正确，1 分；③12 个数字无遗漏，1分；④分、时针位置正确，1 分。

评价：4 分为认知功能正常，0～3 分为轻、中和重度认知功能障碍。

2. 简易智力状态评估

方法：①请认知症老年人仔细听并记住 3 个不相关的词，然后重复。②请受试者在一张空白纸上画出钟的外形，标好时钟数，给他们一段时间让其在钟上标出来（画钟试验）。③请认知症老年人说出先前所给的 3 个词。

计分与评价：① 0 分：3 个词都记不住，为中度认知功能障碍。② 1～2 分：能记住 3个词中的 1～2 个，CDT 不正确，为轻度认知功能缺损。③ 3 分：3 个词都能记住，认知功能正常。

除此之外，还要关注认知症老年人当天的身体健康以及情绪状态，如存在不适合训练的健康或情绪问题，则不可强求其完成当天的训练。

（三）工作流程

训练前的准备工作流程（表 4-3-2-1）主要包括获取信息、分析梳理、生理准备、环境准备、照护人员准备等步骤。

表 4-3-2-1　训练前的准备工作流程

步骤	项目	操作及说明	照护标准
步骤一	获取信息	1. 照护团队：通过访谈、观察、参与或查询老年人的过往经历、爱好、健康档案等方法获取信息。 2. 评估与沟通： 2.1 问候老年人，充分解释训练内容和目的。请老年人明确训练目标，培养老年人主动参与训练的意愿。 2.2 在训练前，康复照护师或照护师要征求老年人或者监护人的意见。 2.3 照护团队评估认知症老年人认知情况和其他相关活动能力	1. 选择合适的时间和地点。 2. 照护团队完成相关的认知功能评估。 3. 与老年人沟通时要用简单、缓慢、明确的短语
步骤二	分析梳理	1. 进行信息分析和梳理时，康复照护师或照护师在协助认知症老年人训练前，梳理分析前期训练过程中遇到的重点、难点	1. 康复照护训练前，注意前后训练内容的连续性

步骤	项目	操作及说明	照护标准
步骤二	分析梳理	2. 结合认知症老年人的认知综合情况和康复治疗师或医生的意见，调整和设计符合老年人目前认知程度的训练层次和内容	2. 具有主动服务意识，充分为老年人考虑，保证老年人的安全及自尊需要。 3. 尊老、爱老，有责任心
步骤三	生理准备	确认老年人完成大小便排泄并且无睡眠、餐饮等生活照护的需要后，方可进行训练	及时询问，并安排老年人完成训练前生理准备工作
步骤四	环境准备	训练环境温、湿度应适宜，周围无声、光、电等干扰，且没有可能伤害老年人的物品	确认训练环境安全，并准备好相应物品
步骤五	照护人员准备	1. 根据康复照护训练的内容，康复照护师或照护师在康复医师、治疗师的指导下，明确协助训练的内容，并为老年人准备训练物品。 2. 康复照护师或照护师需做好个人清洁卫生	1. 明确操作要求。 2. 做好个人清洁卫生
注意事项		1. 如遇认知症老年人拒绝接受训练的情况，应充分了解原因，并做好记录，以利于后续沟通。不可强制老年人参与训练。 2. 对于突发疾病或身体状态不佳的老年人，应及时汇报给医疗团队，并暂停训练。 3. 若监护人不同意老年人参与训练，照护师应及时与其沟通，征得其同意后，方可让老年人参与训练	

二、训练内容和要求

认知功能促进训练的内容可以是多元化的。早期康复训练能够增强残存神经元兴奋性，加快神经环路重建的速度，不仅有利于老年人认知功能的恢复，还能有效提高其日常生活活动能力。因此，在协助认知症老年人完成认知功能的促进训练时，需要对老年人的分析能力、回忆能力、定向力、推理能力和计算能力等方面进行综合性、叠加性、阶段性的训练。需要注意的是，指导认知症老年人进行认知功能促进训练，切不可将某个案例或某示例，生搬硬套地使用在每个老年人训练中。大家需要牢记"以人为本"的照护原则。下面列举一些常见的认知功能促进训练方法。

（一）"运动想象"训练

运动想象（Mental Imagery，MI）疗法是指为了提高运动功能而进行反复运动想象，没有任何运动输出，根据运动记忆在大脑中激活某一活动的特定区域，以恢复运动功能的一种治疗方法。"运动想象"的开展在很大程度上有赖于认知症老年人的认知能力。照护团队的康复医师或治疗师根据认知症老年人的功能障碍水平设计训练内容，并进行多次康复训练示范，正确掌握"运动想象"模式的流程后，再协助认知症老年人进行认知症功能促进训练。

治疗师通过言语指引认知症老年人想象其躺在一个温暖、舒适的地方，使其脚部肌肉交替紧张、放松，随后是双腿、躯干、头部、上肢、双手。接着提示老年人进行间断的"运动想象"，想象的内容集中在某项或某几项活动中，以强化改善认知症老年人目前的功能障碍（如肩内收、外展、外旋等）。例如，想象"你自己用不太灵活的手去抓桌子上的杯子""你在一页一页地翻一本书""你在和别人握手"等。另外，也可以让老年人想象主动完成床上翻身坐起，坐位立位转换，站立位患腿健腿交替前后迈步，想象在宽阔、平坦的道路上两腿协调地步行，让老年人体验正常步行的感觉。最后 2 min，治疗师从 10 倒数至 1，数到 1 时让老年人睁开双眼，重新集中注意力在自己的身体和周围环境（如灯管的嗡嗡声、说话声或房间内其他噪声）中。训练结束后，给老年人布置想象作业，由掌握运动模式流程的康复医师或治疗师协助完成。以上训练每天进行 2 次，每周进行 6 次。训练内容一定要符合老年人的生活常识，不可过于复杂。

（二）计算能力训练

认知症老年人计算能力下降有信息处理能力减退与接收信息效率减慢的双重因素。针对老年人群的计算能力训练需要有趣味性且富于生活化，氛围应轻松。买卖计算训练可通过游戏方式，例如纸牌游戏、数字类游戏、模拟场景游戏（超市购物等）实现，如图 4-3-2-1 所示。

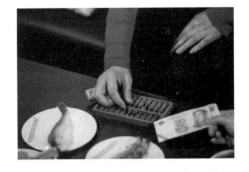

图 4-3-2-1 买卖计算训练

（三）注意力训练

集中注意力包括视觉、听觉、触觉、嗅觉、味觉这五感注意力，训练方式包括找不同，绕口令，课文朗读并回忆，图片、影视片段细节回忆，食物、植物品鉴等。认知症老年人可通过回顾日常生活环境、日常活动路线、日常生活细节来进行有意识的注意力训练。

（四）分类分析训练

训练认知症老年人对物品进行有效分类时，可要求他们按照物品的形状或者用途时进行，要选择老年人日常生活所能接触到的物品，或其过往工作环境、生活环境下经常使用的物品。选择的物品数量在 10 件以内。食物分类训练如图 4-3-2-2 所示。

（五）规律性运动训练

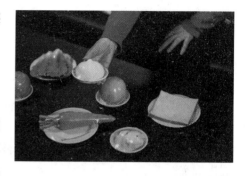

图 4-3-2-2　食物分类训练

规律性运动训练适用于生活活动能力良好，且肢体运动能力良好的轻度认知障碍的老年人。例如，有氧运动可选择有氧运动操，训练过程需要在照护团队的康复治疗师指导和监督下进行。运动强度设定为中等强度，即为运动试验中最大心率的70%；每次训练 40 min（包括热身运动 5 min，强度运动 30 min，整理运动 5 min）。每周训练 3 次，3 个月为 1 个周期。

例如八段锦训练，轻度认知症老年人每天训练 60 min，每周 3 次，持续 6 周为一个有效训练周期。八段锦训练可以刺激大脑的神经元代谢，提高突触的可塑性来改善老年人的认知功能。在八段锦训练过程中，康复照护师或照护师除协助老年人完成动作以外，还需要引导老年人注重"调神""调形""调息"，要有意识地调整意念和呼吸，使人达到身心健康的和谐状态。

（六）记忆力训练

详见本篇本项目任务三指导认知症老年人记忆力训练。

（七）定向力训练

详见本篇本项目任务四指导认知症老年人定向力训练。

三、训练后总结分析

（一）及时记录

记录训练的时间、地点、训练时长和训练内容，以及参与训练的照护人员信息等。应重点记录认知症老年人在训练过程中的表现（主动性、正确率等）以及遇到的困难。

（二）定期评估

建议根据认知症老年人的认知情况的变化调整训练周期，如每周训练 3~4 次，每个训练周期为 4~5 周，可根据不同的训练内容，确定训练周期。

建议除了对认知症老年人使用简易智力状态检查量表、画钟试验、简易智力状态评估等早期认知功能评估的量表以外，还可以选择韦氏记忆量表中文版的心智、视觉再生、再认、触觉、理解记忆分数以及记忆商来补充评估并了解训练的效果。

知识拓展

体感游戏与认知功能训练

体感游戏包括切水果、滑雪、打地鼠、滑板、疯狂兔子等。首先向认知症老年人介绍并教导体感游戏规则，再由认知症老年人根据兴趣自由选择游戏种类，而游戏难度则是由康复治疗师或照护人员根据老年人的肢体活动情况来选择。训练时，照护师或家属陪伴在老年人身边，或参与两人游戏。训练时间安排为 20 min/ 次，5 次 / 周，持续 4 周。

温州医科大学附属第一医院康复医学科对 30 位由于脑卒中并发认知功能障碍的认知症老年人进行了干预，并对干预前、后状态进行评价，最后得出结论：常规康复治疗结合体感游戏可有效改善脑卒中认知症老年人认知功能障碍。

参考自：周颖，徐乐义，李海燕. 体感游戏改善脑卒中患者认知功能障碍的效果［J］. 中国医药导报，2018，15（2）：115–118.

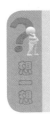

照护人员还可以设计哪些有趣而且适合老年人的认知功能训练？

【课后练习】

1. 认知功能障碍的临床表现不仅包括记忆障碍、失语、失认、失用、视空间障碍等，还有情感障碍，如（ ）。

A. 焦虑   B. 抑郁

C. 激越   D. 暴躁

E. 以上都是

2. 协助认知症老年人完成认知功能的促进训练，除了需要对认知症老年人进行计算能力训练以外，还需要进行（ ）。

A. 分析能力训练   B. 回忆能力训练

C. 定向力训练   D. 推理能力训练

E. 以上都是

任务三
指导认知症老年人记忆力训练

案例导入

陈奶奶，72岁，和老伴一起在某养老机构生活。陈奶奶有一儿一女，但均已移民马来西亚。陈奶奶对远在海外的孙子和外孙尤为牵挂，但是她不太记得其他亲戚，而且对老伴的态度也比较差，总是叨念老伴年轻时对她的忽视等。陈奶奶退休前是图书管理员，喜欢自己整理东西，但又经常忘了放在哪里，因此，常常抱怨老伴乱拿她的东西，随即引发争吵。

作为陈奶奶的照护人员，请为她设计记忆力训练方案，并协助她完成相关训练。

思考：是否应该在训练前对陈奶奶进行记忆力评估？如何有效地协助陈奶奶完成记忆力训练？

一、训练前准备

（一）记忆力的含义

记忆是人脑对过去经历过的事物的反映，包括识记、保持、再认和重现（回忆）。老年人记忆力下降主要体现在知觉速度的下降方面，即在相同时间内难以用过往的速度处理信息。认知症老年人在记忆力退化方面表现得尤为明显。

（二）评估与分析

为了了解认知症老年人在记忆力衰退上的表现，在协助记忆力训练前，照护人员应该完成记忆力评估。这项工作可以在设计照护计划时完成，也可以后期补充，但记得"万事有评估"，照护团队不能仅凭经验或个人感受给认知症老年人做康复照护训练，这样不容易达到计划的训练效果，甚至会打击老年人的训练积极性。

通常记忆测试评估有两种，一种是单项记忆测验，用于测量某种记忆功能。另一种是成套记忆测验，用于较全面地测定记忆功能。

除此之外，还要关注认知症老年人当天的健康状态以及情绪是否稳定，如存在不适于训练的健康或情绪问题，则不可强求老年人完成当天的训练。

（三）工作流程

训练前准备的工作流程（表4-3-3-1）主要包括获取信息、分析梳理、生理准备、环境准备、照护人员准备等步骤。

表4-3-3-1　训练前准备的工作流程

步骤	项目	操作及说明	照护标准
步骤一	获取信息	1. 照护团队：通过访谈、观察、参与或查询老年人的过往经历、爱好、健康档案等方法获取信息。 2. 评估与沟通： 2.1　问候老年人，充分解释训练内容和目的。请老年人明确训练要求，培养老年人主动参与训练的意愿。 2.2　在训练前，康复照护师或照护师要征求老年人或者监护人的意见。 2.3　照护团队评估认知症老年人记忆力情况、健康状态和一天的生活节奏与照护需要	1. 选择合适的时间和地点。 2. 照护团队完成相关的记忆力评估。 3. 与老年人沟通要有耐心、态度和蔼
步骤二	分析梳理	1. 进行信息分析和梳理时，康复照护师或照护师在康复照护训练前，梳理分析前期训练过程中遇到的重点、难点。 2. 结合认知症老年人的认知综合情况和康复治疗师或医生的意见，调整和设计符合老年人目前记忆力状态的训练层次和内容	1. 康复照护训练前，注意前后训练的内容连贯性。 2. 具有主动服务意识，充分为老年人考虑，保证老年人的安全和自尊。 3. 尊老、爱老，有责任心
步骤三	生理准备	确认老年人完成大小便排泄并无睡眠、餐饮等生活照护的需要后，方可以进行记忆力训练	及时询问并安排老年人完成训练前生理准备工作
步骤四	环境准备	训练环境温湿度适宜，周围无声、光、电等干扰，且没有可能伤害老年人的物品	确认训练环境安全，并准备好相应物品
步骤五	照护人员准备	1. 根据康复照护训练的内容，康复照护师或照护师在康复医师的指导下，明确协助训练的内容，并为老年人准备训练物品。 2. 康复照护师或照护师需做好个人清洁卫生	1. 明确操作要求。 2. 做好个人清洁卫生
注意事项		1. 如遇认知症老年人拒绝接受训练的情况，应充分了解原因，并做好记录，后续沟通。不可强制老年人参与训练。 2. 对于突发疾病或身体状态不佳的老年人，应及时汇报给医疗团队，并暂停训练。 3. 若监护人不同意老年人参与训练，照护师应及时与其沟通，待取得其同意后，方可让老年人参与训练	

二、训练内容和要求

协助认知症老年人记忆训练的内容可以是多元化的。切不可将某个案例或某示例提供的训练内容生搬硬套地使用在每个老年人训练上。需要大家牢记"以人为本"的照护原则。认知症老年人容易受外界的影响，精神容易分散，故要提高其认知能力，就需要对认知力、专注力以及记忆力进行训练。如在"输入"环节，应该增加吸引力，提高老年人"输入"的动力，可以在信息上附加明显有吸引力的标志，引起老年人注意。在"储存"环节，增加贮存的方法；在"提取"环节，可以采取"正面奖励法"，鼓励老年人提取记忆的信息。只有改善这些环节，才能改善认知症老年人的记忆力。每次训练 20 min 或老年人感到疲劳时停止，也可根据老年人的兴趣、情绪等情况适当延长。以下训练内容和要求均参考临床记忆测验中的核心内容进行编写和设计。照护团队应该充分做好评估和访谈等前期准备工作，根据训练原理，选择适合的训练方向和内容，再结合老年人的需要，设计适合他们的记忆训练方式。

（一）指向记忆训练

指向记忆训练（图 4-3-3-1）包括两组内容，每组 24 个词，其中 12 个词属于同类，要求识记，而另 12 个词的内容接近前者而非同类。将 24 个词混在一起播放后，要求老年人说出识记的词。5 s 后再测验第二组词。

注意事项：词的选择要符合老年人的文化水平和生活情景，开始训练时，不必要完全播放 24 个词，可以减半进行。后期训练稳定后，逐步增加。不可打击老年人的信心，训练时给以正向鼓励。

（二）联想学习训练

联想学习训练（图 4-3-3-2）包括容易联想的 12 个词。将随机排列的 12 个词按不同顺序播放 3 遍。每一次观看结束后，训练者念每对词的前一词，要求被训练者说出后一词。

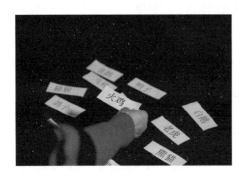

图 4-3-3-1　指向记忆训练

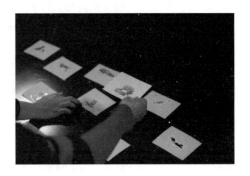

图 4-3-3-2　联想学习训练

注意事项：联想训练既可以选择符合老年人的文化水平和生活情景的词组，也可以选择自然图片类、人像照片类。要求老年人联想出后一个词组或图片、照片等。

（三）图像自由记忆训练

图像自由记忆训练（图4-3-3-3）包括两组常见和易辨认的图片各15张。将第一组图片随机排列，每张看4 s，停2 s，看完15张后立即说出图片内容。5 s后再测第二组。

注意事项：图像不可以是抽象无意义的，且图片需选择符合老年人的文化水平和生活情景相关的内容。

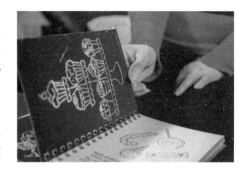

图4-3-3-3 图像自由记忆训练

（四）无意义图形再认训练

无意义图形再认训练（图4-3-3-4）即先让受试者看20张直线或曲线图形，每张3 s，看完后再看40张图片，其中20张是已看过的，需再次认出。

注意事项：无意义图形再认相对于其他训练要求较高，不建议选择初期训练的内容。也要由少至多、循序渐进地进行训练。在初期再认训练时，可以转换形式。选择把一串不按顺序排列的数字牌如125、2378，念给老年人听或展示给老年人看，请老年人复述或指认已听过或看过的数字牌。

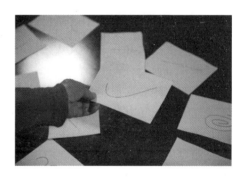

图4-3-3-4 无意义图形再认训练

（五）人像特点回忆训练

人像特点回忆训练即（图4-3-3-5）看6张照片，同时将照片中人的姓名、职业、爱好告知老年人并重复3次，每张看9 s，停5 s。看完后6张，以另一种顺序呈现，要求说出每个头像各自的3个特点。

注意事项：可以选择老年人熟悉的亲朋好友的照片，这样有利于帮助认知症老年人更好地完成训练。

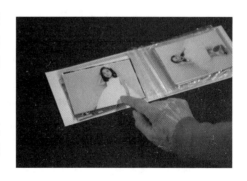

图4-3-3-5 人像特点回忆训练

（六）使用记忆支持系统协助训练

记忆支持系统是一种记忆辅助工具，老年人可根据需要使用其记录生活事件。每天有其相应的时期（年月日）及相应的星期，记录的内容包括事情（日常活动、日常服务的药物名与服用时间、照护人员的姓名、家人的联系方式等）与想记录的日常生活的趣事两部分，如图4-3-3-6所示。

注意事项：照护人员协助认知症老年人学习记录和使用记忆"备忘录"的方法。可以每天选择2~3项老年人所记录的内容，在固定时间对他们进行时间和内容的提问，并鼓励其尽可能地完善每日记录。

三、训练后总结分析

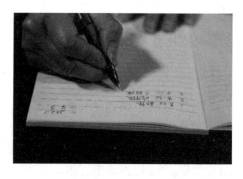
图4-3-3-6　使用记忆支持系统协助训练

（一）及时记录

记录训练的时间、地点、训练时长和训练内容，以及参与训练的照护团队成员信息等。重点记录认知症老年人在训练过程中的表现（主动性、正确率等）及其遇到的困难。

（二）定期评估

建议根据认知症老年人认知情况的变化调整训练周期，如每周训练3~4次，每个周期为4~5周。

此外，针对认知症老年人还有记忆力主观测量的评价问卷，主要包括三种，分别是记忆满意度、记忆力自评和记忆策略的理解和使用。这些问卷可运用于轻度认知障碍等记忆力下降的老年人。因为这些主观测量问卷往往需要老年人准确回忆最近2周出现的记忆错误的种类及频率，并对记忆能力做出自我评价，所以该训练方法无法针对中、重度认知症老年人进行有效评估。

知识拓展

韦氏记忆量表包括7项分测验。

（1）个人的和日常的知识：如"你是哪年生的？""你们国家的总理是谁？"

（2）定向力：时间和地点的定向能力，如"现在是几月？""这是什么地方？"

（3）计数：主要检查注意力，如从20倒数到1，从1连续加3到40。

（4）逻辑记忆：立即回忆主试者朗读的两段故事。

（5）数字广度：顺背和倒背数字。

（6）视觉记忆：用纸笔立即回忆所呈现的简单图案。

（7）成对联想学习：包括意义关联强的词对，如婴儿–啼哭，以及无意义关联的词对，如服从–英寸。要求被试者先学习，随后进行即时回忆，根据正确回忆次数评分。

综合上述7个项目的计分，得出记忆商，即记忆的总水平。

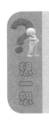

记忆力训练对哪个阶段的认知症老年人效果较好？

【课后练习】

1. 下列哪项不是认知症老年人的临床表现？（ ）

A. 记忆障碍 B. 定向力逐步丧失

C. 计算能力障碍 D. 情感表现良好

E. 言语功能障碍

2. 协助认知症老年人进行记忆训练可选用（ ）法。

A. 图像自由记忆训练 B. 指向记忆训练

C. 联想学习训练 D. 人脸特点回忆训练

E. 以上都是

3. 张爷爷，70 岁，大专文化水平，近期入住某养老公寓。经医院诊断为老年性认知症，处于轻度认知障碍状态。以下为张爷爷进行记忆力训练的操作中错误的是（ ）。

A. 不需要与张爷爷沟通交流，直接进行记忆力训练

B. 环境准备，室内温湿度适宜

C. 对老年身体进行评估，确认身体满足训练要求

D. 准备老年人熟悉的家人和朋友照片

E. 回忆近期发生的事情或昨天所观看的电视内容等

任务四
指导认知症老年人
定向力训练

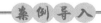

陈爷爷，79 岁，丧偶，入住某养老机构一周。一年前，陈爷爷由医疗机构诊断为轻度认知症。陈爷爷的儿子觉得他近 2 个月出现了症状加重的情况，如出门散步时会发生找不到自家楼房的情况等。目前，陈爷爷活动能力良好，日常生活可以在他人的协助下自理，但是在养老机构中经常找不到自己的房间，也认不出自己的照护人员。陈爷爷不愿意继续在养老机构中生活，整天吵着要回家。

作为陈爷爷的照护人员，请指导他完成定向训练，帮助他尽快地适应机构生活。

思考： 如何通过定向训练帮助陈爷爷找到自己的房间？

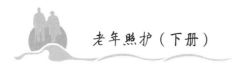

一、训练前准备

（一）定向力的定义及其障碍分类

定向力是指一个人对时间、地点、人物以及自身状态的认识能力。定向力障碍是指持续缺乏对人、地点、时间或环境的定向力达 3 个月以上。

1. 时间定向障碍

时间定向障碍即指认知症老年人分不清具体时间，如分不清上午、下午等。

2. 地点定向障碍

地点定向障碍即指认知症老年人分不清自己所在的具体地点，如把养老机构认成自己的家或其他场所。

3. 人物定向障碍

人物定向障碍即指认知症老年人分不清周围其他人的身份以及他们与自己的关系，如把子女认成父母，把照护人员说成自己的儿时伙伴等。

4. 自身定向障碍

自身定向障碍即指认知症老年人对自己的姓名、年龄等分不清，如一个 76 岁的老年人，认为自己 25 岁，或者经常把儿子的名字说成是自己名字。

5. 双重定向障碍

双重定向障碍即指老年人认为自己同时在两个不同的地点，多见于精神分裂症。如某个患精神分裂症的认知症老年人，认为自己既在医院，又在工厂。这种定向障碍并不属于通过日常康复训练可以改善的情况，需要寻求专业医疗团队的帮助。

（二）评估与分析

为了了解认知症老年人在定向力障碍中的表现，在协助定向力训练前，老年照护人员应该完成定向力评估。这项工作可以在设计照护计划时完成，也可以后期补充，但记得"万事有评估"，照护团队不能仅凭经验或个人感受，应给认知症老年人做康复照护训练。

除此之外，还要关注认知症老年人当天的健康状态和情绪，如有不适合训练的健康或情绪问题出现，则不可强求老年人完成当天的训练。

（三）工作流程

训练前的准备工作流程（表 4-3-4-1）主要包括获取信息、分析梳理、生理准备、环境准备、照护人员准备等步骤。

表 4-3-4-1　训练前的准备工作流程

步骤	项目	操作及说明	照护标准
步骤一	获取信息	1. 照护团队：通过访谈、观察、参与或查询老年人的过往经历、爱好、健康档案等方法获取信息。 2. 评估与沟通： 2.1 问候老年人，充分解释训练内容和目的。请老年人明确训练要求，培养老年人主动参与训练的意愿。 2.2 在训练前，康复照护师或照护师要征求老年人的或者监护人的意见。 2.3 照护团队评估认知症老年人定向力情况、健康状态和一天的生活节奏与照护需要	1. 选择合适的时间和地点。 2. 照护团队完成相关的定向力评估。 3. 与老年人沟通时要有耐心、态度和蔼
步骤二	分析梳理	1. 进行信息分析和梳理时，康复照护师或照护师在康复照护训练前，梳理分析前期训练过程中遇到的重点、难点。 2. 结合认知症老年人的认知综合情况和医生的意见，调整和设计符合老年人目前定向力状态的训练层次和内容	1. 康复照护训练前，注意前后训练的内容连贯性。 2. 具有主动服务意识，充分为老年人考虑，保证老年人的安全及自尊需要。 3. 尊老、爱老，有责任心
步骤三	生理准备	确认老年人完成大小便排泄而且没有睡眠、餐饮等生活照护的需要后，方可以进行定向力训练	及时询问并安排老年人完成训练前生理准备工作
步骤四	环境准备	训练环境温度和湿度适宜，周围没有声、光、电等干扰，且没有可能伤害老年人的物品	确认训练环境安全，并准备好相应物品
步骤五	照护人员准备	1. 根据康复照护训练的内容，康复照护师或照护师在康复医师的指导下，明确协助训练的内容，并为老年人准备训练物品。 2. 康复照护师或照护师个人需做好个人清洁卫生	1. 明确操作要求。 2. 做好个人清洁卫生
注意事项		1. 如遇认知症老年人拒绝接受训练的情况，应充分了解原因，并做好记录，以利于后续沟通。不可强制老年人参与训练。 2. 对于突发疾病或身体状态不佳的老年人，应及时汇报给医疗团队，并暂停训练准备。 3. 若监护人不同意老年人参与训练，照护师应及时与其沟通并征得其同意后，方可让老年人参与训练	

二、训练内容和要求

定向力的康复照护训练范围包括时间、地点、人物。指导时，照护人员最重要的是诱导认知症老年人发生正向的行为改变。因此应尽可能随时纠正或提醒认知症老年人正确的时间、地点的概念，使认知症老年人减少因定向力错误而引起的恐慌和不安。另外，让认知症老年人了解住在养老机构的舒适性和安全性，给予令其安心的心理暗示。要时刻维持认知症老年人的自尊，使其建立自信。可以透过视、听、触觉感官的使用与环境维持联系，如大小便的控制、人际间的交往、正确地辨认他人、参与每周照护计划的拟定等。

指导认知症老年人进行定向力康复照护训练，切不可将某个案例或某示例生搬硬套地使用在对老年人的训练中。需要牢记"以人为本"的照护原则。

下面列举一些常见的定向力训练方法。

（一）时间定向障碍训练

闹钟学习法：通过定时告知认知症老年人，在特定的时间需要完成特定的事情，帮助老年人加强对时间的认知。如每天早上6点，照护人员把时钟展示给老年人，并打开灯或拉开窗帘。要明确地告诉老年人，现在是早上6点，新的一天开始了，我们要开始刷牙和洗脸了。

（二）地点定向障碍训练

特定空间法（图4-3-4-1）：通过在房间各个空间中，布置个性化的标志物，如某位认知症老爷爷经常在机构公共花园中随地大小便。照护人员可以在他自己房间的厕所门上装扮带花束或草木的装饰品，并明确告诉他，这里是厕所。

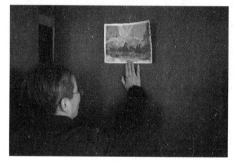

图4-3-4-1 特定空间法

（三）人物定向障碍训练

图片回忆法：通过监护人提供的认知症老年人的亲朋好友的照片或图片，引导老年人讲述自己的人生故事的方式，厘清照片或图片中每个人与他的关系，但需要照护人员分阶段陪同老年人回顾人生故事，每次不要超过2个新的人物，而且要不断重复，并试着让老年人复述。

（四）自身的定向障碍训练

家庭工作坊：需要监护人或家属参与其中，共同分享和回忆认知症老年人的经历，同时，将照片和纪念品结合使用，让老年人能从视觉、触觉、听觉等多途径感知回忆内容的真实性。

三、训练后总结分析

（一）及时记录

记录训练的时间、地点、训练时长和训练内容，以及参与训练的照护团队人员信息等。重点记录认知症老年人在训练过程中的表现（主动性、正确率等）及其遇到的困难。

（二）定期评估

建议根据认知症老年人的认知情况的变化调整训练周期，如每周训练 3~4 次，每个周期为 4~5 周。

此外，认知症老年人还有定向力障碍的问题，照护团队需要更注意观察和倾听老年人的实际情况。

知识拓展

微小的改变，减少空间定向力障碍

（1）光线充足，无反光。墙面和地面应采用哑光色调，应在窗户上加装垂顺的窗帘，避免在地面或墙面上形成眩光或阴影。

（2）安装标志性物品和导向标识。充分利用装饰布置的色彩、质感、图样的差别，安放标志性物品（如家具、绿植、壁挂、艺术品等），以及多种形式（比如文字和图形）并用的导向标识，帮助和引导失智老年人分辨确认不同区域，准确方便地辨认 / 识别方向，找到目的地，以减少老年人的迷失感和挫折感。

（3）利用装饰物遮挡不安全区域。利用装饰品、绿植等装饰陈设物或者同种色调遮挡或掩盖以及弱化某些禁止老年人进入的出入口或通道，避免老年人因空间定向力障碍而迷失方向，进入不安全区域。

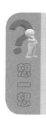

是否一定需要让有自身定向认知障碍的老年人接受真实的自我？

【课后练习】

1. 定向力是对时间、地点、人物以及（　　）的认知能力。

A. 情感　　　　　　　　　　　B. 情绪

C. 兴趣　　　　　　　　　　　D. 爱好

E. 自身状态

2. 时间定向力包括对（　　）的认知。

A. 白天或晚上　　　　　　　　B. 上午或下午

C. 年、月、日　　　　　　　　D. 具体时间

E. 以上都是

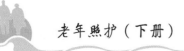
3. 刘奶奶，69岁，高中文化水平，近期入住某养老公寓。她经常搞不清楚自己在哪个房间，经医院诊断为认知症，处于轻度空间定向力认知障碍的状态。以下关于为刘奶奶进行地点定向力训练的描述中错误的有（　　　）。

A. 地点定向力或空间定向力是指对所处地点的认识

B. 在老年人的卧室、厕所等位置设置易懂、醒目的标志

C. 对老年身体进行评估，确认身体满足训练要求

D. 要求老年人识别具体地点，进行反复训练

E. 不要纠正或提醒老年人识别错误，以免引起他们的不安和恐慌

任务五
指导认知症老年人言语功能训练

案例导入

汪爷爷，77岁，丧偶，入住某养老机构5年。6个月前，汪爷爷由医疗机构诊断为脑卒中，造成左侧肢体活动不便，说话口齿不清。经过这半年的积极肢体康复训练，汪爷爷能在照护师的协助下完成日常生活活动，但汪爷爷的儿子觉得他说话仍含糊不清，吃饭也容易呛咳，希望养老机构能根据实际情况，给予汪爷爷言语功能训练。

作为汪爷爷的照护人员，请根据老年人的情况和家属的诉求，指导他进行言语功能训练，改善汪爷爷目前的状况。

思考： 如何通过言语功能训练来改善汪爷爷的吞咽功能？

一、训练前准备

（一）失语症的定义及分类

失语症是一种获得性语言障碍，是指人由于脑部器质性损害使大脑语言区域及其周围相关区域受到损伤而造成后天获得的语言功能受损或丧失的一种语言障碍综合征，临床主要表现为听、理解、会话、阅读及书写等功能障碍。据研究统计，在我国各种急性脑血管病患者中，至少1/3的人可能出现各种类型的失语症，严重影响了交流能力，降低了生活质量。

临床将失语症分为9类：运动性失语、感觉性失语、传导性失语、完全性失语、经皮

质感觉性失语、经皮质运动性失语、经皮质混合性失语、命名性失语、皮质下失语。有研究表明，脑卒中发病 3 个月内，约 60% 的患者可能产生认知障碍、记忆障碍、思维障碍、理解能力下降等综合状况。特别是对于认知症老年人而言，失语症加重了他们在日常生活中的交流困难和思维的混乱程度。

（二）评估与分析

没有评估的训练是盲目、无效的训练。定期评估是康复训练的基石和灵魂；在专业康复医师的指导下，协助老年人完成至少一种汉语失语症评定方法：北京大学医学部的汉语失语症成套测验（Aphasia Battery of Chinese，ABC）、汉语版的波士顿诊断性失语检查表（BDAE）、中国康复研究中心汉语标准失语症检查（Chinese Rehabilitation Research Center Aphasia Examination，CRRCAE）、日本改良简易版的标记测验（Token Test）等，可以采用人工评测或者计算机软件辅助评测；但需要照护团队对测评内容有精准的掌握，并可以用认知症老年人能够理解的语言与其进行信息交流，以完整地展示测评内容。

汉语标准失语症检查量表采用 6 等级评分法（列举、计算除外），其中 5 ~ 6 分为正答，1 ~ 4 分为误答，未达到 4 分需给予提示。该检查表还可以记录初期、中期和末期的评价曲线，通过将后期的评价曲线与前期的评价曲线进行比较，可以评价治疗效果，为制定下一步的治疗计划提供依据。测试内容以国内常见词和句子为主，无孤僻词句及难句，而且在分测验中使用了相同的图片和词句以免检查太过烦琐；同时，为了避免认知症老年人由于多次评价后熟悉图片的位置而产生记忆，该检查表对图片的位置安排进行了设计，增加了评价结果的可靠性。

（三）工作流程

训练前的准备工作流程（表 4-3-5-1）主要包括获取信息、分析梳理、生理准备、环境准备、照护人员准备等步骤。

表 4-3-5-1　训练前的准备工作流程

步骤	项目	操作及说明	照护标准
步骤一	获取信息	1. 照护团队：通过访谈、观察、参与或查询老年人的过往经历、爱好、健康档案等方法获取信息。 2. 评估与沟通： 2.1　问候老年人，充分解释训练内容和目的。请老年人明确训练要求，培养老年人主动参与训练的意愿。 2.2　在训练前，康复照护师或照护师要征求老年人或者监护人的意见。 2.3　照护团队评估认知症老年人言语功能情况、健康状态和一天的生活节奏与照护需要	1. 选择合适的时间和地点。 2. 照护团队完成相关的言语功能评估。 3. 与老年人耐心沟通，态度要和蔼

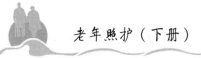

续表

步骤	项目	操作及说明	照护标准
步骤二	分析梳理	1. 进行信息分析和梳理时，康复照护师或照护师在康复照护训练前，梳理分析前期训练过程中遇到的重点、难点。 2. 结合认知症老年人的认知综合情况与康复医生、治疗师的意见，调整和设计符合老年人目前言语功能状态的训练层次和内容	1. 康复照护训练前，注意前后训练内容的连续性。 2. 具有主动服务意识，充分为老年人考虑，保证老年人的安全及自尊需要。 3. 尊老、爱老，有责任心
步骤三	生理准备	确认老年人完成大小便排泄而且无睡眠、餐饮等生活照护的需要后，方可进行言语功能训练	及时询问，并安排老年人完成训练前生理准备工作
步骤四	环境准备	训练环境温湿度适宜，周围无声、光、电等干扰，且无可能造成危险伤害的物品	确认训练环境安全，并准备好相应物品
步骤五	照护人员准备	1. 根据康复照护训练的内容，康复照护师或照护师在康复医师的指导下，明确协助训练的内容，并为老年人准备训练物品。 2. 康复照护师或照护师个人需做好个人清洁卫生	1. 明确操作要求。 2. 做好个人清洁卫生
注意事项		1. 如遇认知症老年人拒绝接受训练的情况，应充分了解原因，并做好记录，以利于后续沟通。不可强制老年人参与训练。 2. 对于突发疾病或身体状态不佳的老年人，应及时汇报给医疗团队，并暂停训练。 3. 若监护人不同意老年人参与训练，照护师应及时与其沟通，征得其同意后，方可让老年人参与训练	

二、训练内容和要求

语言功能训练主要包括感觉刺激治疗、交流效果促进法、发音器官运动训练、呼吸力量训练、吞咽功能训练、音乐疗法、沟通交流板、认知功能训练、Rosenbek 八步法等。

语言的最终目的实现是人与人的沟通，在日常生活中语言的沟通离不开认知功能的注意力水平、思维能力、记忆力等。因而，指导认知症老年人进行言语功能康复照护训练，切不可将某个案例或某示例生搬硬套地使用在对老年人的训练上。大家需要牢记"以人为本"的照护原则，根据评估的情况和老年人的实际需要来设计训练内容，要持之以恒，循序渐进。

下面列举一些常见的言语功能训练方法。

（一）发音器官运动训练

唇部运动体操包括张大嘴、微笑、露齿，反复发"八、八、拍、拍"声，通过口腔、颜面肌、颈部屈肌的肌力强化，训练认知症老年人小口呼吸，方法类似于使用吸管吸气的运动。

（二）呼吸力量训练

呼吸力量训练包括深吸气，慢慢呼气，反复地说"啊啊"并尽可能延长"啊"的时间。

（三）吞咽功能训练

吞咽功能训练是指空吞咽训练：训练 30 min/ 次，2 次 / 天，第 1 次在康复医生或治疗师指导下完成，下午则由照护师配合指导有言语功能障碍的认知症老年人完成训练。

（四）Rosenbek 八步法

由于失语症老年人丧失了对语言的计划与组织能力，所以说话时，他们的表现就像忘了如何移动嘴或舌头来发声。Rosenbek 曾说过，大量且系统的密集练习，对于失语症老年人恢复或重新学习失去的语言能力起到非常重要的作用。

第一步：在视觉（口型）+ 听觉刺激下与老年人同说。

第二步：呈现视觉刺激来复述。

第三步：在听觉刺激下复述。

第四步：听觉刺激 5 s 后再复述。

第五步：利用文字刺激进行朗读。

第六步：除去文字刺激后说出目的词。

第七步：提问后自发回答。

第八步：在有游戏的场合或是剧本训练下说话。

（五）音乐疗法

音乐活动简单有趣，失语症老年人的远期记忆还很好，所以儿歌、老歌比较容易唱出来。音乐可激起远期的记忆，提高学习能力。失语症老年人的音乐疗法以主动训练为主，音乐可产生美好的情绪，增进人与人之间的情感。选取认知症老年人熟悉的音乐，如知青时期的歌曲、红歌等。使用音乐疗法，左脑处理节奏和歌词，右脑处理旋律。哼唱靠右脑的功能，而唱歌词靠左右脑两边的功能。为了减少老年人的焦虑心情及增强左右脑协调的功能，还可以适当鼓励老年人手持手鼓、摇铃等小乐器来跟着节奏打拍子，并哼唱歌曲。

（六）交流效果促进法

交流效果促进法（Promoting Aphasics communication Effectiveness，PACE）适用于轻度至重度的患失语症的认知症老年人，但需要照护人员在日常生活中有一定康复照护的意识，即在日常照护生活中与认知症老年人进行有意识的积极互动。不仅要在生活情境中自然对话，还可以通过角色扮演的形式，用说话、书写、绘图、手势等方式来提高老年人的沟通能力。另外，还可以主题谈话的方式，围绕认知症老年人的兴趣爱好、生活习俗等进行交流。像排练节目一样，双方先用口语表达的方式练习，如老年人仍说不出话，则用书面语表达、手势语表达、画图、交流板等方式排练，利用视觉、听觉等刺激，若失语严重，可让老年人模仿照护人员的口型。

注意，照护人员本身的语言发音标准程度需要得到康复医师的认可，这样才能通过交流促进法帮助认知症老年人恢复言语功能。

（七）感觉刺激训练

感觉刺激训练指的是运动刺激、触觉刺激、味觉刺激、视野刺激、听觉刺激等。强烈、密集、重复的感官刺激能提高患者的语言能力。感官刺激能影响大脑的活动，进而帮助语言系统重整。Schuell 刺激训练（Schuell's Stimulation Approach）是一种具代表性的训练法。其原理是利用强的听觉刺激、适当的语言刺激、多途径的语言刺激，反复利用感觉刺激，刺激应引出反应，正确反应要强化，以及利用矫正刺激。Schuell 刺激训练鼓励多感官的刺激的使用，包括听觉、视觉和触觉刺激等，但以听觉刺激为主，对重症认知症老年人常采取听觉、视觉和触觉相结合，然后逐步过渡到听觉刺激的方式。比如，照护师在康复医师的指导下，完成学习如何刺激认知症老年人听觉、触觉、视觉的方式：照护师发出口头指令让老年人穿上衣，可以先用语言说明，再让老年人看照护人员示范，让老年人触摸衣服，再试着让老年人说出这个动作的内容或要求等，以形成一种多途径的正向刺激。

采用 Schuell 刺激训练时需要进行反复听觉语言刺激训练、言语构音训练及日常生活交流能力训练，可明显提高认知症老年人的语言功能，如听、说、读、写及计算能力。注意，语言康复训练介入时间越早（≤ 14 天），康复效果越明显；反之，介入时间越晚（> 14 天），康复效果欠佳。老年人的文化程度越高，语言康复效果越好；反之，康复效果欠佳。

三、训练后总结分析

（一）及时记录

记录训练的时间、地点、训练时长和训练内容，以及参与训练的照护团队人员信息等。重点记录认知症老年人在训练过程中的表现（主动性、交流信息传递和表述的成功率等）及其遇到的困难。

（二）定期评估

建议根据认知症老年人的认知情况的变化调整训练周期，如每周训练 3～4 次，每个周期为 4～5 周。

建议训练前后使用一致的评估量表，这样比较有针对性，而且能看出训练的效果。除此之外，针对认知症老年人言语功能障碍问题，照护团队需要更注意倾听和观察他们的实际情况。

知识拓展

"生物－心理－社会"模式的原则

有言语功能障碍的认知症老年人往往同时伴有各种功能障碍，而且障碍的程度不同而且复杂。因此，指导言语功能障碍的认知症老年人进行言语功能训练，应从"生物－心理－社会"模式进行，以人为本，全面、连续、方便地给予老年人康复照护和训练。康复照护训练计划不仅要包括机构式康复内容，还应结合老年人的兴趣爱好与家庭的实际需要等，充分尊重老年人意愿并维护老年人尊严，设计出有针对性且多方面融合的康复照护训练内容。

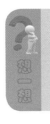

吞咽功能和言语功能有什么关系？

【课后练习】

1. 以下不属于 Rosenbek 八步法的是（　　）。

A. 在视觉（口型）＋听觉刺激跟老年人一起说

B. 呈现触觉刺激来复述

C. 听觉刺激 5 s 后再复述

D. 除去文字刺激后说出目的词

E. 提问后自发回答

2. 语言功能训练主要包括（   ）。

A. 刺激治疗

B. 交流效果促进法

C. 发音器官运动训练

D. 呼吸力量训练

E. 以上都是

项目四　心理照护

【知识目标】

理解认知症老年人常见精神心理异常；理解认知症老年人常见沟通障碍。掌握认知症老年人常见精神心理异常、常见沟通障碍应对措施；掌握认知症老年人心理健康干预方案。

【能力目标】

能够阐述认知症老年人常见精神心理异常及沟通障碍；能够根据认知症老年人的实际情况对其进行精神心理健康干预。

【素质目标】

在照护认知症老年人的过程中，具备基本的礼仪规范，具备尊老、爱老品质，具备同理心和慎独精神、环保意识；具备一定的理论素养及同理心，在情境中理解认知症老年人的精神心理及沟通障碍表现；具备良好的沟通能力和服务意识，能够与认知症老年人及其家人沟通。

许爷爷，74岁，因"记忆力下降伴言行紊乱2年，加重1个月"入住某养老护理院。家属描述许爷爷约2年前开始记忆力下降，经常忘记自己早饭吃的是什么、东西放在哪里。后逐渐出现疑心现象，认为自己找不到的东西是被别人偷走了，为此，许爷爷情绪暴躁，在家里安装了摄像头，发誓要抓住"小偷"。近1个月，他疑心加重，感觉老伴对自己不忠，经常对老伴发脾气。另外，晚上不睡觉，自述家里墙上趴着一只张着血盆大口的蜥蜴，因此常常惶恐不安。家属曾自行给许爷爷服用药物"安定"，但效果较差。

家属无法管理，将许爷爷送来护理院，希望减轻他的痛苦，提高生活质量。

思考： 作为许爷爷的照护人员，应该如何使用正确的照护措施来有效帮助许爷爷缓解症状，减轻家属的照护压力？

认知是指人们认识和了解客观事物的能力。它包括感觉、知觉、记忆、思维、执行能力、空间/时间定向和语言等。人的大脑接收外界输入的信息后，经过加工处理，转换成内在的心理活动，进而支配人的行为，这就是信息加工过程，也就是认知过程。认知症在医学上也被称为认知障碍，是指上述认知功能中的一项或多项受损。认知症产生的原因很多，除器质性疾病原因外，也可由许多常见精神疾病引起，如抑郁症、精神分裂症等。老年人由于正常老年化的原因，也会发生认知损害（如常见的精神运动性迟缓和对新事物学习能力下降，性格变得越来越谨慎和固执），但对生活质量影响相对较小。随着我国人口老龄化程度日渐加深，认知症老年人的数量也呈上升趋势，认知症老年人所出现的精神心理异常也逐渐引起社会关注，对他们进行正确合理照护，将有助于提高认知症老年人的生活质量和幸福感，减轻社会负担。认知症的基础知识见本篇项目一（认知症老年人评估技术）。

一、认知症老年人常见精神异常及应对

（一）谵妄

谵妄是一种可逆的急性脑综合征。根据最新的国际疾病分类（ICD-11）描述，谵妄是一种以注意力障碍和意识障碍为特征，在短时间内产生并在一天内症状呈现波动变化的一组综合征，常伴有精神及行为异常。引起谵妄的原因很多，如酒精戒断、感染及营养不良等，所以伴有慢性躯体疾病的老年人是谵妄的多发人群。

1. 临床表现

①意识障碍：主要表现为意识清晰度的下降。照护人员通常会用"糊里糊涂"来形容患者的日常情况。②定向障碍：患者通常表现为时间和地点定向障碍，如患者不知道现在身在何处，不知道现在是早上还是晚上。如果出现人物定向障碍（如不认识亲人），则提

示病情加重。③知觉障碍：谵妄的典型表现是大量原始性的恐怖幻视（如患者会"看到"墙上有许多大蝎子），幻听及其他形式的幻觉较少见，有的患者会出现错觉（如患者会把挂在衣架上的围巾看成一条巨蟒）。④记忆力障碍：以近事记忆损害为主。⑤情绪行为障碍：谵妄患者可出现欣快、情感淡漠、焦虑等多种情绪障碍，行为障碍主要表现为激越、活动减少等。需要注意的是，谵妄患者上述各种不同的情绪行为障碍可以进行快速转化，而且通常无法预测。⑥睡眠－觉醒障碍：谵妄患者的精神症状通常白天较轻，而夜间较重，呈现明显的"昼轻夜重"规律。

2. 应对措施

找到引起谵妄的原发性躯体疾病是控制谵妄的关键所在。当面对病因不明或疑似的患者时，一些常规的支持治疗也是十分必要的，例如，保证患者睡眠时间，降低房间噪声，纠正电解质紊乱等。

非典型抗精神病药（如小剂量利培酮等）可以有效控制谵妄患者精神症状，且椎体外系不良反应较少，在临床中被广泛应用，但是某些典型抗精神病药，尤其是肌肉注射氟哌啶醇，因其对心肺功能的影响较小，并且用药经验丰富，也在治疗谵妄过程中发挥重要作用。针对由于酒精戒断而引起谵妄的患者，可首选苯二氮䓬类药物。

（二）晚发性精神分裂症

认知损害被认为是精神分裂症的核心特征，目前最新的DSM-5诊断标准中没有对晚发性精神分裂症进行明确的年龄界定，但通常，人们将首次发病年龄在40～60岁的精神分裂症定为"晚发性精神分裂症"，将首次发病年龄在60岁之后的定为"极晚发性精神分裂样精神病"，但是也有许多研究者将所有年龄大于40岁的统一归为"晚发性精神分裂症"。

1. 临床表现

（1）老年精神分裂症患者与同龄人之间的认知差别。

与同龄人相比，老年精神分裂症患者认知功能被持续损伤，尤其在执行功能、视觉空间能力和语言流畅性方面表现得尤为突出，而记忆力、注意力等方面所变的损伤相对较小。研究表明，与健康同龄人相比，极晚发性精神分裂样精神病患者在3～5年内发展为认知症的可能性较大。

（2）晚发性精神分裂症与早发性精神分裂症的认知差别。

与早发性精神分裂症相比，晚发性精神分裂症女性较多见，其临床表现是自罪妄想和具有偏执观念，晚发性精神分裂症的妄想内容更具有系统性，幻觉以幻视、幻触和幻嗅多见，焦虑和抑郁情绪也较多见，患病前人格和社会功能保持相对较好，而且具有更少的阴性症状，学习及抽象分析能力等方面的认知损害也较轻。除此之外，晚发性精神分裂症患者中也可以出现评论性幻听等幻觉，但思维形式障碍相对较少。部分患者会出现嫉妒妄想，即妄想配偶有外遇，在此症状支配下会表现出紧张和愤怒等情绪，并对配偶产生怀疑，到处对别人倾诉配偶对自己不忠。有趣的是，与极晚发性精神分裂样精神病患者相比，晚发性精神分裂症患者的情感更加淡漠。

精神分裂症好发于青壮年，病程呈持续性，具有起病隐匿、反复发作和预后相对较差等特点，所以部分早发性精神分裂症如果没有得到及时有效的治疗，往往就需要长期服用抗精神病药物，经常迁延不愈，可一直持续到老年，严重者甚至可达到精神衰退或精神残疾的程序。处于此阶段的精神分裂症患者认知功能和社会功能严重受损，基本丧失劳动能力和生活自理能力，但幻觉妄想等精神症状相对较轻，照护人员通常会反映患者比年轻时变"乖"了，其实这种"乖"是认知严重受损的表现，患者情感淡漠等阴性症状表现突出，不能与人正常交流，对周围新鲜事物漠不关心，经常会出现自言自语、刻板行为和感觉迟钝等精神行为异常。衰退症状一旦出现，便不可逆。处于衰退期的精神分裂症患者由于判断力严重受损，往往缺乏对外界威胁的反应，故容易出现危险，需要照护人员格外关注。

2. 应对措施

对于具有难治性的老年患者，氯氮平是目前效果较确切的药物，但是其可导致白细胞减少症，且有较强的抗胆碱作用，故一般不推荐给老年患者使用。另外，电休克治疗也是一种疗效确切的非药物治疗手段，但是由于其会导致记忆力减退（通常为可逆性）等不良反应，一般慎用于老年患者。

（三）老年期抑郁障碍

根据中华医学会精神医学分会老年精神医学组的规定，老年期抑郁障碍（Late Life Depression，LLD）是指年龄60岁及以上的老年人中出现的抑郁障碍。老年期抑郁障碍包括狭义和广义两层意思，狭义的老年期抑郁障碍是指60岁及以上首次诊断为抑郁障碍的老年人；广义的老年期抑郁障碍是指60岁及以上的抑郁障碍患者（包括原发性、复发性和继发性抑郁障碍）。其实无论是哪一种定义的老年期抑郁障碍，均存在不同于青年抑郁障碍患者的临床表现。

1. 临床表现

（1）情感障碍。

与青年期抑郁障碍相比，老年期抑郁障碍患者往往对情绪低落的表达不是很明确，虽然长期存在孤独感和兴趣丧失感，但他们通常会使用"没有精神头""心里不舒服"和"愁眉苦脸"等语言来描述自己的心情。

（2）躯体症状。

老年期抑郁障碍患者更多的是对自己躯体症状的关注。老年期抑郁障碍患者在交流时，通常会跟别人描述自己身体上各种各样的不舒服，患者往往不能明确指出某具体位置的不舒服，而是指出一个范围，部分患者的"不舒服"呈游走性，可涉及多个器官及系统（如老年期抑郁障碍患者会描述自己肚子里有一股气体，且上蹿下跳，位置不固定）。当患者过分关注身体不适感时，情绪问题可能会被"忽略"，这种情况称为"隐匿性抑郁"。

（3）思维障碍。

部分老年期抑郁障碍患者会产生对自己健康的怀疑，往往怀疑自己得了某种疾病，即使反复查体，仍不能打消其疑虑，严重者可发展为疑病妄想。也有的患者总是喜欢回忆过去不愉快的事情，使用"负性思维"模式来评价自己，从而不断否定自己，不断加重自卑心理，严重者可出现自罪妄想。也有部分患者会出现虚无妄想，即患者坚信自己"脑袋变空，血液被抽干"。

（4）智能减退。

LLD 患者记忆力和理解力等智能均可能下降，临床上可表现为"抑郁性假性认知症"。与"真性认知症"不同，"抑郁性假性认知症"是由不良情绪引起的，没有明显的颅脑器质性病变。

（5）意志和行为障碍。

LLD 患者多表现出回避社交的行为，他们经常会以"不愿意出门""不愿意与别人说话"等语言来表达此症状。除此之外，日常自理能力也会下降，有部分患者会主诉"不愿意做家务"。部分合并焦虑的患者，会坐立不安、失眠。值得关注的是，许多老年期抑郁障碍患者对睡眠过度重视，他们有时会承认自己情绪有问题，但是往往归咎于"失眠"，他们认为只要睡眠质量提高了，就不会有情绪问题。合并严重焦虑者，会导致自杀，应格外关注。因为老年期抑郁障碍患者一旦决心自杀，其执行力往往比青年期抑郁障碍患者更强，自杀行动也更隐蔽。

2. 应对措施

（1）抗抑郁药物治疗。

如三环类抗抑郁药、选择性 5-HT 再摄取抑制剂（SSRIs）如西酞普兰、5-HT/NE 再摄取抑制剂（SNRIs）如度洛西汀、其他如伏硫西汀、某些非典型抗精神病药（如阿立哌唑）等。

（2）认知行为治疗。

治疗抑郁症的心理干预方法很多，其中效果较确切的是美国心理学家埃利斯创建的情绪 ABC 理论。其理论基础是不健康的情绪均来源于错误的思维模式或不合理的信念。即：诱发事件（Activating Event，A）—信念（Belief，B）—后果（Consequence，C）。其中诱发事件（A）和后果（C）是不可改变的，但是中间的信念（B）却可以改变。即使在"Belief"中也隐藏着一个"lie"，同一件事情，如果用不同的思维模式来对待，就会产生截然不同的结果。此理论就是通过纠正患者不合理的信念（B）来改善抑郁情绪。"心晴时雨也是晴，心雨时晴也是雨"说的就是这个道理。

（四）老年期焦虑障碍

老年期焦虑障碍导致的认知障碍与青年期焦虑障碍导致的认知障碍区别不大，但是由于老年期焦虑障碍可由心血管和神经系统等躯体疾病"引起"，这里所说的"引起"，并不是继发于躯体疾病的焦虑，而是患者对轻微躯体症状过分关心所致的，故临床上通常较难识别。

1. 临床表现

（1）情感症状。

与青年人一样，老年人的焦虑症状也常常与抑郁症状合并存在。其主要表现为容易紧张，植物神经兴奋，患者常常因为"鸡毛蒜皮"的小事发脾气，经常感觉到委屈，唉声叹气。值得注意的是，老年人的焦虑常常表现为对死亡和疾病的恐惧和担心，如对身体过分担心，稍有不适就会反复去医院就诊，给人一种"没病找病"的感觉。

（2）运动症状。

患者很难安静生活，经常坐立不安，摸头、搓手等小动作增多，有的患者甚至半夜还要外出散步。

（3）躯体化症状。

躯体化症状被认为是身体的"语言"，老年人由于表达能力有限和对此病的认识不够，不能很好地表述自己的情绪，那么焦虑就会以各种躯体不适表达出来。举一个常见的例子：注意观察一下在公交站牌等公交车的乘客，当公交车迟迟不来时，有的乘客就会来回走动，乘客不通过语言表达着急的心理，而是通过这些来回走动的"身体语言"诉说焦虑情绪。这些躯体化症状可涉及多个系统，以消化系统较多见。患者多表现为腹部不适感、头颈部发紧、阵发性忽冷忽热、胸闷憋气等。

（4）社交恐怖。

与年轻患者不同，老年期焦虑障碍患者所害怕的社交情境较少，相关的痛苦体验也较轻。

（5）广泛性焦虑。

广泛性焦虑的特点是指向未来的持续难以自控的过分担心。老年焦虑患者的担心往往表现在家庭琐事或家庭成员幸福方面，而年轻患者往往更多关注于工作事业。

（6）特定恐怖。老年患者对电梯等密闭空间恐怖的发生率高于年轻患者。

2. 应对措施

（1）药物治疗：遵医嘱给予药物治疗。

（2）非药物治疗：对焦虑患者的非药物治疗，最有效的是系统脱敏和暴露疗法。

（3）系统脱敏：由心理治疗师帮助患者建立与不良行为反应相对抗的松弛条件反射，然后在接触引起这种行为的条件刺激中，用习得的放松状态抵制焦虑反应的过程。通常分为以下三个步骤。

①放纵训练：放松训练指通过肌肉放松的方式（如瑜伽、冥想等）产生与焦虑时相反的生理和心理效果（如心率减慢、心情平静等）。

②制定焦虑等级表格：根据强弱等级将引起患者不良反应（恐惧和焦虑等）的情景划分排列成表格。

③脱敏：让患者按由弱到强的顺序想象等级表格中描述的场景，使患者对表格中场景逐一去条件化。经反复练习后，若患者不再恐惧某一场景，则可以进入更高一级场景。

（4）暴露疗法：与系统脱敏形成鲜明对比，暴露疗法是让患者直接面对恐惧焦虑的情景，不准患者逃避。保持一段时间后，患者可以适应焦虑场景，达到了治疗目的。需要注意的是，由于暴露治疗过于"残酷"，在治疗前应与患者充分沟通，避免其产生不良反应。

（五）睡眠障碍

认知症患者常常合并多种睡眠障碍，同时，睡眠障碍也会加重其认知损害。有统计显示，超过一半的阿尔茨海默病患者患有睡眠障碍。

1. 临床表现

（1）入睡困难和早醒。通常将入睡时间延长（超过 30 min）认为入睡困难；将提前 1 h 醒来认为早醒。

（2）睡眠碎片化。睡眠碎片化与阿尔茨海默病密切相关，有研究发现，睡眠碎片化可大幅度增加患者认知损害的风险。

（3）夜间频醒。通常将入睡后夜间觉醒次数超过 2 次或者醒后再次入睡时间大于 30 min 认为夜间频醒。

（4）其他。日间过度思睡和夜间活动增多（落日现象）是由患者内源性昼夜定时系统改变或个体与环境不适应导致的睡眠障碍，可明显影响患者的社会功能。有研究发现，几乎一半的患者存在日间过度思睡的现象，而绝大部分患者出现昼夜节律失调时也伴有精神行为异常。

2. 应对措施

（1）首先，应对睡眠障碍患者进行必要影像学检查，排除器质性病变。

（2）药物治疗。非苯二氮䓬类（佐匹克隆、右佐匹克隆、扎来普隆、唑吡坦）及褪黑素受体激动剂（阿戈美拉汀）可作为首选。其中，唑吡坦可快速导入睡眠，适合入睡困难的患者。因苯二氮䓬类药物有抑制呼吸及损害认知的作用，故尽可能不用。除此之外，一些镇静作用较强的抗精神病药物（如喹硫平）和抗抑郁药（如曲唑酮和米氮平）也可以使用。

（3）非药物治疗。

①睡前放松训练：包括肌肉放松、生物反馈等。可明显减轻患者紧张情绪。

②光疗：研究显示，接受一定强度的光照可改变睡眠 – 觉醒节律，特别适应于昼夜节律失调的患者。对于有睡眠障碍的患者应多鼓励其室外活动，多晒太阳。

③认知行为治疗：对患者进行"睡眠卫生"宣教至关重要，以改变患者的不良睡眠习惯。告知患者接受睡眠质量变差的事实；如果睡不着就不要躺在床上，等到有困意时再上床睡觉，避免"条件反射"的发生；不要刻意强调睡眠的时间，不管睡的时间长或短，以保证不影响第二天的生活质量为睡眠标准；不要对失眠产生恐惧，认识到睡眠是一个顺其自然的过程，对睡眠障碍患者来讲，对睡眠的恐惧常常比失眠本身给患者带来的影响更大；减少白天的睡眠时间，将患者白天的睡眠时间控制在 1 h 内。

二、认知症老年人常见心理异常及应对

（一）孤独心理

有的学者也将孤独心理称为"空巢现象"，好发于平时工作忙碌，事业心较强，争强

好胜的老年人。这些老年人从之前繁忙的工作岗位中退休，前后生活反差较大，一时难以适应，就会产生一种没有价值的感觉。如果再加上子女不在身边、亲戚之间亲情淡漠，老年人难免又增加一份被孤立感。在这种孤独心理的作用下，老年人会产生焦虑抑郁的不良情绪，严重者会不断自我否定，甚至出现自杀倾向。

（二）权威心理

权威心理也称"离退休综合征"，好发于之前"位高权重"者。其本质是老年人没有对角色转变进行良好的适应。老年人从之前指点江山、一呼百应的"重要人物"突然变成了无人问津、默默无闻的"平头百姓"，失落感难免油然而生，仍然要求晚辈对自己言听计从，尊重他们的意见，若稍有不满，轻则易发脾气、心情抑郁，重则产生消极观念及轻生行为。

随着认知障碍症状的加重，老年人的记忆力、执行能力和思维逻辑能力都大不如以前，为此常常会产生"不服气"心理，不愿承认自己的认知能力下降，总要尝试完成一些有难度的任务，一旦失败则唉声叹气、苦恼不已。

（三）恐惧心理

研究显示，老年人最大的恐惧就是面对死亡。当看到周围的亲人和朋友离世，很自然会想到"死"的问题，再加上自身往往罹患一种或多种慢性疾病，尤其是一些诸如恶性肿瘤等，老年人不得不思考和面对死亡。而孤独心理又让老年人感觉整日无事可做，产生"只有等死"的恐惧心理。

（四）应对措施

1. 加强人际交流

保持与社会的联系，积极参加一些集体活动，如果不愿意出门，可以利用网络等保持与外界的信息交换。

2. 转变观念

虽说晚辈应该尊重长辈，但老年人也应该信任年轻人，要适应角色的转换，摆脱"想当年"的思想，对自己和年轻人都多一份包容。社会总在不断进步，我们可以超越前人，后人当然也会超越我们。老年人要善于发现年轻人的优点，鼓励他们大胆走上重要的工作岗位。

3. 培养自己的兴趣

老年人离退休后虽然有种"大权旁落"的失落，但是也多了"无官一身轻"的洒脱。如果以前有兴趣爱好，碍于工作繁忙而无暇享乐，现在正好利用离退休这段"有钱有闲"的时间去享受。如果之前没有兴趣爱好，那么就根据自身情况努力培养一些。

4. 社会家庭支持

社区应增加老年人活动中心，定期举行社交活动，让老年人找到"组织"，这是消除老年人"与世隔绝"感觉的重要方式。另外，和睦的家庭氛围及子女的体贴陪伴可以给老年人安全感，让老年人摆脱身后事无人托付的恐慌心理。老年人发脾气或无理取闹时，不要简单指责老年人，要学会换位思考，理解老年人。

5. 适度运动

适度运动是增加老年人自信和增强免疫力的简单而有效的方法，老年人在选择运动时要避免剧烈竞争性运动，应多选择游泳、步行等运动。

6. 正确面对死亡

尽量不要参加追悼会，也不要沉浸在"自己将会如何死亡"的思考中，但人的生命终究是要结束的，所以不能回避死亡的问题，学会多和乐观的人交流，必要时要做好面对死亡的准备。

三、认知症老年人常见沟通障碍及应对

（一）概述

认知症老年人常常合并感觉器官功能障碍、精神病性症状和情绪问题，给照护人员带来许多沟通障碍。尽管如此，作为照护人员，仍应该积极与被照护者保持沟通，这对控制病情至关重要。以下提供的非特异沟通技巧可以帮助照护人员打破与认知症老年人的沟通障碍。

1. 学会倾听

为认知症老年人进行心理咨询时，照护人员做一个合格的倾听者十分重要。在与认知症老年人沟通时亦是如此。当与老年人沟通时，照护人员要尽量集中注意力去关注认知症老年人，让认知症老年人感觉到照护人员在认真听自己的表达，不要东张西望，也不要有"看手表"等不耐烦行为。当认知症老年人存在思维中断或忘记某词语时，老年照护人员要给予患者充分的时间思考，尽量不要中途打断，也不要转换话题，可适当给认知症老年人肯定的眼神，鼓励认知症老年人尝试完成。哪怕最终认知症老年人经过长时间思考，仍没有想起，只要照护人员能够理解认知症老年人的意思，就应继续和他们沟通，不必再去纠正他们的错误，以免损伤认知症老年人的自尊心。

2. 语气温和

在大多数时候，照护人员与认知症老年人沟通时所表达的情感和语音语调远比内容更加重要。同样，照护人员也应该尽可能从认知症老年人的语音语调和动作中发现认知症老年人想表达的感受。当照护人员与认知症老年人沟通时，应该做到语气温和，态度和蔼，尽可能使用认知症老年人使用的方言，以此来快速拉近与认知症老年人的距离，获取他们的信任，营造出一种轻松的氛围。切忌使用一些命令性语言，例如"你坐下！"，如不可避免，可将这句话改为"让我们先坐下来。"当不同意认知症老年人的观点时，照护人员也不要与其发生争执，可以转换一个话题。

3. 言简意赅

在沟通时，照护人员应尽量以简明的语言表达，避免使用复杂的句式，给认知症老年人带来理解压力。沟通时语速要慢，口齿要清楚，根据其理解能力及文化程度选择使用他们能理解的词汇，尽量不选择专业词汇。

（二）常见沟通障碍及应对

以下将对不同认知功能障碍认知症老年人的沟通障碍展开有针对性的讨论，了解相应的应对措施。需要注意的是，在实际生活中，认知症老年人可能合并多种认知损害，这就造成沟通难度加大，所以其应对措施也要相应改变。

1. 听力损害

（1）认知症老年人的听力功能损害主要表现为听阈的升高和听阈的降低。受损区域大部分累及外周听觉系统，但是也不排除部分出现中枢性听力损害。目前，绝大多数研究均表明听力损害与认知障碍存在密切关系。研究发现，阿尔茨海默病患者中发现听力损害程度与认知功能障碍呈正相关，特别是与中枢性听力下降关系最为密切。随着听力损害的不断加重，患认知障碍的可能性也越大，尤其是听力损害程度达中度以上时，这一趋势更加明显。这似乎尚不能得出认知障碍是由听力下降引起的结论，但足以证明听力下降使认知障碍不断恶化。这可能与两个原因有关：其一，听力下降使患者接受外界环境刺激减少，导致获得的信息量不足，这些因素都可导致患者与周围环境交流减少，与社会文化脱节；其二，听力下降能引起患者的自卑心理，诱发抑郁焦虑情绪，也可导致认知障碍。

（2）听力下降与认知障碍出现的先后顺序目前尚无定论，有学者认为，听力下降的损害先于认知障碍，听力下降的严重程度可以作为认知障碍的预测指标；也有学者不认同这一观点，他们认为，许多听力下降的患者并不存在认知障碍，仅仅是因为听力下降影响到患者精神心理学检测，从而被误诊。另外，也有小部分学者提出听力下降和认知障碍不存在先后顺序，它们是两种平行关系的退行性疾病，因为有病理学证据表明，在听力下降患者的听联合皮层和初级听觉皮层中可以看到神经系统退行性疾病的特异性表现（神经纤维缠结和老年斑）。

（3）应对措施。正确佩戴助听器可在一定程度上减轻沟通障碍。

2. 失语

（1）阿尔茨海默病患者的失语大致可分为两类：运动性失语（患者不能使用语言表达自己的想法）和感觉性失语（患者不能明白别人的语言）。少部分患者也可以二者混合，既听不懂别人的意思，也不能按自己的想法表达意见。

（2）应对措施。沟通时尽可能选择患者熟悉的安静环境，避免外界因素的影响。语调温和，语速要慢，不要显出不耐烦，也不要以对待小孩子一样的语气和态度来对待患者，避免伤害他们的自尊心。

3. 视觉障碍

（1）阿尔茨海默病患者的视觉障碍主要表现为视觉异常（包括视力下降、辨色能力减退、阅读困难和空间分辨力障碍）和视功能异常（包括对比敏感度异常、视觉诱发电位异常和视野异常）。

（2）视力下降。与听力下降类似，视力下降程度与认知功能障碍呈正相关。目前对于视力下降和认知障碍出现的先后顺序还没有定论，部分学者认为，患者是因为视力下降影响到精神心理学检测才导致误诊，而另一部分学者认为二者是同时存在的。

（3）视野异常。阿尔茨海默病患者的视野异常通常表现为下方视野缺损。

（4）应对措施。有的患者合并失认、失读，给沟通带来更多困难。目前，对视觉障碍尚无有效应对办法。

4. 幻觉妄想

（1）在临床上，很多认知症老年人伴有幻觉妄想等精神病性症状，他们往往不善于交流、行为怪异、孤僻，有的甚至还有自杀倾向和冲动攻击行为，给有效沟通带来许多困难。

（2）应对措施。对此类患者，最重要的是取得患者信任及保证照护人员的自身安全。照护人员要充分了解患者幻觉及妄想内容，尽管这些内容往往荒谬离奇，但老年照护人员不能歧视患者，更不能将患者的病态表现当作笑柄传播以取笑患者。

例如，有被害妄想的患者怀疑自己的水里有毒，照护人员要尽可能当着患者的面喝同一来源的水，以打消患者的疑虑，取得患者的信任，为进一步沟通打下良好基础。还有一些患者在幻觉妄想的控制下做出一些离奇荒谬的事情，当病情好转后，又会对这些行为感到非常后悔和内疚，会产生病耻感。照护人员应尽可能保证患者隐私，维护患者自尊心，告知患者以上行为并不是患者真实想法的表达，从而稳定他们的情绪，避免其出现极端行为。另外，部分患者会反复询问照护人员自己病情，对此，照护人员回答的语气必须坚定且自信，但态度不能强硬，否则患者会对照护人员产生不信任感。非语言沟通（包括仪表、动作和表情等）也至关重要，照护人员应该注重自己衣着和行为举止，尽可能不做夸张的动作和过分的打扮，在与患者沟通时应保持积极乐观的情绪并使用适当的手势，给患者一种稳重且有亲和力的印象。值得注意的是，少部分患者在精神症状的支配下可能将照护人员视为其妄想的对象，有伤害他们的倾向。此时，照护人员应避免与患者发生冲突，避免与其进行直接的眼神交流，必要时可以对患者进行保护性约束。

5. 抑郁焦虑

（1）与抑郁焦虑的患者沟通时面临的最大障碍是他们的负性思维模式。简单理解，患者看待任何事情时都会扩大其负面影响，轻易否定其正面积极作用。另外，患者常常在"三自"（自罪、自责、自杀）和"三无"（无价值感、无助感、无望感）的情绪下不愿与照护人员沟通，对照护人员乱发脾气，有的甚至抵制沟通。

（2）应对措施。首先，照护人员应该减轻自身的沟通压力，多创造与患者沟通的机会。其次，照护人员应纠正患者负性思维模式，帮助患者一起去检验"负性假设"。帮助患者回忆之前的成就，增加患者的自信。如果患者拒绝配合，陪伴也是一种沟通。最后，对于某些有自杀倾向的患者，照护人员不要惊慌，要在保证患者安全的情况下允许患者情感释放（如大哭或摔东西等）并耐心倾听他们的心声，找到患者绝望的原因，必要时可以

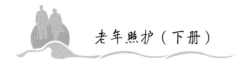

对患者进行保护性约束，以保证其生命安全。

四、认知症老年人心理健康干预方案

目前尚无治疗认知症的特效药物，所以心理干预就显得尤为重要。另外，有证据显示，在药物治疗的基础上联合心理干预的临床疗效明显优于单用药物治疗。心理干预虽然不能让认知症老年人的认知水平恢复到患病前，但是可以有效延缓认知损害的发展趋势。

（一）社会家庭的支持

社会及照护人员不应对认知症老年人有歧视态度，学会接纳他们，正确认识疾病的临床表现及发展规律。应鼓励轻度认知症患者及中度认知症患者去做一些力所能及的事情，并给予必要的帮助，包容其错误。对于重度认知症患者，由于生活多不能自理，照护人员，应尽量按时给他们翻身、清洗，帮助患者建立规律的生活习惯，并保持床铺干燥及室内环境清洁，避免患者发生褥疮感染，保证每日进行室外光照。提供合理的膳食，在保证优质蛋白质和必要维生素的基础上，注意低盐低脂饮食。另外，认知症患者由于对外界刺激敏感性下降，经常会出现烫伤和摔倒等意外，照护人员可以通过设立警示标志等措施帮助患者提高对危险的识别能力，避免其受伤。

（二）合理运动

在充分了解认知症患者爱好及身体情况的前提下，应尽量安排其进行一些无竞争性的运动，从而提高其自信心。对于性格孤僻的认知症患者，要鼓励其参与集体活动。

（三）加强交流

认知症患者往往存在交流困难，对别人的意思不能完全领会，且常常会发生误解，所以照护人员应尽可能采用双方能够认可的个性化方式进行沟通，形式可多样化，不局限于语言交流，要更多地进行眼神交流和肢体交流等。另外，认知症患者往往较为敏感，所以照护人员应尽可能去耐心倾听，与患者语言交流时要保证语气和蔼，不指责患者，多用安慰性语言。尽量肯定患者的观点，不要与其发生争执。回答患者的问题时也要做到简单明了，不要进行过多解释，但也不要简单应付，给患者敷衍了事的感觉。

（四）怀旧疗法

怀旧疗法即通过对过去事件、情感及想法的回顾，帮助患者适应当前环境，提高生活质量。其理论基础是：老年人习惯于通过回顾过去的人生经历来获得满足感。怀旧疗法主要是通过患者远事记忆来实现的，所以是认知症患者常用心理干预方法。照护人员通过与患者在安全、温馨的环境下一起翻看患者的家庭照片和书信等来帮助患者回忆往事，帮助他们在回忆中重新认识自己并稳定情绪，同时，还可以利用整理分析的过程来提高他们的思维能力。

怀旧疗法一般分为 3 种形式：①简单怀旧，此法简单易行，主要通过耐心倾听患者讲述自己以前发生的故事，让患者记住一些正性体验，适用于无精神病性症状的患者。②生命回顾，实施者通过设计和提问等方式不断促使患者更完整地去回忆整个生命，患者通过对快乐事情的回忆来提高自尊心和获得幸福感，通过对痛苦事情的回忆来接纳过去，完成自我塑造。③生命回顾疗法，是一种高度结构化的心理治疗方法，实施者一般为专业的心理治疗师，适应于患有抑郁焦虑情绪的患者，可以减轻患者失落感与孤独感。

（五）认知功能训练

认知功能训练主要包括记忆力训练、语言训练、思维训练和定向训练。鼓励患者独立进行读书看报、看电视。如果能力允许，还可以让患者参与"打麻将""打扑克"等活动，如果患者愿意，其他益智类游戏也都是可行的。语言训练主要是通过主动与患者进行交流，纠正其发音并训练语言能力。另外，也可以通过给患者展示"卡片"和"图画"等来训练患者语言和思维能力。认知症患者往往有定向力障碍，经常不知道自己身处何地，也没有时间概念，可通过在房间或床头摆放钟表和在厕所卧室门上贴上不同图案来训练患者对不同环境的辨别。

（六）音乐治疗

音乐治疗作为一种安全、简单有效的心理干预手段，备受国内外专家的推崇。临床上已经发现，尽管认知症患者的记忆功能损害严重，但是对音乐却可以保持较长的记忆。音乐治疗就是通过回忆歌曲的方法来改善患者记忆障碍，实施者可以让患者听一些年轻时候熟悉的歌曲来帮助患者"找回"之前的记忆。另外，合适的音乐还可以帮助患者缓解压力，降低其抑郁焦虑情绪的程度。

（七）虚拟现实技术

虚拟现实（Virtual Reality，VR）是利用计算机技术模拟现实，构建特定的环境，通过传感设备，使用户在此环境中进行互动的一种技术。与传统的干预措施相比，VR 技术具有许多不可替代的优势。例如，患者在 VR 环境中可保持注意力相对集中，可以用于患者注意力的改善。VR 可以模拟三维空间，让患者身临其境，可以帮助其改善定向力障碍。总之，VR 可以利用高科技，根据患者具体情况制定个性化方案，全面改善患者的认知障碍。

（八）认知行为治疗

认知行为治疗（Cognitive Behavioral Therapy，CBT）对幻听、妄想等精神病性症状的临床疗效是值得肯定的。CBT 治疗幻听的目的主要不是消除幻听，而是训练患者增强控制幻听的能力，减少幻听对患者的影响，让患者与症状"和平相处"。CBT 的主要技术有两个：对声音的检验和应对策略。患者通过"声音日记"详细记录声音出现的情况（包括声音的来源、内容等），同时，允许患者识别声音并鼓励分析经历，提出避免方法和应对策略。经过这些训练后，患者再次听到声音时就可以使用这些应对策略，并监测其有效性，从而转变对幻听的态度。针对妄想，CBT 中的行为实验是一种有效的办法，具体方法是形成可检验的具体假设，验证假设的可靠性，得出与妄想信念相反的说服力较强的证据，从而建立新的信念。一般情况下，实施者不要直接处理患者的核心信念，也不要处理那些带有强烈情感的信念，而是应该从次要信念开始处理。对于服药依从性较差的患者，CBT 可以帮助他们认识自身的精神状态，对发病的诱因及过程进行客观分析，从而恢复其自知力，增强治疗依从性。

（九）对照护人员的心理干预

由于认知症患者往往需要照护人员长期陪伴，所以对照护人员进行心理干预也是十分必要的。照护人员长期照护认知症患者后会出现不同程度的紧张、抑郁、焦虑等情绪问题，有些人还会出现愤怒、绝望的情绪。

【课后练习】

1. 认知症老年人常见的睡眠障碍有（　　　　）。

A. 入睡困难　　　　　　　　　　B. 早醒

C. 落日现象　　　　　　　　　　D. 睡眠碎片化

E. 夜间频醒

2. 下列属于认知症老年人心理健康干预方案的是（　　　　）。

A. 音乐治疗　　　　　　　　　　B. 认知功能训练

C. 怀旧疗法　　　　　　　　　　D. 虚拟现实技术

E. 社会和家庭支持

3. 在与认知症老年人交谈时，照护人员不应有的肢体语言是（　　　　）。

A. 微笑　　　　　　　　　　　　B. 跺脚

C. 点头　　　　　　　　　　　　D. 摇头

E. 目光正视老年人

项目五　社会照护

【知识目标】

了解人在情境中理论；了解认知症照护专区的营造理念与方法；了解认知症照护非药物服务与干预；了解机构照护的优点和缺点。理解认知症友好化倡导服务；理解机构照护人员职业倦怠产生原因；理解机构照护人员的工作目标和角色。掌握老年友好社区的构成要素和支持体系；掌握为机构照护人员提供支持服务的方法。

【能力目标】

能够根据老年人的身体状况及其需要，营造老年友好型社区环境；能够根据老年人所处的情境，灵活开展非药物服务与干预；能够根据老年人身体状况及其需要，分析照护工作目标及照护人员的角色；能够根据机构照护人员的工作角色及其需要，为其提供各类支持服务。

【素质目标】

具备一定的理论素养，理解人类行为与社会环境，在情境中理解老年人的行为；具备良好的沟通能力，能够顺利地与老年人及其家庭成员沟通。

任务一
塑造老年友好型社区养老环境

案例导入

某疗养院里，他每天准时拜访她，为她讲述笔记本中他们的爱情故事——他们是一对夫妻，可是，患有认知症的她已经不认得老伴了。偶尔，她记起了他，两人激动相拥。可两分钟后，她暴怒地质问他："你想干吗？"。美国影片《恋恋笔记本》讲述的故事，让人唏嘘。2017年春节晚会中的小品《老伴》的故事灵感来自一所敬老院：老潘和蔡阿姨老两口双双入住，潘叔为了让老伴恢复记忆而上演的自己失忆的一出戏，整个故事笑中带着感动，着实又温情了一把。老伴无论是甜甜蜜蜜许多年，还是相敬如宾几十载，甚至吵吵闹闹一辈子，他们之间都似乎存在着一条无形的链子，牵扯彼此。小品《老伴》剧终，演员缓缓地吟唱："当你老了，走不动了……"老年人感到的一定是人间的无比温暖。

潘院长作为养老院的管理者，导演并出演了这出温情戏。他对老年人有着细腻的人文关怀，从生活关怀延伸到精神心理方面，以及促进老年夫妻情感与和谐方面关怀，这在中国敬老院的工作管理内容方面，体现了与时俱进的指导思想，表达了现代养老机构应该秉承的多维度的人文关怀价值观。

思考：你认为近年来春晚以老年人为题材的节目逐渐增多的主要原因有哪些？在小品《老伴》中，潘院长使用了什么方法帮助老伴恢复记忆？请谈谈你对这种方法的理解。

一、人在情境中理论

（一）人在情境中理论的含义

"人在情境中"理论认为，个体不是孤立存在的，若要理解一个人的行为，必须从其所处的家庭、学校、工作场所等环境出发，研究个人环境和社会环境各要素之间的关系，用系统的方法去分析情境中人们的行动。人在情境中理论包含个体、情境以及个体与情境的互动三大要素。

（二）人在情境中理论的核心观点

在临床社会工作的服务过程中，人在情境中既是一种观点，也是一种助人的方法。人在情境中理论强调个体、情境及其之间的互动关系，以动态的方式看待人与环境的互动过程。在个体方面，关注与个体相关的生理状况、心理状态、个人特质等内部要素；在情境方面，关注与情境相关的外部要素，包括对个体产生的影响、个体在情境中所处的位置、情境中的资源等。人在情境中理论有助于分析老年人生活中的住房、医疗、健康护理、社会服务等支持性环境，并通过分析老年人与其周边环境之间的关系来帮助其他人更好地为老年人服务。

（三）人在情境中理论的实践意义

以人在情境中理论为核心向老年人提供服务时，老年社会工作者不仅关注服务对象自身，也积极关注与服务对象相关的情境，这有利于拓展工作平台，有助于更加全面地了解与服务对象相关的重要资源，并由此制定符合服务对象发展的合理目标，促进服务提供的有效性和资源利用的合理性。对于服务对象而言，利用人在情境中理论分析其自身和所处情境以及自身与所处情境之间的关系，有助于发现自身能力、可利用资源、重要的社会支持网络等，还可以促使服务对象获得支持感，改变孤立存在的现实，以提升服务对象的社会适应能力，进而有效促进服务对象的全面发展，从而实现个体的自我成长。

知识拓展

蒲公英介护中心：老年人洗脸、散步都能"赚钱"

日本的蒲公英介护中心颠覆了大家对传统养老机构的印象，让老年人们重温"赚钱、存钱、花钱"的人生模式，被盛赞为"老年人迪士尼"！这里居住着250多位老年人，有90位员工负责照顾。巨大的馆社简直像一个游乐园，除了常见的餐饮、康复设施外，还有天然温泉、卡拉OK室、兴趣教室，共有超过250种娱乐活动，每人日均费用仅为743日元（约合43元）。

这家养老院最神奇的地方，是它的内部货币"SEED"，从纸张到设计都类似日元纸币，具有真实感。入住的老年人，每人初始资金为5 000 SEED，之后只要参加康复训练，或者配合护工工作，就能获得数额不等的SEED。老年人毕生储蓄都由家人管理，养老院的生活又衣食无忧，很多人都处于一种毫无活力的悲观状态。"SEED"的出现，燃起了老年人的激情！比如，散步100 m就能获得100 SEED，自己洗脸、刮胡子也能增加"收入"，"赚钱、存钱、花钱"的熟悉人生模式，仿佛一夜之间又回来了！

以前事事靠人照顾的老年人，开始主动要求自己做一些事情，其中一些"高收入"的康复项目，甚至需要排队才能轮上。攒下一定数量的SEED后，老年人有很多机会"一掷千金"。例如，去小卖铺买东西时，零食 =200 SEED，糖果 =

100 SEED，一杯咖啡 + 一份甜点 =500 SEED。当累积到一定程度时，老年人就可以购买外出行程：扫墓 =5 万 SEED，逛街购物 =12 万 SEED。

自从 SEED 流通以来，老年人康复状况明显改善，认知症的症状也有所缓解。很多老年人再次找到了人生的意义，没事就数钱，然后计划着实现下一个目标。这样的养老模式让老年人体会到了更多乐趣，真是太赞了！

二、老年友好社区养老支持体系

（一）老年友好社区的含义

老年友好社区指在社区的建设与发展过程中，以老年友好理念为基础，从居住环境、人文环境、社区参与等角度出发，为老年人提供生活照护、医疗健康、适老化居住、文化娱乐等多方面的友好服务，以满足他们的不同需要的社区，其核心为老年人营造安全友好、和谐包容的社区养老环境。老年人不仅是友好服务的享受者，也是友好服务的参与者。老年社会工作者在营造老年友好型社区服务平台时，应注重提高老年人的自助、互助能力，激发老年人的参与意识，其核心理念是使老年人的养老与所居住的室内环境、社区基础设施、社区居民、社区文化能够相辅相成、相互协调。

（二）老年友好社区的构成要素

老年友好社区主要有以下三个构成要素，如图 4-5-1-1 所示。

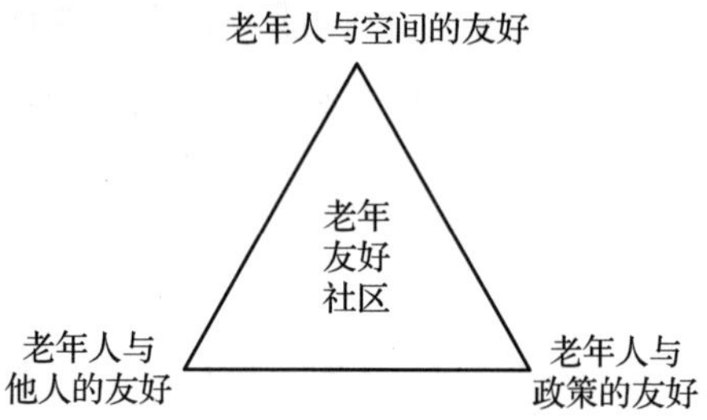

1. 老年人与空间的友好

老年友好要满足老年人需要的各种优质空间，利用友善的空间环境表现对老年人的关怀，使老年人能充分适应和利用各种空间并与之和协相处。

2. 老年人与他人的友好

老年友好就要营造人与人相处的无障碍氛围，提升老年人之间、老年人和其他年龄群体之间融合的交往环境，创造代际互动，促进老年人的身心健康。

图 4-5-1-1 老年友好社区的构成要素

3. 老年人与政策的友好

老年友好社区应通过养老、孝老、敬老的法律法规、政策体系和社会环境，满足老年人在养老、住房、医疗、照护、社会参与等方面的基本需求。国家要引导、鼓励发展养老服务业，打造一个低端有保障、中端有需要、高端有选择的养老服务市场，以满足老年人的个性化和多样化需要，提升老年人的生活质量。

在这样的老年友好社区里，老年人的幸福感和归属感可以不断提升，晚年生命质量和生活质量都可以得到提高。

（三）老年友好社区养老支持体系

老年友好社区养老支持体系主要包含社会服务支持、社区环境支持、社会政策支持、信息技术支持四个部分，见表4-5-1-1。

表4-5-1-1 老年友好社区养老支持体系

社会服务支持	社区环境支持	社会政策支持	信息技术支持
住房支持 健康安全支持 精神文化支持 老年教育支持 社区服务支持 尊老与互助	住宅空间支持 户外开放空间支持 交通环境支持 公共服务设施支持	社会福利政策 长期照护政策 养老保险政策 医疗保险政策 社会救助政策	辅助技术 管理信息平台

1. 社会服务支持

社会服务支持是指为了满足老年人赖以生存的生理、心理和社会需要，由亲朋好友、街坊邻居、社会工作者等人或社会服务机构为其提供物质帮助和情感支持。社会服务支持是人与人之间的一种互动关系和情感支持，其主要体现了人与人的友好。

2. 社区环境支持

社区环境支持是指根据人口老龄化发展趋势、老年人口分布和老年人的特点，通过老年宜居社区建设，引导、支持老年宜居住宅的开发，推动和扶持老年人家庭无障碍设施的改造，开展适合老年人的公共基础设施、生活服务设施、医疗卫生设施和文化体育设施建设，从而为老年人提供建筑空间、活动场所、设备器材等各类适老化硬件设施，在社区层面创造一个健康安全、生活舒适的社区环境，其主要体现了人与空间的友好。

3. 社会政策支持

鉴于老年人生理、心理和社会等特征，老年友好社区需要国家相关的法律法规和家庭政策支持，国家要对老年设施和服务采取扶持与激励政策，推动家政服务提质扩容；建立社会福利、社会保障、社会救助社会政策体系，推动社会力量共同参与老年友好型社会的建设，形成老年人、家庭、社会、政府共同参与老年友好城市、友好乡村、友好社区建设的良好氛围。

4. 信息技术支持

随着信息技术的发展，"互联网＋养老"模式日渐成熟，传统的管理方法难以适应社会发展和庞大的老年人群体的需要，因此需要在老年友好社区的建设过程中给予信息技术支持，并通过辅助技术、管理信息平台为老年人提供更为便捷、精准和个性化的服务。

三、老年友好社区营造与应用

步入晚年期后，老年人的个体能力下降。为了让老年人继续独立生活，必须从环境因素进行补偿，弥补老年人的功能障碍，因此，医疗、卫生、文化、娱乐等服务设施便利的社区环境更有利于老年人的晚年生活。另外，在构建老年友好型社区养老环境时，还要考虑老年人的身体状况和居住需要，当老年人的身体机能不断下降时，必须和社区的老年友好型环境营造与应用对其进行补偿，并达到老年人的个人偏好与社区环境相一致，丰富老有所乐的精神文化生活，完善老年精神关怀服务体系，满足老年人晚年幸福感。

（一）认知症照护专区运营与设计

认知症照护专区旨在帮助老年人重塑美好的回忆与生活。养老服务机构和企业需要建立一个认知症照护多学科支撑团队，探索认知症领域的照护空间运营与设计。适老化照护团队在提供专业服务过程中，要将认知症照护理念与照护空间设计充分融合，为认知症长者打造一个集生活照护、休闲娱乐、康复疗养等功能为一体的多趣味照护空间，使老年人在得到专业团队照护同时，也能过上有爱、有尊严、有趣味的生活。认知症老年人特别需要熟悉的环境，进入一个陌生的环境很可能会引发其更多的行为问题，因此，在认知症专区运营与设计过程中，软装手法和硬装手法相结合可以将照护服务融入整个生活情境中，围绕感官疗法、怀旧疗法等方法开展工作，这样既能使老年人感到身心愉悦，也有利于老年社会工作者更好地开展照护服务。

随着认知症渐进性的发展，与普通人相比，认知症老年人受环境因素的影响更大。结合人在环境中理论和非药物疗法，认知症照护专区要从"照料式"空间设计转向"陪伴式"空间设计，照护机构既要重视认知症老年人基本生理和安全需要，更要重视"正常化"和"如家"氛围的营造，为认知症老年人塑造一个能够由"被动"参与到"主动"参与的社交空间。

知识拓展

认知症患者的专属村落

荷兰的一个名为 Weesp 的小村落中，有一个为认知症患者打造的专属村 Hogeweyk。该村是由一位长期在照护中心服务的社工 Yvonne van Amerongen 提出的。村子里有餐厅、咖啡厅、超级市场、行人步行大道、住宅。在这里居住的人们可能忘了自己是谁，来自哪里，但是却可以生活得很自在，因为这里的医生、护士等工作人员都会以店员或者邻居的身份出现在他们的生活里，以保护他们的安全和健康。

在养老医疗照护方面，国家医疗服务体系（NHS）与地方政府社会服务体系（SSD）共同承担服务。NHS提供医疗相关服务，如初级医疗、专业医疗、居家护理等，而SSD负责地方养老资源配置、管理与提供各类社会福利，如日间照料、送餐、家务协助服务等。

（二）非药物服务与干预

除了药物干预外，非药物服务与干预也是不可忽视的认知症应对法宝。非药物服务与干预有助于改善认知症老年人的认知、情感问题，提高自我感知能力，进而改善病情。音乐、艺术、戏剧、园艺和动物对于改善老年人的生活质量能够发挥积极作用，可以提供给有社会生活问题和情绪问题的认知症老年人。例如，音乐治疗有助于提高语言能力、刺激长时记忆、增强短时记忆、促进社会交流、缓解紧张、改善情绪，适用于对认知症患者进行干预活动。非药物服务与干预主要从老年人个性化特征出发，并结合认知症老年人以往生活中的社会角色，将其过去自身独特的经历融入照护方案中。适老化照护团队要探索并开展认知症老年人的非药物服务与干预，为认知症老年人开展认知训练、运动干预、音乐干预和艺术干预等。在为认知症障碍老年人提供照护服务过程中，可以根据老年人的身心健康状况和需求，在传统的工作方法之外另辟蹊径，灵活采用"另类"的治疗方法，将音乐、艺术、戏剧和动物加入照护服务中，作为照护服务与干预的辅助手段和整个服务方案的组成部分。音乐可以抚慰困顿的灵魂；艺术可以把美带到每天都要面对身心问题挑战的老年人的生活里；戏剧给老年人提供了一个富有创造性的宣泄途径；对于一个陷入隔离状态的老年人，即便只是一只友善的小狗，都可以为其带来爱和温情。当然，老年社会工作者对老年人进行音乐治疗、艺术治疗和戏剧治疗前应接受专门的培训。

📖 **知识拓展**

认知症的音乐治疗与干预

随着人口老龄化的逐渐加深，认知症－阿尔茨海默病等逐渐进入公众视野。《忘不了餐厅》是中国首档关注认知障碍的公益节目，店长黄渤，副店长宋祖儿，店长助理张元坤携手五位患有轻度认知障碍的老年服务生组成"忘不了家族"，共同经营一家独特的餐厅，旨在呼吁公众关心关爱这类特殊人群。在第八期节目中，音乐治疗师作为特邀嘉宾加入了《忘不了餐厅》，开启餐厅的音乐模式，揭开了音乐疗法的秘密。音乐治疗师在餐厅里为老爷爷、老奶奶们举办了一场音乐沙龙，根据节奏即兴创作，每个人都演唱一首歌介绍自己、介绍忘不了餐厅，唱出心中所想，拿着乐器按照各自节奏敲打的忘不了家族瞬间变成了"忘不了乐队"。

聆听音乐是现代人常见的休闲方式，音乐在我们的生活中更像"调味品"。但对有些人来说，音乐是治愈疾病的"良药"。音乐能起到类似于"药物作用"的四种效应：心理效应，人的情绪、认知跟着音乐变化；生理效应，音乐能引发全脑反应，从而影响人的免疫系统、内分泌、神经递质释放等；社会效应，当我们与他人分享音乐时，社交能力和人际关系得到改善；审美效应，音乐之美作为生命中的积极资源可以唤起生存信念。音乐治疗的过程就是将歌唱、舞蹈、器乐以及所有与音乐相关的体验都有效地组织起来。即使活在弱化的记忆里，认知症患者的人生仍然是一个积极的生命旅程。音乐治疗的目的就是通过音乐为他们找到抚慰心灵的良药，搭起与外界沟通的桥梁。

（三）认知症友好化倡导服务

家家有老年人，人人都会老。作为认知症老年人的家属，存在着不愿面对、过分敏感、过分担忧、不愿就诊、看护不力等情况。老年友好社区建设需要物质环境、政策环境和社会环境的支持，从社区动员、预防筛查、早期干预和家庭支持等方面，多角度地为认知症老年人提供服务，才能塑造为老、适老、助老的友好社区。

认知症友好化倡导服务的目的是让公众认识到认知症是一种很普通的疾病，不必对此感到恐惧，要积极关注身边的认知症老年人并给予关爱和支持，改善认知症老年人及其家属的境遇。认知症是一种不可逆的疾病，同时，还伴随着精神症状和行为问题，因此认知症老年人往往会被认为"老糊涂了"或是"精神有问题"，邻居或小区中的其他居民往往对认知症老年人及其家属投来异样的眼光，这种不科学的、带标签化的语言和社区氛围不利于营造认知症友好环境。目前，社会公众对认知症的认识还比较片面和狭隘，需要开展认知症友好化倡导服务，通过多种形式推动社区公众教育的进程。

应当在全社会范围内广泛宣传敬老、养老、助老宣传教育活动，树立尊重、关心、帮助老年人的社会风尚，要通过多种渠道，利用电视、报纸、微信、微博等大众传媒进行人口老龄化宣传，增强全社会积极应对人口老龄化意识；促进公众对认知症的正确认识，促进及早发现、及早介入以及及早准备，将认知症的相关知识普及到更多的人群当中。尤其是对知识普及尤为重要，只有当家属、养老机构工作人员等一线照护人员以及其他社会公众改变对认知症的非理性和不科学的认识方式，才能消除认知症老年人身上的"污名化"标签，才能提升认知症老年人的生活质量，让他们在社区或养老机构内有尊严而且安心地生活。

【课后练习】

1. 人在情境中理论的三大要素是（　　　）。

A. 个体　　　　　　　　　　　　B. 情境

C. 个体与情境的互动　　　　　　D. 资源

2. 老年友好社区的构成要素包括（　　）的友好。

A. 老年人与空间　　　　　　　B. 老年人与他人

C. 老年人与政策　　　　　　　D. 老年人与家庭

3. 老年友好社区养老支持体系主要包含（　　）支持。

A. 社会服务　　　　　　　　　B. 社区环境

C. 社会政策　　　　　　　　　D. 信息技术

任务二　为机构照护人员提供支持服务

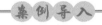

平凡岗位上的执着坚守与无私奉献

有这么一群人，他们把自己的青春奉献给了韶华已逝、历经沧桑的老年人，与之朝夕相对，无怨无悔。除了生活照护外，更需要跟老年人"真心交流"，常常有老年人拉着他们的手不停地说着大家根本听不懂的话，可即便这样，也从不见他们面露烦色，他们总是陪伴着老年人，仔细倾听老年人的需要。浙江省桐庐县社会福利中心照护人员方小连就是这群人中的代表。在这个岗位上，她一干就是16年。方小连不会讲什么大道理，她在采访中一再强调，"我没做什么，这是我的工作，外人看着觉得很辛苦、很累，但我们早已习惯，这太平常了"。确实，身为照护人员，他们没有做什么惊天动地的伟大事业，他们每天的工作就是给老年人喂饭、按摩、洗澡……但正是在这个如此平凡的岗位上，他们日复一日，年复一年，在需要时，立刻奔到老年人床前。有人曾问过方小连，你这样执着地付出，图的是什么？她回答："我没想太多，只想让老年人们生活得更快乐一些。"我想，在不刻意中的执着坚守与无私奉献，也许就是方小连最大魅力之所在。

思考：如何看待机构照护人员的工作角色？机构照护人员的需求有哪些？作为一名养老机构的工作人员，该如何平衡工作和生活？

一、机构照护的含义

机构照护是指在老年福利服务制度下，对生理、心理和精神上有障碍的，或居家养老有困难的老年人，机构照护人员为他们提供日常生活照护、基础护理、心理照护和康复保

149

健等服务的一种照护方式。根据养老机构功能，可以划分为特殊护理院、护理型养老院、康复保健型养老院和老年公寓等类型。随着人口老龄化逐渐加深，目前我国最需要的是提供长期照护服务的老年护理院。由于社会经济的发展，人们的养老观念逐渐改变，越来越多的老年人主动或被动地选择入住养老机构，例如，有一些老年人为了不给家人增加负担或缺少家庭支持而主动选择机构照护。

养老机构照护环境属于封闭式照护环境，其提供的服务具有代替家庭照护、辅助家庭照护或分担家庭照护等不可替代的功能。随着年龄的增长和持续地因生理的老化、残障而影响独立生活能力，老年人就需要健康照护、个人照护或其他支持性的服务。一般来讲，这些提供给老年人的长期支持性的服务主要是由老年人的家庭成员所承担的，当这种持续性的照护造成了家庭成员的心理、生理资源的过度支出，而社区的支援性服务也不能满足老年人的照护需要时，就开始由机构性的设施为老年人提供持续性的服务。机构养老与居家养老的对比情况见表 4-5-2-1。

表 4-5-2-1　机构养老与居家养老的对比情况

	优点	缺点
居家养老	充分利用原有的物质资源 保持原有的生活习惯 子女和家庭的关怀，乐享天伦 对老年人的状况了解比较全面深入	缺乏专业的护理知识 医疗保健无法保证实效性 增加家庭和子女的精力和时间付出 成本、安全隐患
机构养老	专业齐全的设备设施 专业的护理服务和医疗保健 丰富老年人的精神文化需求 集中资源，集中老年人 充分利用资源 减轻家庭和子女的负担	缺少家庭感，亲情得不到满足 集中规范化的管理，与之前生活习惯不同， 不自由且有不适感 独立性缺失

二、机构照护人员的工作概述

（一）机构照护人员的工作目标

在人口老龄化的浪潮中，包括机构照护人员在内的老年社会工作者是一支不可或缺的社会服务队伍，他们运用专业的知识体系和方法技巧帮助老年人增强个人能力，解决老年人所面临的各种问题。根据养老机构的性质及其服务对象，机构照护人员的工作目标主要包括以下几点：

（1）调整老年人的生活环境，帮助老年人适应不良社会环境，如经济、疾病、家庭关系、孤独等，使老年人能够安度晚年。

（2）促进老年人的人际关系，鼓励老年人参与社会活动，使老年人与他人互动，以满足其精神生活的需要。

（3）协助老年人增强个人能力，预防生理或心理功能的迅速退化，以促进老年人的身心健康。

（4）帮助老年人充分利用各种社会资源，从各个方面促进老年人有一个健康和愉快的晚年人生。

（5）提供老年人福利、老年人保障、老年人服务等各个方面的实际经验和理论总结，作为有关部门制定、修正各项老年人政策和措施时的参考。

（二）机构照护人员的工作角色

机构照护人员是社会政策的具体实施者，发挥着资源链接者、服务提供者、老年兴趣培养者、组织孵化者以及关系维护者等作用。在开展工作的过程中，机构照护人员为老年人提供丰富多样的服务，担任各种职责，完成多种任务和活动，不同的情况下承担着不同的工作角色。

1. 服务提供者

这是机构照护人员的首要工作角色，工作任务是为有困难的老年人提供帮助性的服务。

2. 支持者

通过适当的方式和方法鼓励老年人自立，支持老年人充分挖掘自身潜能。

3. 倡导者

启发或引导老年人适应新的生活环境和社会环境，同时引导老年人调整或改变行动方式与思维方式。

4. 工作管理者

当老年人需要多种服务时，机构照护人员要通过照护计划与安排来协调不同部门提供的服务和资源，并把这些服务和资源与有需要的服务对象进行有效对接。

5. 政策建议者

当老年人的问题或困难是由社会政策不完善而造成的，或与社会政策不完善相关时，包括机构照护人员在内的老年社会工作者应该积极推动政策的优化，从根源上解决老年人的困难。

三、机构照护人员的职业倦怠

（一）职业倦怠的含义

职业倦怠是指个体在面对过度工作的需求或压力时，身体和情绪所产生的一种极度疲劳状态。职业倦怠综合征主要体现在三个方面：情绪衰竭、非人性化和缺乏个人成就感。

1. 情绪衰竭

个体情绪和情感处于极度疲劳状态，工作热情丧失，如感觉整天又忙又累，觉得精神和身体出了问题，上班的时候提不起精神，整个人感觉特别沉重。

2. 非人性化

个体以一种消极、否定或麻木不仁的态度对待自己的同事或来访者，同事之间互相推诿责任，有时候会产生摩擦。

3. 缺乏个人成就感

个体工作积极性和主动性下降，质疑工作的专业性和价值，消极评价自己的工作意义与价值。

（二）职业倦怠的影响

随着养老服务业的快速发展，养老机构从业人员迅速增加，而养老机构本身也面临着从业人员的职业倦怠问题。职业倦怠对个人、机构和行业都会产生严重的影响。

1. 对个人的影响

职业倦怠影响员工对工作的认知和态度，进而产生消极的情绪和行为，工作成效差，缺乏效能感，容易对职业感到厌倦，从而消极怠工或离职。

2. 对机构的影响

员工的职业倦怠会直接影响岗位和项目的工作产出，影响与服务对象的沟通和服务质量，导致团队凝聚力下降。

3. 对行业的影响

职业倦怠容易引发人才流失，影响整个行业的提质增效，不利于养老服务业形象的树立。

（三）职业倦怠的产生原因

1. 薪资待遇

对于一些基于专业情怀和服务热情进入养老服务行业的机构照护人员而言，在付出大量的时间、精力和体力后，与其他行业相比，薪资待遇水平没有明显优势，即付出与收获不成正比，再加上现实生活的压力，因此容易激情退却，产生职业倦怠。

2. 社会认可度

受到传统观念影响，社会大众对养老服务行业的认知存在偏差，认为养老服务工作就是伺候老年人吃喝拉撒，没地位、没面子，不受人尊重，职业尊重感不强，社会认可度不高，没有发展前途，因此许多养老护理相关专业毕业生不愿从事本专业的工作。

3. 自我实现感

养老照护行业的职业化发展程度不高，部分照护人员在入职后往往从事一些技术含量较低的工作，自我效能感较低，感觉很难实现专业价值，久而久之就产生了职业倦怠。目前，国家还没有制定专门的养老人才职称评定体系，从业人员的个人价值和社会价值不能得到有效承认。

4. 工作压力

在照护工作中，一旦老年人有需要，照护人员一般都会即刻给予协助，因此时常感到缺少个人闲暇时间和自由空间，也给家庭或机构照料者带来很大的身心压力。在实际工作中，机构照护人员往往扮演着专业性和非专业性等多种角色，而多重角色的相互叠加，让他们承受着超载的工作压力。角色扮演能力不足容易引起紧张感和无力感，进而在工作中产生职业倦怠情绪。

四、为机构照护人员提供支持服务

无论是对家属、机构或者照护人员而言，认知症老年人照护都是一种很有挑战性的工作，在实际工作中，需要组建一支由医生、护士、养老照护人员、康复治疗师、心理咨询师、社会工作师等不同专业和学科组成的照护团队协同开展工作来帮助家庭照护人员和机构照护人员更好地应对疾病带来的挑战，提高老年人的生活质量。与此同时，怎样才能为机构照护人员提供支持服务，缓解其工作压力和职业倦怠，也需要引起社会的重视。

1. 从个人层面来看

加强个人角色管理和职业生涯规划。机构照护人员工作角色扮演效果的好坏，直接关系到老年友好社区营造质量的高低，同时也影响着自身的工作积极性，还间接影响着老年人家属对机构服务与管理的认可程度。针对多种角色叠加带来的角色超载，个人需要加强角色管理，合理树立期望，减少角色期望带来的冲突，缓解角色超载引起的压力。同时，还要加强职业生涯规划，明确在机构和行业的发展目标，增强获得成就的动机，认同自己工作的价值和意义，合理调整就业期望，找准职业定位，增强对职业和行业的认可度并提升归属感。

加强专业知识学习，提高职业技能水平。高素质、专业化的机构照护人员是优质养老服务的重要基础。照护人员要加强专业知识学习，提高专业知识运用能力，提高职业技能水平。专业知识既包括书本的理论知识，也包括实践中的经验知识。在工作之余，照护人员应加强对理论知识的巩固和补充，尤其是专业助人理念、技巧和三大方法的运用。同时，专业知识的加强不仅需要照护人员自觉学习，养老机构还需要为他们提供学习平台，营造学习氛围。另外，机构管理者也可以与其他服务机构建立密切联系，定期组织双方工作人员参观和学习，积累相关工作经验。

2. 从机构层面来看

加强机构运营与管理水平，激发照护人员工作热情。养老机构照护的工作风险性高于其他工作，这对机构的管理和员工的心理都是一种考验，养老机构要加强风险管理体系，降低照护风险，解决照护人员的后顾之忧。养老机构应给予照护人员各种各样的物质和精神激励政策，多劳多得，多贡献多收获，激发照护人员工作热情，同时，在养老照护社会认知短期内难以改变的情况下，养老机构要加强内部文化建设，纠正内部的错误认知，营造和谐的工作氛围并创造良好的工作环境。例如，在努力平衡项目支出的基础上，可以考虑延长带薪假期、提供食宿、加强团建、提供教育培训和机构交流等方式来增加员工福利，同时，还可以在内部细分岗位职级，拓宽一线员工的职业通道，以实现有效激励。

除了提升自身的管理水平外，当员工在工作上遇到问题或在情感上需要支持时，机构要多方面挖掘资源，多角度提供专业支持，必要时可在机构内设置专门的员工咨询部门，为员工提供心理疏导、情绪支持、保障支持等服务。机构管理者要提升部门主管和负责人对员工职业倦怠的敏感性，在员工开展照护服务的过程中积极给予指导，多角度提供专业支持，及时指出问题，传授经验，同时，还要定期关注照护人员的情感波动和心理活动，并及时给予安慰或鼓励，从而帮助其缓解工作或生活压力，避免其出现职业倦怠。

3. 从社会层面来看

老年照护已进入当前国家首批"1+X"技能证书试点，机构养老服务涉及职业教育、职业技能、资格认证等一系列问题，需要政府、高校、行业、企业和社会的通力合作与共同努力。在不断加大对养老事业投入的同时，应尽快建立老年社会工作职业体制及运行机制，运用政策导向，从资格认证、提高待遇、从业规范、职称评定、评估管理等方面入手，不断完善与之相配套的激励机制，提升从业人员的个人价值、职业价值和社会价值。

【课后练习】

1. 机构照护人员的工作角色主要包括（　　）者。

A. 服务提供　　　　　　　　　　B. 支持

C. 倡导　　　　　　　　　　　　D. 政策建议

2. 职业倦怠的影响因素主要包括（　　）。

A. 薪资待遇　　　　　　　　　　B. 社会认可度

C. 自我实现感　　　　　　　　　D. 工作压力

3. 为机构照护人员提供支持服务的内容包括（　　）。

A. 加强角色管理和职业生涯规划

B. 加强专业知识的学习，提高职业技能水平

C. 提高机构管理水平，激发照护人员的工作热情

D. 提升从业人员的职业价值和社会价值

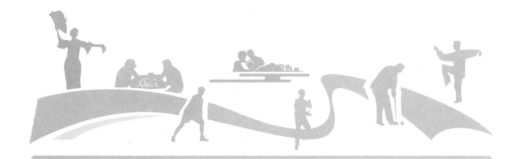

第五篇

安宁疗护照护篇

项目一　安宁疗护概述

【知识目标】

了解安宁疗护的概念及其发展；了解安宁疗护中心管理规范（试行）；了解安宁疗护学科体系；了解伦理及伦理学、医学伦理学的概念及特点。理解安宁疗护的任务及宗旨；理解安宁疗护的根本特征；理解安宁疗护伦理及安宁疗护伦理原则；理解安宁疗护与死亡伦理；理解安宁疗护伦理与医患关系。掌握安宁疗护机构及其服务模式；掌握安宁疗护中心基本标准（试行）；掌握安宁疗护实施的步骤及工作内容。

【能力目标】

能阐述安宁疗护的发展阶段及特点；能阐述安宁疗护的任务及宗旨，并能在工作中正确实施；能为老年人选择合适的安宁疗护机构及服务模式；能阐述安宁疗护伦理及死亡伦理；能运用安宁疗护伦理开展安宁疗护工作。

【素质目标】

在开展安宁疗护工作时，具备基本的礼仪规范，具备尊老、爱老品质和同理心；具备一定的理论素养及同理心，在情境中理解临终老年人的感受；具备良好的沟通能力，能顺利地与老年人及其家人沟通。

任务一
安宁疗护发展概述

案例导入

孙爷爷，76岁，因肝癌多发转移入住某养老机构安宁疗护病区551床，住院期间，家人无微不至地陪伴他，但在临终期念念不忘自己一手带大现定居澳洲的孙女，家人因不会进行跨国视频操作，求助安宁疗护团队。经上级领导批准后，充分利用病区信息网络，在老年人弥留之际使用Skype远程视频通话系统帮助其在视频中见到了孙女，完成了他最后的心愿。

思考： 何谓安宁疗护？安宁疗护的任务及内容有哪些？实施安宁疗护的模式有哪些？

安宁疗护是指为濒死患者及其家庭提供全面、全程的照护。世界卫生组织认为安宁疗护是全世界范围内的急迫需求，建议各国政府把安宁疗护作为国家健康政策的重要组成部分。

世界上对为罹患无法治愈性疾病的患者及家庭进行照护的名称较多，如姑息治疗、临终关怀、缓和医学、舒缓疗护、终末照料等，其中姑息治疗、缓和医学等偏重医学照护，而临终关怀、终末照护等更加注重人文关怀。20世纪80年代国内学者把为终末期患者服务的理念引入中国时直接称为"临终关怀"，经过几十年的发展，国内现渐渐统称为安宁疗护，当然学者间对此名称尚有争议。本书将注重为生命终末期患者（生存期不超过6个月）的服务称为安宁疗护，将不以治愈为目的，注重解除不适症状的医学临床学科称为姑息治疗。当照护对象处于生命终末期时，二者并无差别，根据不同情况通用。

一、安宁疗护概述

（一）安宁疗护定义

不同国家和国际组织对安宁疗护或姑息治疗有不同的定义。美国国立医学图书馆出版的《医学主题词表》索引中将安宁疗护解释为"对临终患者提供的专业的支持性卫生保健服务，通过整体照护方法，在满足患者当前生理需要的同时，为患者及其家属提供法律、经济、情感和精神上的支持咨询，此外对已故患者的家属进行丧亲支持"。1987年，英国对姑息治疗给出了实用的定义："安宁疗护是对患活动性、进行性、预后有限的晚期疾病患者进行研究和治疗；关怀照护的焦点是生命质量。"1990 年，世界卫生组织提出姑息治疗的实用定义："是对那些所患疾病对根治性治疗无反应的患者的积极的、整体的关怀照护，镇痛、控制其他症状和减轻精神心理、社会的创伤，缓解宗教的困扰是主要的宗旨。姑息治疗的目标是为患者和他们的亲人获得尽可能好的生命质量。姑息治疗的许多方面也适用于配合抗癌治疗的病程的早期阶段。"其后世界卫生组织于 2002 年对姑息治疗的定义重新作了修订，即"姑息治疗是一门临床学科，通过早期识别，积极评估，控制疼痛和治疗其他痛苦症状，包括躯体、社会心理和宗教的（心灵的）困扰，来预防和缓解身心痛苦，从而改善面临威胁生命疾病的患者和他们的亲人的生命质量。"

中国自 20 世纪 80 年代引入的安宁疗护理念一直没有权威的定义，学者们多从各自专业角度进行阐述。2017 年中华人民共和国国家卫生与计划生育委员会（以下简称"卫计委"）颁布的《安宁疗护实践指南（试行）》对安宁疗护名称的权威描述："安宁疗护实践以临终患者和家属为中心，以多学科协作模式进行，主要内容包括疼痛及其他症状控制，舒适照护，心理、精神及社会支持等。"中国安宁疗护从初期理论研究开始，然后开始为终末期肿瘤患者进行照料，经过 30 余年发展，现已成为由国家卫生健康主管部门主导，全面试点开展服务、研究、培训等工作，服务对象也逐步扩展到晚期肿瘤及慢性疾病终末期患者及其家庭成员，最近也有学者提出应对安宁疗护从业者进行关怀，称安宁疗护为"反向关怀"。

（二）安宁疗护的任务

2002 年，世界卫生组织在对姑息医学进行重新修订时为该定义作了相应的补充和说明，明确规定了姑息医学的任务如下：

（1）提供缓解疼痛及其他痛苦症状的临床医疗服务。

（2）维护和尊重生命，把死亡视为正常过程。

（3）既不刻意加速死亡，也不延缓死亡。

（4）在照护过程中，将患者精神心理和心灵方面的内容整合为一体进行照护。

（5）提供支持系统，帮助患者尽可能以积极的态度生活直到死亡。

（6）提供支持系统，帮助家属在患者的疾病过程中及其自身居丧期间能正确应对。

（7）运用团队工作的方式满足患者及其家属的整体需要，包括必要时的居丧服务咨询。

（8）提高患者生活质量，并可能对疾病进程产生积极影响。

（9）同样适用于在疾病早期联合应用其他积极延长患者生命的治疗（诸如放疗和化疗，包括所需要的进一步检查）来评估和治疗给患者带来痛苦的各种临床并发症。

（三）安宁疗护的宗旨

安宁疗护是对那些患有活动性、进展性的晚期疾病，生存期有限、对所谓治愈性治疗已无获益的患者及其家属进行全面的综合治疗与照护，其主要治疗目的是预防及减轻痛苦，提供所能达到的最佳生存质量，而不受疾病分期或其他治疗的限制。内科学关注的焦点是根治疾病或拯救危重患者的生命甚至是不惜一切代价地延长患者的生命。安宁疗护不是根治性治疗，而是着重于提高临终患者的生活质量。姑息治疗应在疾病诊断时开始，与控制疾病及延长生命的治疗同时进行。当控制疾病及延长生命的治疗无效或不能达到预期目标时，缓解痛苦便成为医学的核心目标。安宁疗护将主要通过镇痛、控制其他症状来减轻患者的精神或心理创伤，帮助患者解决生存期间的某些社会问题来实现这一目标。安宁疗护中的许多方法也适用于配合抗癌治疗的疾病病程的早期阶段，即在癌症诊断明确、开始有症状时便可为患者提供相关服务的临床医学实践。

（四）安宁疗护的根本特征

1. 多维的评估和处理

多维的评估和处理包括对躯体症状，社会心理压力，功能的、心灵的、经济的以及患者亲属所关心的种种困扰等因素在内的一系列评估和处理。

2. 多学科的关怀

多学科的关怀包括一个团队的联合工作的重要关怀功能。团队成员有医生、护士、社会工作者、精神心理医生、物理治疗师、药剂师、劝导师、营养师和志愿者等。将上述所有团队成员整合为一体，使其联合起来为患者提供安宁疗护服务。

3. 强调关怀患者和他们的亲属

在姑息关怀的项目中，患者在接近生命末期时的大多数躯体和情感关怀是由他们的亲属所提供的。鉴于此，应该同时开展关怀患者亲属的服务项目，包括为他们提供咨询、培训教育、短期的休息和居丧关怀。

二、安宁疗护服务

（一）安宁疗护萌芽

作为现代医学学科的姑息治疗仅有 50 多年的历史。姑息一词来自拉丁文 Palliaare，最早从 16 世纪开始在医学上使用，表达对遭受痛苦的缓和或减轻。1967 年，英国的西西里·桑德斯（Cicely Saunders）博士创立圣克里斯托弗安宁医院，与一般医院提供的以疾病为导向尽力延长生命的医疗服务不同，其理念是对肿瘤末期患者的照护强调症状控制、专业间合作、义工的参与，以患者为中心，连续性疗护、家属的哀伤辅导，获得社会的认同和政府的支持，这是现代安宁疗护的开端，推动了安宁疗护的世界性潮流，无疑提升了临终患者的生命品质。

（二）安宁疗护机构

安宁疗护机构是根据国家相应的法律法规规定，经过卫生行政主管部门认证，依法取得机构执业许可证后登记注册的安宁疗护科。国家中医药管理局《城市社区卫生服务机构管理办法（试行）》规定，只有经政府部门登记注册并取得《医疗机构执业许可证》安宁疗护科的诊疗科目才能使用安宁疗护标识名，考虑文化传统等因素，标识可使用通用名称，如安宁病房、关怀科、舒缓疗护科等，包括安宁疗护牌匾、灯箱、标牌、旗帜、文件、宣传栏、宣传资料、办公用品、网页等。安宁疗护服务应在合法机构内实行。

1. 安宁疗护机构定位

（1）基本定位：为临终患者（包括晚期恶性肿瘤患者及其他终末期临终患者）和高龄衰老自然临终者提供以安宁疗护为主的服务的临床科室。

（2）核心定位：安宁疗护科是综合性医疗机构、基层医疗机构（主要是社区卫生服务中心和护理院）的重要组成部分，安宁疗护病房是以临终期急性症状处置为特点的急性病房，不同于以养老为主要目的的老年福利院和以护理为主的康复病房，也不同于以医疗为主的老年医院病房。

（3）功能定位：安宁疗护科应当开设独立的专科门诊，并作为临床科室；有条件的可开设安宁疗护病房；有全科团队服务能力的可开设居家安宁疗护或家庭病床；根据需要可以开设社区安宁疗护日间照护中心。

2. 安宁疗护服务场所

国内安宁疗护虽然起步较晚，但随着国家卫生政策的支持，已经开始考虑运用一些模式来开展。如建立独立的机构，诸如安宁疗护中心，专门收治以安宁疗护为对象的患者，并进行相应的研究；在综合性医院或肿瘤专科医院中设立一个姑息治疗专科；以社区为中心，使安宁疗护成为家庭保健网的组成部分，开设安宁疗护病房和家庭病床，为患者提供服务。

（1）综合医疗机构内安宁疗护科。国内部分综合性医疗机构内开设安宁疗护科、综合治疗科等提供安宁疗护服务的场所，其主要意义是解决疑难症状的诊断和姑息性治疗、有创性姑息治疗（如难治性癌痛的有创治疗）、安宁疗护科研、安宁疗护从业人员培训、相关指南制定等，床位通常较少。

（2）各类护理院。卫计委关于印发《护理院基本标准》（2011 年版）的通知中规定，护理院临床科室至少设内科、康复医学科、安宁疗护科。各类护理院均应开展安宁疗护服务。随中国人口老龄化及肿瘤患者人数的增长，各类护理院注册开设安宁疗护科从事安宁疗护服务日益增多。

（3）安宁疗护中心。为贯彻落实《国务院关于促进健康服务业发展的若干意见》（国发〔2013〕40 号）和《关于推进医疗卫生与养老服务相结合指导意见的通知》（国办发〔2015〕84 号），进一步推进安宁疗护发展，满足人民群众健康需求，卫计委于 2017 年 1 月制定并印发了《安宁疗护中心基本标准（试行）》和《安宁疗护中心管理规范（试行）》。规定安宁疗护中心是为疾病终末期患者在临终前通过控制痛苦和不适症状，提供身体、心理、精神等方面的照护和人文关怀等服务，以提高生命质量，帮助患者舒适、安详、有尊严离世的医疗机构。床位总数应在 50 张以上，临床科室至少设内科、疼痛科、安宁疗护科，同时在人员、建筑要求、设备等方面，制定详细的安宁疗护中心管理规范。今后安宁疗护中心的设立将大大缓解目前安宁病房一床难求的现况。

（4）社区卫生服务中心安宁疗护科。卫健委发布了〔2000〕467号文《卫生部关于印发城市社区卫生服务机构设置原则等三个文件的通知》中《城市社区卫生服务中心设置指导标准》：社区卫生服务中心提供安宁疗护服务。如上海市在2012和2014两个年度均将舒缓疗护（现称安宁疗护）列入年度政府实事项目，总共建立机构安宁疗护床位890张，居家801张。近年来，其为数千例患者提供了安宁疗护机构或居家关怀，取得了很好的社会效益，节约了大量医疗资源。

（5）居家服务。建立家庭病床由专业化安宁疗护医生、护士与初级卫生保健团队合作，对在家治疗的患者经常或定期随访，为其提供专业的咨询服务，包括患者及其家属对治疗的过程及结果的咨询，家庭护理工作的咨询与培训。其对整个家庭成员都提供支持，多数患者能够长期保持居住在家或留在家中直至死亡。在这种模式下，每一家由医生、护士、社工和义工组成多功能安宁疗护家居服务团队，为一定区域范围内的患者及家属提供简单的上门服务。

（6）日托服务。可以简单理解为白天医疗卫生中心托管式医疗服务，犹如幼儿园一般。典型的日托服务中心一天接收若干名患者，同时为他们提供医疗关怀和护理保健服务。除控制症状的安宁疗护外，还提供沐浴、理发、修指趾甲、手足保健和按摩等其他基本生活服务。同时，日托中心还提供音乐疗法、艺术疗法、支持疗法等补充疗法。参加日托中心的患者在认识了新朋友时，常常感到找到了生活的新的意义和目的，探索到了表达自我创造性的机会，而且共同享受了文化娱乐活动的乐趣。患者由家属或志愿者用车上午送到日托中心，下午再接回家。在患者获得了社会支持的同时，家属每周也有短暂的休息时间。上海市在全市多数社区建立了"邻里汇"等形式的日托机构，可作为安宁疗护的日托平台。

（7）其他机构。社会团队、慈善机构提供安宁疗护服务，这些机构应按标准设置病位，并与医疗机构合作。

（8）为患者家庭居丧提供支持（哀伤辅导）。不限具体场所，常常由受过训练的志愿者在社会工作者或受过训练的咨询师/心理学家指导下为"高危"的家属和其他主要的照护人员提供照护和咨询。每个志愿者对一定数量的居丧家属和照护人员提供支持，此项工作也可以由专业化居家关怀护士完成。

（9）教育和研究机构。可在安宁疗护机构、社区、教育机构等处进行。教育和研究是安宁疗护服务工作的又一个重要部分可以为其他卫生保健的执业人员开设各种课程，指导他们怎样更好地为临终患者提供照护。医学院校为医学本科和研究生开设安宁疗护课程和培训项目以及开展改善濒死患者的照护研究对安宁疗护的发展同样重要，但是由于安宁疗护研究需要花费大量的时间和经费，因此仅在少数医疗单位中成功开展。事实上，熟练的医护技术和能力（包括沟通能力）水平的高低是姑息治疗成功与否的关键。研究和传播如何更好开展姑息治疗是安宁疗护规范化、系统化、网络化的重要组成部分。

（三）安宁疗护服务模式

1. 英国安定疗护服务模式

英国是现代安宁疗护的发源地，其典型的模式包括以下几个方面。

（1）专业居家病床姑息照护。

（2）专科临床会诊（居家病床会诊，病房会诊和其他医院会诊）。

（3）专科门诊服务。

（4）日托关怀。

（5）住院姑息照护。

（6）居丧支持和善终服务。

（7）教育培训。

（8）临床研究。

2. 加拿大安宁疗护服务模式

加拿大的安宁疗护服务模式开始于 20 世纪 70 年代，其第一家安宁疗护医院是圣博尼费斯医院（St.Boniface Hospital）。为了应用同样的标准和规范，将原本凌乱的安宁疗护实践行为统一化，让所有加拿大人都能获得高质量的临终护理，加拿大安宁疗护姑息治疗协会联合全国相关的资源和力量，历经 10 多年时间，于 2002 年发布了《基于国家原则和规范的安宁疗护实践模式指南》（以下简称《指南》），又于 2013 年进行了修订。《指南》是加拿大安宁疗护发展历程中的里程碑，在加拿大甚至国际安宁疗护领域都有着重要的地位，2002 年版《指南》共分为以下 5 部分。

（1）对健康和疾病的理解。

（2）安宁疗护的定义、价值观、原则和规范及一些基础性概念的解释，如有效沟通、群体性功能等。

（3）对患者及其家属进行安宁疗护的指南及概念框架。

（4）安宁疗护组织和机构发展的指南及概念框架。

（5）《指南》的实践应用，其总的指导原则如下：

①以患者或家庭为中心；②符合自主、慈善、无害、公平、保密等伦理原则；③提供高质量服务；④基于专业小组联合家人、朋友及其他照护人员的团队形成护理圈；⑤确保安全和有效；⑥确保所有个人及家庭无论在哪，只要他们需要都能平等地获得安宁疗护服务；⑦确保有足够的经济、人力、信息等资源的支持；⑧各社区间及与组织机构间相互评估需求并进行协调；⑨通过宣传提高民众的意识；⑩所有实践活动均基于最佳的知识和证据。

该《指南》可应用于指导与安宁疗护相关的一切实践活动，包括患者及其家人的护理、各级组织机构和治疗小组等的发展和职责的界定、安宁疗护质量管理、教育、研究、政策制定、社会宣传等。《指南》中明确了安宁疗护是由医生、护士、药剂师、理疗师等组成的跨专业团队进行的高度跨学科的活动，按照 6 步法开展安宁疗护，其安宁疗护服务模式见表 5-1-1-1。第一步，通过相关量表、身体检查、实验室检查等评估患者现存及潜在的问题、生存期望、需求、愿望、恐惧等；第二步，给予相关的信息支持；第三步，确立护理的目标、优先次序、治疗的选择等；第四步，计划安宁疗护的地点、所需的设备，计划家属的照护、紧急情况的处理、丧亲照护等；第五步由团队主导，提供教育、训练、咨询等支持服务以及提供必要的设备和所需的治疗；最后，确认患者及其家属的满意度，以及有无其他问题存在。

表 5-1-1-1　加拿大安宁疗护服务模式

常见问题	照护过程					
	评估	信息分享	决策	照护计划	照护实施	评价
疾病管理						
身体						
心理						
社会						
精神、灵性						
日常生活						
终末期/死亡管理						
丧亲者						

3. 中国安宁疗护服务模式

中国安宁疗护始于 20 世纪 80 年代，由从事人文学科的理论学者和医务人员自发开展，上海市在全国较早大规模开展安宁疗护项目，并颁布上海市安宁疗护科室设置标准、人员配置标准等地方性规范。2017 年，国家卫生行政部门相继颁发《安宁疗护实践指南（试行）》《安宁疗护中心基本标准（试行）》和《安宁疗护中心管理规范（试行）》三部规范性文件。这些文件的颁布标志着中国安宁疗护与国际接轨了。

（四）安宁疗护实施前提

（1）确诊为不可逆转末期患者。如处于恶性肿瘤晚期者，高龄久病伴多个主要脏器严重衰竭者，罹患其他疾病且预估 6 个月内将死亡者。

（2）应与临终患者签署同意书，或经其配偶或监护人书面同意。

（3）实施安宁疗护时，应将治疗方案告诉患者及其配偶或其家属。

（4）患者及其监护人签署同意不给予心肺复苏术同意书。

（5）医护人员不得以任何方式主动缩短患者生命。

（五）安宁疗护收治标准

（1）患者本人及直系亲属知晓安宁疗护服务内容并自愿接受安宁疗护服务。

（2）患者处于肿瘤晚期或其他疾病终末期，预估生存期小于 6 个月。

（3）KPS评分70分以下（居家），50分及以下（病房）。Karnofsky功能状态评分标准（卡氏，KPS，百分法）见表5-1-1-2。

表5-1-1-2　Karnofsky功能状态评分标准

体力状况	评分
正常，无症状和体征	100
能进行正常活动，有轻微症状和体征	90
可勉强进行正常活动，有一些症状或体征	80
生活可自理，但不能维持正常生活工作	70
生活能大部分自理，但偶尔需要别人帮助	60
常需人照料	50
生活不能自理，需要特别照顾和帮助	40
生活严重不能自理	30
病重，需要住院和积极的支持治疗	20
病危，临近死亡	10
死亡	0

（六）安宁疗护中心基本标准（试行）

安宁疗护中心是为疾病终末期患者在临终前通过控制痛苦和不适症状，提供身体、心理、精神等方面的照护和人文关怀等服务，以提高生命质量，帮助患者舒适、安详、有尊严地离世的医疗机构。

1. 床位

应根据当地实际需求和资金情况，并兼顾发展等设置床位数，床位总数应在50张以上。

2. 科室设置

（1）临床科室至少设内科、疼痛科、安定疗护科。

（2）医技和相关职能科室至少设药剂科、医疗质量管理、护理管理、医院感染管理、病案管理部门。医学影像、临床检验及消毒供应服务等可以由签订协议的其他具备合法资质的机构提供。

3. 人员

（1）安宁疗护中心至少有1名具有副主任医师以上专业技术职务任职资格的医师。每10张床位至少配备1名执业医师。可以根据收治对象的疾病情况聘请相关专科的兼职医师进行定期巡诊，并负责处理各专科医疗问题。

（2）安宁疗护中心至少配备 1 名具有主管护师以上专业技术职务任职资格的注册护士。每 10 张床至少配备 4 名护士，并按照与护士 1∶3 的比例配备照护人员。

（3）可以根据实际需要配备适宜的药师、技师、临床营养师、心理咨询（治疗）师、康复治疗师、中医药师、行政管理人员、后勤人员、医务社会工作者及志愿服务人员等。

4. 建筑要求

（1）安宁疗护中心的建筑设计布局应当满足消防安全、环境卫生学和无障碍要求。

（2）病房每床净使用面积不少于 5 m²，每床间距不少于 1.5 m。两人以上房间，每床间应设帷幕或隔帘，以利于保护患者隐私。每床应配备床旁柜和呼叫装置，并配备床挡和高度调节装置。

（3）每个病房中应当设置厕所，厕所地面应当满足无障碍和防滑的要求。

（4）病区设有独立厕所，配备扶手、紧急呼叫装置。充分考虑临终患者的特殊性，配备相适应的洗澡设施、移动患者设施和防滑倒等安全防护措施。

（5）设有室内、室外活动等区域，且应当符合无障碍设计要求。患者活动区域和走廊两侧应当设扶手，房门应当方便轮椅、平车进出；功能检查用房、理疗用房应当设无障碍通道。

（6）设有关怀室（告别室），考虑民俗、传统文化的需要，尊重民族习惯，体现人性、人道、关爱的特点，配备满足家属告别死者所需要的设施。

5. 设备

（1）基本设备。至少配备听诊器、血压计、温度计、身高体重测量设备、呼叫装置、给氧装置、电动吸引器或吸痰装置、气垫床或具有防治压疮功能的床垫、治疗车、晨晚间护理车、病历车、药品柜、心电图机、血氧饱和度监测仪、超声雾化机、血糖检测仪、患者转运车等。临床检验、消毒供应与其他合法机构签订相关服务合同，由其他机构提供服务的，可不配备检验和消毒供应设备。

（2）病房每床单元基本装备。应当与二级综合医院相同。

（3）其他。应当有与开展的诊疗业务相应的其他设备。

（七）安宁疗护中心管理规范（试行）

为加强对安宁疗护中心的管理工作，保证医疗质量和安全，根据《执业医师法》《护士条例》《医疗机构管理条例》《病历书写基本规范》《医院感染管理办法》《医疗废物管理条例》等有关法律法规，制定本规范。本规范适用于独立设置的开展安宁疗护的医疗机构。其他开展安宁疗护的医疗机构参照执行。

1. 机构管理

（1）安宁疗护中心应当制定并落实管理规章制度，执行国家制定公布或者认可的技术规范和操作规程，明确工作人员岗位职责，落实各项安全管理和医院感染预防与控制措施，保障医疗质量和患者安全。

（2）应当设置独立医疗质量安全管理部门或配备专职人员，负责质量管理与控制工作，履行以下职责：对规章制度、技术规范、操作规程的落实情况进行检查；对医疗质量、医院感染管理、器械和设备管理、一次性医疗器具管理等方面进行检查；对重点环节和影响患者安全的高危因素进行监测、分析和反馈，提出控制措施；监督、指导安宁疗护中心的医院感染预防与控制，包括手卫生、消毒、一次性使用物品的管理和医疗废物的管理等，并提出质量控制改进意见和措施。

（3）医疗质量安全管理人员应当由具有中级以上职称的卫生专业技术人员担任，并要求其具备相关专业知识和工作经验。

（4）财务部门要对医疗费用结算进行检查，并提出控制措施。

（5）后勤管理部门负责防火、防盗、医疗纠纷等安全工作。

2. 质量管理

安宁疗护中心应当按照以下要求开展医疗质量管理工作。

（1）建立质量管理体系，保证质量管理体系运行有效，健全并执行各项规章制度，遵守相关技术规范和标准，落实质量控制措施、诊疗护理相关指南和技术操作规程，体现人文关怀。

（2）严格按照诊疗护理操作规范开展相关工作，建立合理、规范的诊疗护理服务流程，施行患者实名制管理。

（3）建立日常工作中发现质量问题逐级报告的机制，出现较多或明显的质量问题时，应当及时组织集体分析研究、协调解决。

（4）科室负责人直接负责质量管理和控制，定期组织质量评价，及时发现问题，提出改进意见，对评价结果进行分析并提出持续改进措施。

（5）按照规定使用和管理医疗设备、医疗耗材、消毒药械和医疗用品等，对医疗设备进行日常维护，保证其正常运行。

（6）建立患者登记和医疗文书管理制度，医疗文书书写及管理应当符合国家有关规定。

（7）建立良好的与患者沟通机制，按照规定对患者及家属进行告知，加强沟通，维护患者合法权益，保护患者隐私。

3. 感染防控与安全管理

（1）应当加强医院感染预防与控制工作，建立并落实相关规章制度和工作规范，科学设置工作流程，降低医院内感染风险。

（2）建筑布局应当遵循环境卫生学和感染控制的原则，做到布局合理、分区明确、洁污分开、标识清楚等基本要求。

（3）应当按照《医院感染管理办法》，严格执行医疗器械、器具的消毒技术规范，并达到以下要求：进入患者组织、无菌器官的医疗器械、器具和物品必须达到灭菌水平。接触患者皮肤、黏膜的医疗器械、器具和物品必须达到消毒水平。使用的消毒药械、一次性医疗器械和器具应当符合国家有关规定。仅供一次性使用的医疗器械、器具不得重复使用。

（4）医务人员的手卫生应当遵循《医务人员手卫生规范》。

（5）应当按照《医疗废物管理条例》及相关规定对医疗废物进行分类和处理。

（6）应当加强患者安全管理，制定各类突发事件应急预案和处理流程，并定期进行应急处理能力培训和演练，提高防范风险能力。

（7）应当严格执行查对制度，正确识别患者身份。

（8）严格执行麻醉药品、精神药品等特殊管理药品的使用与管理规定，保障用药安全。

（9）应当加强对有跌倒、坠床、自杀、压疮等风险的高危患者的评估，建立跌倒、坠床、自杀、压疮等报告制度、处理预案等，防范并减少患者意外伤害。

（10）应当按照国家有关法规加强消防安全管理。

4. 人员培训

（1）应当制定并落实工作人员岗前培训和在岗培训计划，使工作人员具备与本职工作相关的专业知识，落实相关管理制度和工作规范。

（2）应当定期组织工作人员参加培训，及时掌握和更新专业知识，不断提高服务质量。

5. 监督与管理

（1）各级卫生行政部门应当加强对辖区内安宁疗护中心的监督管理，发现存在质量问题或者安全隐患时，应当责令其立即整改。

（2）各级卫生行政部门履行监督检查职责时，有权采取下列措施：对安宁疗护中心进行现场检查，了解情况，调查取证；查阅或者复制质量和安全管理的有关资料；责令违反本规范及有关规定的安宁疗护中心停止违法违规行为；对违反本规范及有关规定的行为进行处理。

（3）安宁疗护中心出现以下情形的，卫生行政部门应当视情节依法依规从严从重处理：使用不具备合法资质的专业技术人员从事诊疗护理相关活动的；质量管理和安全管理存在重大纰漏，造成严重后果的；其他违反有关法律法规的情形。

三、安宁疗护学科体系

（一）安宁疗护学科发展

安宁疗护作为最年轻的临床分支学科，在国外日益受到重视，澳大利亚、加拿大、美国、英国等国家均建有专门的医疗机构，由医生、护士、心理学家、社会工作者、理疗师、宗教人士、志愿者等组成的团队对需要姑息治疗的患者进行治疗。

1976年，第一家安宁院在美国康涅狄格州成立。此后，以圣科利斯朵夫为模式的善终照护安宁院如雨后春笋般地在欧美各地建立。瑞典（1977年）、意大利（1980年）、德国（1983年）、西班牙（1984年）、比利时（1985年）、法国（1986年）、荷兰（1991年）陆续出现了姑息治疗服务机构。各个国家还相应出台了配套的法律法规。2005年，"安宁疗护之声"与世界各地的"安宁疗护和姑息治疗学会"联合倡导，把当年的10月8日定为"安宁疗护和姑息治疗日"，以后每年10月的某一天都过这样一个纪念日，以此来显示姑息治疗的重要性。由此，各地区根据对肿瘤防治的需要，特别是世界卫生组织对肿瘤工作由"肿瘤预防、早期诊断、早期治疗"三大任务改为"肿瘤预防、早期诊断、综合治疗、姑息治疗"四项任务后，安宁疗护在欧美已经是必不可少的医学分支了。

20世纪90年代初期，日本、新加坡也开始发展安宁疗护服务。

1987年，"松堂安宁疗护医院"在北京创办。1988年，天津医科大学成立"安宁疗护研究中心"。后李同度教授提出姑息治疗是一个社会问题的深刻论点后，于1990年在孙燕教授等人的推动下，我国政府与世界卫生组织共同在广州召开了专题会议，把世界卫生组织癌症三阶梯止痛治疗推向全国。1994年8月，中国抗癌协会癌症康复与安宁疗护专业委员会正式成立，随后，各地的安宁疗护发展不一致，天津、北京、上海均成立了安宁疗护病房和护理机构。1995年，上海市闸北区老年护理医院成立了安宁疗护病房。从1998年起，在李嘉诚基金会的资助下，首家以家居和门诊服务为内容的宁养医疗服务机构——"宁养院"成立于汕头大学医学院第一附属医院，其后在全国逐渐增加到数十家，免费为贫困癌症患者提供镇痛治疗、心理辅导及生命伦理方面的照护。2006年，复旦大学附属肿瘤医院成立了第一家肿瘤专科医院的专职安宁疗护科，并积极把其理念推广到各级医疗单位和社区卫生服务中心，促使上海市在2012年后逐步建立舒缓疗护中心，为广大临终患者提供安宁疗护网络。

（二）安宁疗护学科知识体系

安宁疗护学科体系包含了为数众多的医学和非医学的知识范围，如图5-1-1-1所示。它们以多学科专业的合作方式为姑息医学的发展做出了巨大的贡献。这些学科作为姑息医学知识体系的一部分，能够对姑息医学产生规律有序的干预，并对姑息医学未来的发展产生积极的影响。

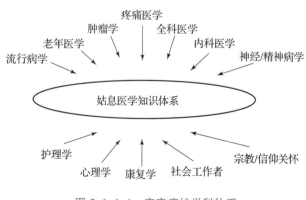

图5-1-1-1　安宁疗护学科体系

【课后练习】

1. 安宁疗护的基本特征有（　　　）。

A. 多维的评估和处理

B. 多学科的关怀

C. 强调关怀患者及其亲属   D. 积极治疗

E. 控制医疗费用

2. 安宁疗护收治标准要求患者的居家 KPS 评分低于（   ）分。

A. 90   B. 80

C. 70   D. 60

E. 50

任务二
安宁疗护伦理及实施

案例导入

　　李爷爷，76岁，肠癌肺转移，入住某养老机构安宁疗护区412床。李爷爷有3个孩子，其中两个在国外，居住在上海的女儿精神异常。入院1个月后，李爷爷病情恶化，进入弥留期。病房医生护士每日通过微信向李爷爷在国外的子女讲解李爷爷病情。几天后，李爷爷那个精神异常的女儿要求探视，某养老机构领导高度重视，安排制定了完整流程，让社工、医生、护士、照护人员和保安共同配合完成，如询问李爷爷的女儿近期精神状态、服药情况等，并派专人陪同在侧探视李爷爷。一天后，李爷爷过世了，某养老机构联系其在上海的委托人，妥善处理了接运遗体等事宜。李爷爷在海外的家属对此表示满意，致电某养老机构表示对处理结果满意并致谢！

　　思考：什么是安宁疗护伦理？安宁疗护伦理的原则有哪些？如何实施安宁疗护？

一、伦理及伦理学

1. 伦理

伦理一词的英文为"ethics"，源于希腊文"ethos"，本意为风俗、风格。在中国古代，"伦"主要是指人与人之间的关系，"理"就是指道理、规则、秩序等。伦理就是人与人之间的相互关系应当遵循的道理和规范。

2. 伦理学

伦理学即道德哲学，是指专门、完全以道德作为研究对象的学说体系，即研究道德现象并揭示其起源、本质、作用及其发展规律的学科或科学。伦理学是研究人与人之间、人与社会之间、社会与社会之间相互关系的道理和规则的学问，是道德的理论形态，也是系统化、理论化的道德学说。

二、安宁疗护伦理学

（一）安宁疗护伦理

安宁疗护伦理是指在实施安宁疗护服务过程中特定人群、过程所涉及的道德哲学和伦理规范，这些特点人群既包括处于生命末期患者及其家庭，也包括安宁疗护从业人员。

安宁疗护伦理学从属于生命伦理学，研究在安宁疗护全过程中所涉及的道德哲学和伦理规范，是医学、伦理学之间的交叉学科，而且涉及法律法规、政策、文化、历史学科、大众媒体、哲学、宗教、文学等人文社会科学学科，是安宁疗护知识体系中一个重要组成部分。重点以临终患者的生理、心理、社会资源等需求和为临终患者及其家属提供全面照护的实践规律为研究对象，包括安宁疗护中的道德原则、范畴以及有关临床各科安宁疗护的道德规范。

安宁疗护伦理体现在为患者提供安静、舒适、有尊严的环境，对其痛苦予以及时必要的解除，以充满温情的态度提供护理和服务，热情地给予患者心理关怀和精神支持，尽可能地减轻和消除临终患者躯体及精神上的痛苦，努力满足其希望和要求，从观念和心理上进行调节和疏导，帮助其达观地正视、接纳死亡即将到来的事实，安详地度过生命的最后时光。安宁疗护伦理还体现在对患者的亲属、朋友等进行友善的教育、疏导和支持，动员和帮助他们积极、主动为临终患者创造安详、舒适的环境，共同实现对临终患者的关怀，使逝者死而无憾，生者于心无愧，让临终患者及其亲属还有周围环境都呈现出安宁、祥和的状态。

安宁疗护伦理要求认识和理解临终患者、尊重并尽量满足临终患者的生活需要、保护临终患者的权益、同情并关心临终患者的家属。

（二）安宁疗护伦理原则

1. 坚持统一原则

安宁疗护伦理对临终患者及家庭应遵循生命伦理原则，即坚持统一原则，坚持"生命神圣论""生命质量论"与"生命价值论"相统一的生命伦理原则，尊重临终患者的生命和生活，把提高临终患者的生存质量作为症状控制的基本宗旨；坚持权利原则，尊重晚期临终患者的自主能力，尊重临终患者及其家属的权利，坚持"知情同意"的原则，各种医疗护理决定均须有临终患者及其家属的参与。当患者和家属对治疗和护理的意见不一致时，应坚持患者权利第一的原则；坚持公平原则，坚持社会卫生资源公正分配原则，在努力满足临终患者舒适的基本需求前提下，注意节约卫生资源，不应把临终护理服务作为盈利手段。

2. 增强"良心"

安宁疗护对服务团队从业人员的伦理有原则上的要求。安宁疗护伦理道德意义上的良心，通常是指医务人员的职业良心，体现在医务人员在与安宁疗护服务对象的关系上，对自己职业行为所负的道德责任感和自我评价的状态。虽然良心是每个安宁疗护服务团队人员所必需的，但仅有良心也难以做好安宁疗护一切事情。良心的局限性主要在于"心-物"两者在理论与实践上是有距离的，因此需要科学、合理合法，适宜人文及个体心理素质发展。

3. 安宁疗护伦理的特殊意义

安宁疗护服务与其他医学服务最大的差别在于其并非是一种疾病治愈的方法，而是人类对自身最深层次关怀的表达，是人道主义的体现，其核心之处是生与死的智慧，对人类社会文明进步具有重要意义。安宁疗护符合人类追求高质量生命的客观要求，是对传统思想的纠正和补充，具有伦理意义，安宁疗护体现了医护工作者崇高的职业道德，有利于节约医疗资源，也有利于推动社会文明发展。

安宁疗护实践的过程不仅把临床医学作为研究对象，同时也把法律法规、卫生政策、制度措施作为重大的研究课题，同时涉及伦理道德、职业活动现象。安宁疗护伦理道德始终是安宁疗护的基础，也是安宁疗护学科的重点研究内容。

（三）安宁疗护与死亡伦理

安宁疗护服务最终表面结果是患者的死亡，因此研究安宁疗护之前必须先研究死亡，死亡是机体生命活动的终止，不仅是生命过程的一个重要阶段，也是生命的必然结果和归宿。死亡伦理是指与死亡相关的伦理问题，包括死亡内涵、死亡标准、死亡方式等涉及的伦理问题。

1. 死亡标准在医学发展中经历了一个认识转变的过程

传统的死亡标准是指心肺死亡标准，即心搏、呼吸、血压的停止或消失，接着是体温下降。由于这种传统的死亡标准在医疗临床实践过程中屡遇反常状况，同时，医学技术的迅猛发展也打破了心肺功能可以导致整个机体死亡的陈规；新技术的应用，使延长生命的能力超过了恢复健康的能力；使传统死亡概念逐渐地显露出其不科学和欠准确的弊端，心脏死亡已不再是构成人整体死亡的威胁，使传统死亡标准受到了脑死亡标准的挑战。脑死亡概念的最早提出始于1968年美国哈佛大学医学院死亡定义审查特别委员会的一份报告。同时，该委员会还首次提出了较为完善的脑死亡诊断标准，即哈佛标准：①不可逆的深度昏迷；②自主呼吸停止；③脑干反射消失；④脑电图平直。上述状况要求在24小时内反复测试，结果无变化，并排除体温低于32℃或刚服用过巴比妥类药物等中枢神经系统抑制剂两种情况。脑死亡标准较之传统的死亡标准，更着重于人的社会性，一旦脑死亡，作为有意识、有道德、有法律地位的人便已不复存在，符合脑死亡标准的人是没有生命质量的人。因此，确定脑死亡有利于关于"人"的标准的确立，有利于减轻临终患者和家属的痛苦，有利于促进器官移植技术的开展等。现在，不少国家（地区或组织）接受了脑死亡概念，并立法承认脑死亡标准。目前，中国医学界、社会学界、伦理学界都对脑死亡标准进行了探讨，但尚出现相关立法。

2. 安乐死

安乐死在古希腊语汇中原意为"无痛苦幸福地死亡"，主要是指绝症患者，在治愈无望而又极度痛苦的情形下，自愿要求尽早结束生命，而为解除临终患者无可忍受的痛苦，由医生实施的对临终患者的死亡过程进行主动的医疗干预的行为。安乐死的分类方法很多。根据患者对死亡的意愿分为自愿安乐死与非自愿安乐死；根据医生终止患者生命的行为方式分为主动（积极）安乐死与被动（消极）安乐死。施行安乐死具有严重的伦理冲突，其体现在：①生命神圣论与生命质量、生命价值论冲突；②医务人员"救死扶伤"道德责任感与现代患者自主权的冲突。各国对安乐死的立法都采取极为审慎的态度。荷兰是世界上第一个立法施行安乐死的国家。中国对安乐死的讨论始于1986年发生在陕西汉中市的中国第一例安乐死案件。由于安乐死既属于复杂的医学、法学问题，又属于极为敏感的社会、伦理问题，中国目前制定安乐死法律法规的条件尚不成熟。

3. 安宁疗护与安乐死

虽然安宁疗护服务最终出现死亡的结果，但安宁疗护绝不主动提供安乐死，因为其面临重大的法律及伦理冲突。安宁疗护与死亡伦理紧密相关，在不主动缩短临终者生存时间的同时，通过对临终患者主要采取生活照护、心理疏导、姑息治疗等措施，缓解临终患者及其家属心理压力，减少对死亡的焦虑和恐惧，使临终患者活得尊严，死得安逸。安宁疗护伦理的基础是尊重生命、提高死亡质量。

（四）安宁疗护伦理与医患关系

医患关系是指医疗服务团队及成员与患者、患者家属及其他与之关系密切的个人与集体在医疗服务过程中形成的人际关系，是医疗卫生服务提供方和需求方在诊疗或缓解疾病过程中建立的相互关系。医患关系是医学伦理学要研究的核心问题。

广义的医患关系是指医疗、预防、保健从业人员等组成的医疗服务团队与患者及其亲属、监护人、单位组织等在防治疾病的活动中建立和形成的关系，即以医生为主体的医方和以患者为中心的患方之间的人群关系。狭义的医患关系是特指医生与患者间的关系。广义的安宁疗护医患关系指以专业医生和护士为主体的安宁疗护团队对临终患者进行安宁疗护医疗实践过程中建立的相互关系，是安宁疗护活动中最基本、最重要的一种人际关系。狭义安宁疗护医患关系特指在安宁疗护特定环境下、有限时间内、特定情境中互动形成的医生与患者之间的特定人际关系。

医患关系是医疗人际关系中最基本、最活跃的人际关系，其表现形式主要有：伦理关系、经济关系和法律关系。

1. 伦理关系

在医疗保健过程中医患双方各自依据一定的道德原则和规范所维系的相互关系。

2. 经济关系

医护人员的医疗服务是保障社会生产力的一种特殊劳动，也是社会总劳动的一部分，它所消耗的活劳动和物化劳动也需要得到补偿，通常这种补偿是通过患者支付的医疗费获得，这样就构成了医患间的经济关系。经济关系依靠道德与法律来维系。

3. 法律关系

医务工作者行医和患者就医都受法律保护。当医患关系中出现涉及法律的问题时，也会出现法律关系。

虽然安宁疗护服务面向濒临死亡的患者，但同通行医患关系一样，具有双向性、平等性、直接性、主动性、稳定性的特点。

影响安宁疗护医患关系的因素主要是以安宁疗护专业医务人员专业为主的服务团队，其知识和技能水平的高低及其和患者的性别、年龄、文化、经历、情感、个性、人格修养以及语言的差异等都是影响因素，关键还是医生的角色行为与患者期望的吻合程度。在此关系中，服务团队成员处于主导地位，决定了医患关系的和谐程度；而医患关系的好坏，反映了团队服务水平和医术医德水平高低。

三、安宁疗护实施

安宁疗护实行团队式服务，服务提供者为安宁医师、护士、医务社工、心理咨询（治疗）师、公卫医师、照护人员、志愿者等组成的安宁疗护团队，安宁疗护服务内容涵盖身、心、灵、社各方面，包括医学照料与人文关怀诸方面，服务时应该严格按流程进行。安宁疗护的就诊流程如图5-1-2-1所示。

安宁疗护整个服务过程大致分为评估、诊断、制定服务计划、各类服务实施及服务评价5个方面，实行闭环管理。

（一）评估

1. 评估目的

建立服务对象基础资料，为诊断提供依据，为科研积累资料。

2. 评估内容

症状评估和预估生存期以及心理状态、社会资源需求等。

3. 评估工具

多种相关量表，如疼痛评估量表，心理状态及心灵关怀需求量表，预估生存期量表，相关流行病学调查表，对家庭成员还有动态哀伤辅导量表等。表5-1-2-1为某安宁疗护机构提供的家属对安宁疗护工作的评估表。

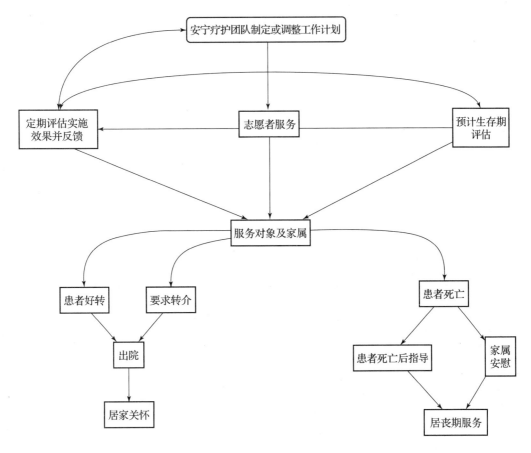

图 5-1-2-1　安宁疗护的就诊流程

表 5-1-2-1　某安宁疗护机构提供的家属对安宁疗护工作的评估表

姓名_____ 床号_____ 性别_____ 年龄_____ 住院号_____ 死亡日期_____

安宁疗护是一门新兴的学科，开展这项工作是社会发展的需要，目的是解除临终患者的痛苦，提高患者在生命最后阶段的生存质量。为了更好地开展这项工作，敬请您如实填写，以便我们今后更好地完善这方面的工作，感谢您的合作。

1. 对医生的服务是否满意	满意	较满意	不满意
2. 对护士的服务是否满意	满意	较满意	不满意
3. 对护工的服务是否满意	满意	较满意	不满意
4. 对主管医生的工作是否满意	满意	较满意	不满意
5. 对安宁疗护护士的工作是否满意	满意	较满意	不满意
6. 患者的痛苦是否得到控制	是	否	
7. 对疾病治疗的态度	姑息疗法	积极治疗	放弃治疗
8. 对医院给予的照料服务是否满意	满意	较满意	不满意
9. 您认为家属对患者生前关怀是否满意	满意	较满意	不满意
10. 您认为社会对患者生前关怀是否满意	满意	较满意	不满意
11. 您认为单位对患者生前关怀是否满意	满意	较满意	不满意

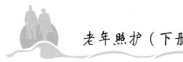

12. 患者对死亡的恐惧   消除   减轻   不改变

13. 患者的心愿是否如愿   是   否

14. 请您对我机构安宁疗护工作提出建议_____

_____

_____

_____

家属（监护人）签名_____

日期_____年___月___日

（二）诊断

1. 安宁疗护诊断的组成

安宁疗护诊断由工作诊断、护理诊断及医疗诊断组成，见表5-1-2-2。

表5-1-2-2 安宁疗护诊断的组成

项目	工作诊断	护理诊断	医疗诊断
临床判断对象	对临终患者、家庭、社区、社会工作者、志愿者的安宁疗护问题或临终患者末期生命过程反应的一种临床判断	对个人、家庭、社区的健康问题或生命过程反应的一种临床判断	对个体病理、生理变化的一种临床判断
特点	通过早期识别，积极评估，控制疼痛和治疗其他痛苦症状改善临终患者和其家属的生命质量	叙述临终患者由于病理状态所引起的人的行为反应	是用一个名称说明一种疾病，一组症状体征的病理变化，以便指导治疗
描述的内容	描述临终患者及其家属的生理、病理、心理、精神问题的反应	描述的是个体对健康问题的反应	描述的是一种疾病
决策者	患者	护士	医生
职责范围	在安宁疗护服务团队职责范围内进行	在护理职责范围内进行	在医疗职责范围内进行
适用范围	适用于临终患者个体、家属、朋友、社会工作者和志愿者的安宁疗护工作问题	适用于个体、家庭、社会的健康问题	适用于个体的疾病
数量	往往是团队	往往有多个	一般情况下只用一个
是否变化	随病情变化而改变	随病情变化而改变	一旦确诊不会改变

2. 诊断组成

（1）名称：对临终患者生命质量状况的概况性描述。

（2）定义：对临终时期的安宁疗护问题反应的说明。

（3）诊断依据：病史、症状、体征及危险因素等。

（4）相关因素：涵盖身、心、社、灵各方面。

（5）分类：包括现在的、潜在的、可能的、综合的等。

（三）制定工作计划

1. 书写安宁疗护计划报告

安宁疗护工作计划是根据安宁疗护工作诊断拟定相应安宁疗护服务措施，书写安宁疗护计划报告体现了安宁疗护有组织性和科学性。

2. 作用

指明了安宁疗护组织工作的方向；提高工作效率；提供考核和控制的依据。

3. 顺序

优化解决直接威胁生命痛苦的、需要立即解决的问题；优先解决低层次需要，再解决高层次需要，然后进行适当调整；注重服务对象的主观感受；优先解决现存的问题，但不要忽视潜在的问题。

4. 目标

最终要实现的目标是使生命质量达到理想状况。

5. 成文

书写安宁疗护工作计划时要求安宁疗护诊断名称必须简单易懂，安宁疗护工作诊断必须有客观依据，其应指出安宁疗护工作的方向，一个诊断可针对多个安宁疗护问题，安宁疗护工作诊断应围绕以人为本的观点进行。安宁疗护服务计划的制定应秉承以服务对象为中心的原则。

（四）服务实施

1. 实施前准备

明确为什么做：开展安宁疗护工作的理由、意义和重要性，提高医护人员从事安宁疗护工作的积极性；做什么：计划内容是科学的、合适的、大家能做到的，符合服务对象目前情况的；谁做：团队成员的角色；怎么做：技巧的运用；何时做：在不同时间做；何地做：居家实施？机构内实施？

2. 服务方法

操作、咨询、沟通、指导、报告等（上述评估、诊断等内容）。

3. 记录

服务的所有步骤、过程、结果均应留下记录，这有利于医护人员了解患者的情况，为后续的安宁疗护工作提供资料；是医护人员完成安宁疗护工作和患者及其家属接受安宁疗护服务的证明；作为安宁疗护质量评价的一个重要内容。

（五）安宁疗护服务评价

评价是指对一定的想法、方法和材料等做出价值判断的过程。它是一个运用标准对事物的准确性、实效性、经济性以及满意度等方面进行评估的过程。安宁疗护服务评价是将服务质量与预定目标进行比较并做出判断的过程，即目标是否能够实现（完全实现、部分实现、目标未实现）。在对各阶段服务进行评估后，做出后续服务的决定（继续，停止，确认或排除、修订服务计划）。安宁疗护服务评价的主要方法有调查法、观察法、对比法和统计分析法。

1. 调查法

如各类安宁疗护问卷表，也可通过访谈或座谈方法。

2. 观察法

对临终患者或家属进行实地观察，记录某些现象和数据，然后对其进行分析比较，以此来评价安宁疗护工作的效果。

3. 对比法

常进行自身对比或相互对比。

4. 统计分析法

应用统计学原理处理调查数据，应用统计学指标对数据进行分析来描述和评价安宁疗护的效果。

评价过程重点关注资料是否准确、全面，安宁疗护诊断是否准确，目标是否准确，安宁疗护措施是否设计得当，患者或其家属是否配合等。

【课后练习】

1. 安宁疗护服务过程包括（　　　）。

A. 评估　　　　　　　　　　B. 诊断

C. 制定服务计划　　　　　　D. 各类服务实施

E. 服务评价

2. 安宁疗护诊断包括（　　　）诊断。

A. 临床　　　　　　　　　　B. 工作

C. 医疗　　　　　　　　　　D. 护理

E. 症状

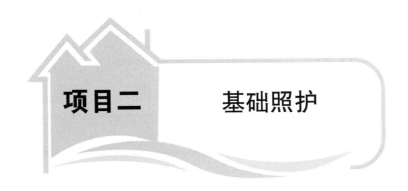

项目二　基础照护

【知识目标】

了解临终老年人常见症状的概念；了解临终老年人常见症状的发生原因；了解临终老年人常见症状的相关治疗；了解遗体料理的重要性；了解临终善后的重要性；了解终末消毒的重要性。掌握临终老年人常见症状的照护及观察要点；掌握遗体料理的准备工作；掌握遗体料理的程序；掌握临终善后的程序；掌握终末消毒的方法。

【能力目标】

能够正确识别临终老年人出现的各类症状，初步判断出现相关症状的原因；能够根据临终老年人出现的症状，开展缓解相关症状的照护措施；能够正确对丧亲家属进行心理安抚及协助；能够正确完成遗体料理工作，维护死者的尊严，使家属得到精神抚慰；能够及时正确整理及处理老年人的遗物；能够使家属得到精神抚慰；能够正确对老年人房间进行终末消毒。

【素质目标】

在照护临终老年人的过程中，具备基本的礼仪规范，具备尊老、爱老品质，具备同理心；帮助临终老年人减轻痛苦，维护他们最后的尊严，陪伴老年人走完生命的最后一段旅程；具备一定的理论素养及同理心，在情境中理解临终老年人的感受；具备良好的沟通能力和服务意识，能够顺利地与老年人及其家庭进行沟通；要具备高尚的道德观念和深切的同情心，认真做好遗体料理及临终善后工作，对死者尊重与负责；具备良好的沟通能力和服务意识，使家属得到最大的心理安抚；要具备认真负责的态度，具有责任心，规范做好终末消毒工作，防止交叉感染。

临终老年人常见症状处理原则和方法

案例导入

王奶奶，86岁，卵巢癌晚期，全身转移，神志清楚，发热、腹胀、腹痛，尿量减少，胃纳差，无法下床活动，需要照护人员协助进食、穿衣、上厕所等，生存期评分为51分，考虑生存期约为1个月。王奶奶现入住某社区卫生服务中心安宁疗护病房。

王奶奶神志清楚，但全身症状明显，痛苦不已，急切希望有人能够帮她减轻痛苦。她的家属也非常难过，希望王奶奶能够没有痛苦、平静地度过人生的最后一段时光。

思考：作为王奶奶的照护人员，应该怎样使用正确的照护措施来有效地帮助王奶奶缓解症状，减轻痛苦？

老年人常患有冠心病、高血压病、糖尿病、脑血管病、慢性阻塞性肺疾病等慢性病，部分老年人还伴有恶性肿瘤。由于老年人器官退化，机体会降低器官功能储备从而导致器官衰竭的发生。老年人在临终前通常会出现以下症状，具体描述如下：

一、疼痛

（一）疼痛的定义

国际疼痛研究学会把疼痛定义为"一种伴随组织确实或潜在的受伤或破坏的不愉快感觉及情绪"。疼痛的强度依组织受伤的程度、疾病的严重度以及对情绪的影响程度不同而不同。疼痛的第二层含义是"痛苦"。因此，疼痛是一种主观感受，它表示一个人因疼的有害刺激造成的由感觉神经传入的一种痛苦的反应，可表现为烦躁不安、痛苦面容、不寻常的姿势、呻吟、出冷汗等。

（二）疼痛的原因

临终老年人的疼痛可能是由单一因素或多因素造成的。同时患各种慢性疾病的临终老年人常会出现疼痛症状。

1. 因疾病引起的疼痛

包括癌性疼痛和非癌性疼痛，癌性疼痛是指肿瘤侵犯至邻近器官、组织、神经、骨骼或血管所导致，或肿瘤诱导物质（如白细胞介素、激肽）造成的炎症反应；非癌性疼痛则是与肿瘤无关的疾病导致的疼痛，如风湿、心绞痛、胃炎、胃溃疡、骨折、关节炎、肌筋膜等肌肉骨骼问题而导致的疼痛。

2. 非生理性疼痛

如精神性疼痛、心理创伤所导致的疼痛等。

（三）疼痛的治疗

控制疼痛可使用药物治疗、神经阻滞、物理疗法、心理疗法等多种方法，其中药物治疗是最主要和常用的治疗方法。可采取世界卫生组织提出的最简单、最常用的三阶梯止痛原则治疗。急性疼痛多采用短程药物治疗，而慢性疼痛可能需要使用长效药物或其他干预方法治疗。

（四）疼痛照护

1. 疼痛照护

疼痛照护是保障疼痛治疗效果和提高老年人生活质量的重要一环，而且照护人员对疼痛控制知识的知晓情况以及对疼痛治疗的态度将直接影响疼痛控制的效果。

2. 疼痛观察

评估疼痛的部位、性质、程度及持续时间。服用止痛药物后应注意观察老年人的反应，观察疼痛的缓解时间、缓解程度和止痛药物的副作用等。

3. 减轻疼痛

协助老年人采取减轻疼痛的有效方法，如采用药物止痛，应按时按量按医嘱服用止痛药，指导老年人正确服药。

4. 非药物止痛方法

如心理治疗、物理治疗、针灸、推拿按摩、音乐疗法、艺术疗法、芳香疗法等，提供安静舒适的环境以及社会的支持，适当安排家属陪伴，或看人生回顾照片等活动都是辅助的重要方法。

5. 提供心理支持

给老年人以安慰、鼓励及解释，使其从精神上摆脱对疼痛的恐惧。另外，转移注意力的方法也可以为老年人减轻疼痛，提高生活质量。

6. 消除老年人的顾虑

向老年人解释疼痛的原因、宣讲预防疼痛的目的和意义及如何选择镇痛的方法，纠正老年人及家属对疼痛治疗易成瘾的错误想法等。消除老年人的顾虑，让他们能以积极的态度面对疼痛治疗。

二、发热

（一）发热的定义

正常人在体温调节中枢的调控下，机体的产热和散热过程保持动态平衡，当机体在致热原作用下或体温中枢的功能障碍下，产热过程增加，散热不能相应地随之增加或散热减少，体温升高超过正常范围，称为发热。

（二）发热的原因

引起发热的原因很多，最常见的是感染（包括各种细菌感染、病毒感染、支原体感染等），其次是结缔组织病（即胶原病）、恶性肿瘤等。癌性发热是指患肿瘤的老年人在排除感染、抗生素治疗无效的情况下出现的与肿瘤直接相关的非感染性发热和在肿瘤发展过程中因治疗而引起的发热。

（三）发热的治疗

除了有针对病因的治疗外，还有药物治疗（如克感敏、泰诺等片剂，复方氨林巴比妥针剂，消炎痛栓等）和物理治疗（如酒精擦浴，使用冰袋、冰帽等）方法。

（四）发热的照护

1. 病情观察

密切观察发热临终老年人的病情变化，特别是体温的变化，观察热型；观察呼吸、脉搏、血压的变化以及一些伴随症状。

2. 降温措施

根据医嘱采取物理降温和药物降温的方法，低热情况以擦浴等物理降温方式为主，中高热情况下适度使用退热药物。高热或超高热可考虑冰帽、冰毯和／或冬眠疗法。观察降温措施的效果。

3. 增加水分摄入

发热老年人应增加水分摄入，但有水肿的老年人只能少量增加水分。

4. 保持清洁和舒适

给老年人退热时应及时帮其擦干汗液，更换衣服；加强口腔照护；防止压力性损伤等。

5. 安全照护

如老年人高热惊厥，应注意防止其坠床、舌咬伤，必要时使用床挡。

6. 心理照护

应经常巡视，观察老年人的心理反应及情绪变化，有针对性地做好临终老年人的死亡教育、情绪安抚等工作。

三、食欲缺乏

（一）食欲缺乏的定义

食欲缺乏即缺乏进食的欲望，老年人主诉食欲减退和缺失，这是许多疾病的伴随症状。食欲是一种想进食的生理需求，其调控中枢位于下丘脑的摄食中枢和饱食中枢，各种神经、体液、精神心理及进食等因素均可影响到摄食中枢。

（二）食欲缺乏的原因

在临终阶段，多数老年人因多种原因而食欲缺乏，其主要原因如下：

（1）肿瘤引起的代谢障碍。

（2）各种疾病导致味蕾减少，引起味觉敏感度降低。

（3）消化不良、疼痛、便秘、恶心呕吐、口干或口腔溃疡等均可引起厌食。

（4）老年人电解质紊乱如低钾、低钠等，以及放疗，化疗，抗生素、氨茶碱等药物的使用。

（5）在心理因素方面，临终老年人身体虚弱，活动受限，以及长期慢性疾病造成的疲倦感和绝望感，可能影响中枢神经系统而减低食欲。临终阶段进食的活动可增加耗氧量而使呼吸更困难，造成老年人的不适。

（三）食欲缺乏的治疗

食欲缺乏应针对病因进行治疗，如由消化不良导致的食欲缺乏，可服用改善胃肠动力药和助消化药物。

（四）食欲缺乏的照护

（1）临终老年人对进食失去兴趣是自然的，甚至会对饮水失去兴趣，帮助老年人及家属接受和调整食欲缺乏是照护的关键。

（2）利用饮食调节，如果条件允许，尽量为老年人准备个人喜欢的食物。

（3）少食多餐，食物要多样化，注意色香味的调和，可尝试吃味道更浓的食物，注意食物的种类及软硬度。

（4）注意餐桌摆设及进餐时的环境。尽量让家属陪伴老年人一起进食，进食前协助洗手、漱口，以提高老年人的舒适感，也可以在进食前 5~10 min 协助老年人进行轻松、缓和的活动。

（5）必要时可根据老年人情况选择流质食物，如果汁或湿润的食物等。

（6）让老年人相信吃少量食物就有饱胀感是正常现象，应尽量保持心情平静；因病情进展，食欲不振是不可避免的，所以不要强迫老年人进食，以免引起他们的反感。

（7）在老年人临终时，给予过多的水分可能引起水钠潴留，导致不适，因此应向老年

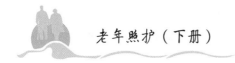

人及其家属解释减少液体摄入量的原因。

四、恶心与呕吐

（一）恶心与呕吐的定义

恶心与呕吐是临终老年人常见症状。恶心为上腹部不适和紧迫欲吐的不适感觉，可伴有迷走神经兴奋的症状，如皮肤苍白、出冷汗、流涎、血压降低及心动过缓等，常为呕吐的前奏。呕吐是通过胃的强烈收缩迫使胃或小肠的内容物经食管、口腔而排出体外的现象。二者均为复杂的反射动作。

（二）恶心呕吐的原因

消化系统问题如胃潴留、肠梗阻、便秘等；颅内压增高如脑肿瘤；化学性刺激如洋地黄类中毒；电解质紊乱；放疗、化疗的反应；药物如吗啡、抗生素、NSAID（非甾体类解热镇痛药）等的不良反应；心理因素如紧张、焦虑；生理因素如疼痛、咳嗽、感染等。

（三）恶心呕吐的治疗

治疗主要是根据病因进行一些对症处理，如使用莫沙必利等促胃肠动力剂、东莨菪碱等抗胆碱能药物或盐酸甲氧氯普胺注射液等止吐药物对症治疗。止吐药应从小剂量开始，常联合用药，可预先给药，如苯甲酰胺类（如甲氧氯普胺）、吩噻嗪类（如氯丙嗪）、丁酰苯类（如氟哌啶醇）、激素（地塞米松）、5-羟色胺受体拮抗剂（如昂丹司琼、康泉）等。

（四）恶心与呕吐的照护

1. 非药物措施

消除老年人的不安情绪，保持环境清洁安静、空气清新，清除一切可能引起恶心、呕吐的刺激性因素；可通过听音乐、看电视等方式分散老年人的注意力，使其保持心情舒畅，可做深呼吸来舒缓紧张情绪。

2. 饮食照护

少食多餐，可给予少量点心，吃完不应有饱食感；避免单次大量饮水，餐后1小时尽量不平卧；宜选用糖类（碳水化合物），如面包、饼干等，便于快速通过胃，防止食物潴留胃部引起不适。

3. 呕吐照护措施

（1）老年人呕吐时，应协助其坐起，或改为侧卧位，头偏向一侧，使呕吐物容易呕出，并迅速清除，防止误吸；对意识不清、衰弱的老年人应更加注意。

（2）呕吐物可用深色袋子盛放，以降低老年人的不适感；待呕吐停止后，让老年人使用其喜欢的漱口水或新鲜的茶水漱口，保持口腔清爽。进行口腔照护时，应避免刺激舌、咽喉、上颚等，以免诱发恶心呕吐。

4. 心理支持

主动与老年人沟通，耐心倾听他们的诉说，做好心理疏导工作；评估老年人呕吐的原因，并告知老年人如何采取相应的预防措施。

5. 药物控制

按时按量根据医嘱给予止吐药。注重预防性用药，使止吐药的血药浓度维持在老年人恶心、呕吐发生前最高水平，以使其发挥最佳疗效。

6. 做好记录

严重呕吐的老年人宜禁食，给予补液补充营养，注意水和电解质的平衡，准确记录出入量。

五、肠胀气

（一）肠胀气的定义

肠胀气是由多种原因引起的，胃肠道不通畅或梗阻引起胃肠道的气体不能随胃肠蠕动排出体外，过量的气体集聚于胃肠道就会有胀气感，常伴有恶心、嗳气、打嗝、腹胀、腹部痉挛性疼痛、腹部膨隆、肛门排气过多等症状，严重时可出现气急或呼吸困难。

（二）肠胀气的原因

1. 肠道疾病

由于某些疾病引起肠道梗阻，导致肠道内的气体不能排出。

2. 肠蠕动减慢

高龄或长期卧床的临终老年人，由于胃肠蠕动减少，不利于排出体内多余气体，从而引起肠胀气。

3. 进食过多产气食物或吞入过多空气

产气食物在消化过程中产生大量气体，积存于肠道内，诱发肠胀气。大量饮水或进食太快时易吞入空气；精神因素或过度哭闹时也会吞入大量空气，导致过量气体积聚于肠道内。

（三）肠胀气的治疗

针对原发病进行治疗。药物治疗包括消化酶、胃肠促动力药物、益生元及益生菌等。对严重腹胀老年人，根据病情可采用胃肠减压、肛管排气等措施。另外，中医治疗也具有一定的效果，如将理气通便的中药研磨成粉末状，调制后敷在老年人的中脘穴、神阙穴上，可以促进肠蠕动，改善不适症状。

（四）肠胀气的照护

（1）嘱咐老年人保持心情愉快，避免过度劳累及精神紧张；向老年人解释引发肠胀气的原因和预防方法。

（2）轻度肠胀气，可采用腹部热敷、按摩等方法，促进肠蠕动，缓解肠胀气。严重者，可在医生指导下进行药物治疗或进行肛管排气。进行中药外敷治疗时，若老年人衣服及床单被药物浸渍，治疗结束后应及时更换，使老年人感到舒适。

（3）在治疗过程中应注意观察腹胀、腹痛症状有无好转，腹部膨胀有无减轻，以判断治疗效果和肠胀气程度。

（4）养成良好的饮食习惯。进食时，细嚼慢咽，勿说话，防止吞入大量气体。饮食规律、均衡，避免暴饮暴食；勿食过多产气食物或碳酸饮料，如洋葱、韭菜、生姜、生蒜、薯类、豆类以及碳酸饮料等，以免产生过多气体。

（5）适当增加活动量，特别是餐后应适当运动，如下床散步等，以刺激肠道蠕动。对于长期卧床不能自理的老年人，可帮助其翻身。

六、便秘

（一）便秘的定义

便秘即排便次数减少，排出过干、过硬的粪便，而且排便不畅、困难，一般由多种因素引起，如进食少、饮水少、衰弱、患某些疾病、服用某些药物（特别是阿片类药物）。在不活动的老年人（尤其是在临终老年人）中，便秘是一个症状群。

（二）便秘的原因

老年人精神过度紧张或沮丧；老年人身体衰弱，胃肠功能下降；老年人长期卧床，活动减少；老年人体内缺乏水分；老年人因肿瘤局部压迫、浸润、粘连肠管；老年人进食量少、进食粗纤维少；老年人进食药物（吗啡、止吐药、化疗药）的不良反应等。

（三）便秘的治疗

便秘的治疗包括非药物治疗和药物治疗。

1. 非药物治疗

非药物治疗包括停止引起便秘的药物或减少引起便秘的药物的剂量，鼓励老年人适量活动（如果可能），迅速对老年人上厕所的要求做出反应，采用增加腹部压力的体位帮助其排便，增加膳食纤维的摄入，增加水分的摄入，进行有效的腹部按摩，为其提供安静、舒适的排便环境等。

2.药物治疗

大多数便秘的老年人对轻泻剂都有反应，轻泻剂的选择参考便秘的病理生理学的评估和原因，并结合不同轻泻剂的作用机制。刺激性轻泻剂通常作为优先的选择，如比沙可啶和番泻叶等。

（四）便秘的照护

1.观察症状

观察老年人有无伴随其他症状，便秘老年人可能会出现厌食、恶心、呕吐、肠梗阻，上腹部发胀、不舒服、疼痛，直肠疼痛（持续性或阵发性痉挛），排尿功能障碍如排尿迟疑、尿潴留、溢出性尿失禁；直肠膨出（脱肛）、粪便渗漏、溢出性腹泻和谵妄等。

2.饮食起居指导

指导老年人养成良好的排便习惯，规定排便时间；避免老年人出现情绪波动，消除焦虑、恐慌，使老年人保持心情轻松；多摄入富含纤维素的食物；适量饮水，每日饮约2 000 mL，如有心肾功能不全或重度水肿的老年人则不适合多饮水；能下床活动的老年人适量增加活动量（如每日步行 30 min）；长期卧床老年人按顺时针方向按摩腹部；注意老年人的排便环境，如缺乏隐私、使用便盆等会增加老年人的排便困难。

3.药物控制

常用药物有容积性导泻药（如乳果糖、硫酸镁、甘露醇、泛影葡胺），润滑性导泻药（如液状石蜡、豆油、菜油、香油），接触性导泻药（如酚酞、大黄苏打、比沙可啶、开塞露），中药如复方大承气汤、甘遂食通结汤、肠粘连松解汤和温脾汤等。使用阿片类药物时，应同时预防性地给予通便药物。

4.简易能便法

当药物治疗无效时，可采用简易通便法，简易通便法是护士采用简单易行，经济有效的措施，协助和促使老年人排便，解除便秘的方法。简易通便法常用于老年、体弱及久病卧床便秘者。所用的通便剂为高渗透润滑剂所制成，具有吸出组织水分、稀释、软化粪便和润滑肠壁刺激肠蠕动的作用。常用的简易通便法有以下几种。

（1）开塞露通便法。成人用量 20 mL，小儿用量 10 mL。先将顶端剪去，挤少许药液放至肛门口，以起到润滑作用，然后轻轻将其插入肛门，将药液全部挤入，叮嘱老年人忍耐 5~10 min，以刺激肠蠕动，软化粪便，达到通便目的。

（2）甘油栓通便法。操作者戴手套或手垫纱布，捏住栓剂较粗的一端，将尖端插入肛门 6~7 cm，用纱布抵住肛门口轻揉数分钟，利用机械刺激和润滑作用达到通便目的。

（3）肥皂栓通便法。将普通肥皂削成底部直径 1 cm，高度 3~4 cm 圆锥体，蘸热水后插入肛门（方法同甘油栓通便法），由肥皂的化学性和机械性刺激作用引起老年人自动排便。注意，此方法禁用于肛门黏膜溃疡、肛裂及肛门剧痛者。

（4）按摩。用右手食、中、无名指深深按在腹部，自右下腹回盲部阑尾开始，沿结肠蠕动方向，即顺升结肠、横结肠、降结肠、乙状结肠方向进行推压，如此反复进行。另外，还可以由近心端向远心端在乙状结肠部进行环状按摩，每次 5 ~ 10 min，每日 2 次，这种方法也可帮助老年人排便。

七、呼吸困难

（一）呼吸困难的定义

老年人主观上感到空气不足、呼吸费力；客观上表现为呼吸频率、深度和节律的异常，严重时出现鼻翼扇动、发绀、端坐呼吸、辅助呼吸肌参与呼吸活动。是包括呼吸质量和程度都感觉明显痛苦的主观感觉和体验。呼吸困难是呼吸衰竭的主要临床症状之一。

（二）呼吸困难的原因

躯体功能的下降和年龄的增长以及疾病导致的肺部受损。

（三）呼吸困难的治疗

呼吸困难的治疗方法分为纠正可逆转的病因、非药物治疗和药物治疗。

（四）呼吸困难的照护

1. 心理照护

向老年人解释治疗的目的，争取得到他们的配合，注意安抚老年人，以缓解其不良情绪。

2. 提供舒适的环境

保持适宜的室内温度和湿度，及时通风换气，使用小型风扇或空调调节室内空气，帮助空气流通。注意老年人保暖，保证老年人睡眠充足。应将卧床老年人的身体转向一侧，抬高枕头，以保持其呼吸道通畅。

3. 严密观察老年人的病情

观察咳嗽、咳痰、胸闷症状，观察呼吸频率、呼吸深度等；按时按量给予医师嘱咐的药物，以及用药后呼吸困难等症状的缓解程度。

4. 保持老年人安静，减少身体消耗

必要时可协助老年人排痰，协助老年人翻身活动，鼓励老年人有效咳嗽、咳痰，可五指并拢，手掌呈空心拳，在脊柱两旁，从下而上，从外向内叩击老年人背部，使肺部分泌物松动，易排出，以保证呼吸道通畅。

5. 调整体位

使老年人保持舒适的姿势，轻柔的音乐，肌肉的放松，可以缓解胸闷紧绷的感觉。衣着宽松，使用不同类型的枕头可帮助老年人舒服卧睡。如使用氧气，需保持口腔、嘴唇适度的湿润。

6. 减轻濒死老年人的痛苦

濒死的老年人在呼吸时常常发出喉鸣声，不过老年人并不一定感到痛苦，此时可使用一些药物减少其呼吸道分泌物，或用一些止痛剂，使他们能继续与家属交谈或安静地走向死亡。

八、水肿

（一）水肿的定义

组织间隙过量的体液潴留称为水肿，通常是指皮肤及皮下组织液体潴留，体腔内体液增多则称积液。根据分布范围，水肿可表现为局部性或全身性。全身性水肿发生时，往往伴有浆膜腔积液，如腹水、胸腔积液和心包腔积液。全身性水肿主要分为心源性水肿、肾源性水肿、肝源性水肿、营养不良性水肿、黏液性水肿、特发性水肿、药源性水肿、老年性水肿等。其根据程度可分为轻、中、重度水肿。

（二）水肿的原因

引起水肿的原因有血浆胶体渗透压降低；毛细血管内流体静力压升高；毛细血管壁通透性增高；淋巴液回流受阻；肾素 – 血管紧张素 – 醛固酮系统辅助水钠潴留等。

（三）水肿的治疗

由于引起水肿的原因非常多，每种病因所引起的水肿治疗各不相同，无法使用统一的治疗方法，但根本原则都是根据病因情况对症治疗，这样可以消除水肿、维持生命体征平稳。

（四）水肿的照护

1. 皮肤照护

预防感染和发炎，保持皮肤柔顺和湿润避免激烈的动作，特别注意避免外伤给皮肤带来损伤，勿在水肿的肢体上进行静脉输液和测量血压等操作，每日使用保湿乳液擦拭皮肤，避免皮肤干燥，任何受伤的皮肤必须立即使用消炎药物。

2. 加压

临终老年人若存在腿部水肿可使用袜套，促进末梢血液回流，但有抗栓塞功能的袜套不可使用。

3. 运动

水肿肢体可以进行适当按摩和锻炼，以改善淋巴回流状况、增加关节活动度，但应避免负重运动，如推举、拉重物等。休息时，应保持受累肢体抬高以减轻水肿，并将患肢抬高到心脏水平。

4. 按摩

利用简单的淋巴按摩引流减轻肿胀，可指导老年人及其家属进行操作。按摩不宜太剧烈，如果按摩太剧烈，血液循环将会增强，导致更多淋巴液渗入组织，使肿胀程度加重。

九、意识改变

临终老年人常见的意识改变分为谵妄和昏迷。

（一）谵妄

谵妄是认知功能障碍综合征的统称，以意识障碍为主，同时伴有注意、觉醒、记忆、定向、知觉和言语功能的缺陷，是在意识障碍的基础上表现普遍性精神活动紊乱的病理状态。

（二）昏迷

昏迷是指高级神经活动对内、外环境的刺激处于抑制状态。主要临床特征是意识丧失和随意运动消失，对外界刺激减缓或无反应，同时还会出现运动、感觉、反射功能障碍和大小便失禁等现象。

（三）发生原因

1. 谵妄常见的病因

药物及精神活性物质中毒或戒断、感染、营养不良、内分泌疾病和代谢障碍等。谵妄还可在任何脑器质性疾病的过程中出现。各种谵妄的发生，均有一定的急性脑弥散性损害为基础。这种损害可由高热时的代谢障碍，内、外毒素的作用，脑部直接受损以及脑缺氧、脑水肿等引起。如病情未能得到控制，临终老年人则可由谵妄进一步发展为昏迷。

2. 昏迷常见的病因

昏迷可以由多种病因引起，主要分为颅内及颅外病变两大类。

（四）意识改变治疗

1. 对谵妄的处理

对生命末期谵妄的处理首先是纠正可纠正的因素，如缓解膀胱潴留和／或直肠嵌塞，减少阿片类药物、精神病药物和抗毒蕈碱类药物，吸氧治疗，抗感染，纠正电解质紊乱等，但是当潜在的原因不可能纠正时，应该考虑应用抗精神病药物治疗激越型和淡漠型谵妄；如果老年人仍然呈激越性躁动，有必要增加苯二氮䓬类药物，但是要尽量避免深度镇静。

2. 对昏迷的处理

当老年人昏迷时，给予病因治疗及对症治疗，但是当老年人进入临终状态时，一般应提前和家属沟通，不对老年人进行可能增加其痛苦的治疗，仅进行症状控制，以减轻老年人的痛苦。

（五）意识改变照护

1. 谵妄照护

（1）安全照护。老年人烦躁不安时，注意保护其安全避免受伤，尽量减少甚至避免约束老年人。如移去一些老年人可能用来伤害自己的物品，如摘除活动假牙、耳环、发夹、戒指和手表等。若老年人平时戴眼镜或助听器，在谵妄时应让他们戴上，以帮助老年人能够看清或听清，使老年人有安全感。若老年人要求下床，应评估安全性和老年人体力，防止老年人跌倒或受到意外伤害。

（2）药物照护。控制症状可使用氟哌啶醇、咪达唑仑、苯巴比妥等，注意药物的使用剂量、次数及方法，观察老年人的不良反应。

（3）稳定情绪。对发生谵妄且思维混乱的老年人，给予一定的暗示，加强讲解，促进认知功能的恢复，语言应注意耐心亲切。在老年人情绪稳定的时候呼唤其姓名，并告之所处环境、时间等信息，帮助其恢复定向力。

（4）环境照护。环境宜安静，减少噪声，照护人员及家属说话声音轻一些，避免在病房中交谈，避免一切激惹因素，以熟悉的环境、事物来缓解老年人的焦虑不安。如携带家中熟悉的物品、习惯穿着的衣物等。白天保持明亮的光线，不要拉起窗帘；夜间尽量减少光源，帮助老年人矫正日夜颠倒的情形。

（5）健康指导。告知家属可能引起谵妄的原因，解释病情以减少家属的恐慌。

2. 昏迷照护

（1）基础照护。给予口腔照护、皮肤照护，保持床单位的整洁、干燥，每2 h翻身一次，防止压力性损伤；长期留置尿管者，应每日消毒尿道口2次，防止尿道感染；使用引流管的老年人，应确保引流管妥善固定、密闭、通畅。

（2）生命体征监测。体温过高应及时物理降温，体温过低应给予保暖并汇报医生；心率、心律是反映心脏功能状态的重要指标；呼吸过快一般提示脑缺氧及颅内压增高；呼吸过慢在机体代偿状态下产生二氧化碳蓄积，在失代偿状态下可产生呼吸性酸中毒；血压的监测可作为有效循环状态的重要指标。

（3）呼吸道管理。保持呼吸道通畅，每日帮助老年人翻身拍背，防止发生吸入性肺炎。

（4）营养管理。急性期主要依靠静脉输液；除消化道出血患者外，可经鼻饲供应营养物质；也可经胃肠道灌注要素饮食。

十、临终喉鸣

（一）临终喉鸣的定义

临终喉鸣用于描述在咽下部的分泌物随着吸气和呼气摆动所产生的喉鸣声音，是老年人濒死前由于机能衰竭，无力将集聚喉头部的口腔分泌物吞下或排出，或肺部的分泌物增加，发出痰音般的嘎嘎声，而且只有在吐气时才发出，而且较明显，又称临终悲鸣或濒死喉声。

（二）临终喉鸣的原因

往往见于极度虚弱和逼近死亡的老年人。处于生命末期的老年人临终喉鸣发生率为30%～50%。

（三）临终喉鸣的治疗

给予抗胆碱能药物以减少咽喉部分泌，缓解症状。

（四）临终喉鸣的照护

1. 体位照护

帮助老年人翻身侧卧或抬高床头以利于呼吸。采取侧卧位以利于口水流出或把头抬高以利于吞咽。如果呼吸暂停，可把床头摇高或用枕头把老年人的头垫高。

2. 心理照护

安慰老年人家属并解释此种声音常是死亡前的征兆，并非呛到了或不舒服，告知家属，老年人在昏迷或半昏迷时不会由于喉鸣感到痛苦。家属可以紧握老年人的手，抚摸并安慰老年人。鼓励家属帮助老年人采用半侧卧位，这样有助于体位引流分泌物（痰液）。

3. 呼吸道照护

吸痰对濒死期老年人的帮助不大，尤其是深部的痰液不易吸出导致痛苦增加，如果是位置较浅的喉部分泌物，可把床头抬高30°，使老年人能吞入口水，必要时可轻柔地抽吸痰液。

4. 药物照护

可使用抗胆碱类药物如阿托品、莨菪碱类药物减少老年人的呼吸道分泌物，或通过雾化吸入来稀释痰液，如合并液体过多或心力衰竭，可使用利尿药。

知识拓展

关于临终老年人的治疗和照护，应加强与家属的沟通。例如告知家属，老年人希望自己选择如何来度过这最后的一段时间，自己参与决定治疗方案，家属一定要满足并尊重老年人的选择，维护老年人最后的尊严。当老年人处于临终状态时，治疗方式应该越简单越好，若实施的治疗对老年人而言是弊大于利的，如增加老年人痛苦，降低其生活质量，影响其人格和尊严的，则应该停止。

【课后练习】

1. 下列属于临终老年人常见症状的有（　　　）。

A. 疼痛 　　　　　　　　　　　　B. 发热

C. 便秘 　　　　　　　　　　　　D. 水肿

E. 意识改变

2. 下列属于临终喉鸣照护措施的是（　　　）。

A. 体位照护 　　　　　　　　　　B. 心理照护

C. 呼吸道照护 　　　　　　　　　D. 药物照护

E. 营养管理

任务二　遗体料理技术

案例导入

蔡奶奶，81岁，患肺癌2年，一个月前出现脑转移，全身浮肿，胃纳差，现收入某社区卫生服务中心安宁疗护病房。入住病房后，医生给予减轻痛苦、控制症状的对症治疗。蔡奶奶只有一个儿子，母子感情十分好。一个月后，在儿子的陪伴下，蔡奶奶平静离世。蔡奶奶离世后，家属主动要求帮她擦身并更换衣服，但是却手忙脚乱，不知怎么办才好。

思考：作为蔡奶奶的照护人员，应该怎样使用正确的遗体料理技术帮助死者清理遗体，维护其最后的尊严，使家属得到心理安慰，生死两相安？

一、遗体料理的意义

临终老年人生命终结后，照护人员要认真做好遗体料理，对家属进行心理安抚和协助。办理丧葬服务是善后照护的重要内容，善后照护的实施具有深刻的社会意义。

尸体需要进行一系列的料理程序。遗体料理，不仅是一种必要的医学照护学操作手段，也是涉及死者、亲属，家庭、医院，以及心理学、社会学等多方面的问题。在医院里，医护人员相当重视尸体的料理工作，这不仅是对死者的尊重，也是对生者的支持和安慰。要以高尚的道德观念和深切的同情心认真做好遗体料理工作，这是对死者的尊重与负责，也是给家属最大的心理安抚。

二、遗体料理准备工作

1. 物品准备

备齐物品，填写尸体识别卡，填写死亡通知单，安慰家属，穿好隔离衣，用围帘遮挡并放平尸体，撤去棉胎，头下垫一个枕头，以防止面部出现淤血。

2. 环境准备

环境准备的过程中，应鼓励家属参与，协助照护人员料理尸体，可以缓解家属的悲伤情绪，也可以体现对老年人的关爱。做好物品的准备，包括尸体鉴别卡、包尸单、药棉、擦洗用具等。

三、实践技能操作

职业能力：为老年人进行遗体料理的方法见表5-2-2-1。

表5-2-2-1　为老年人进行遗体料理的方法

步骤	项目	操作及说明	照护标准
步骤一	准备评估工作	1. 照护人员：着装整洁，洗净双手，修剪指甲，戴口罩，穿隔离衣，态度严肃。 2. 环境：安全、安静整洁，温度适宜，拉围帘。 3. 评估与沟通： 3.1 跟家属核对死者姓名、床号、手腕带，了解死亡诊断、原因、时间；向家属解释操作目的，需要家属配合的事项。 3.2 评估死者面容、清洁程度，有无伤口、引流管、传染病等。 4. 物品：根据评估情况准备物品，一般包括尸体鉴别卡、包尸单、药棉、擦洗用具、绷带、血管钳、剪刀、梳子、大头针、祛迹剂、污物袋、死者衣裤、毛巾等	1. 操作环境适宜。 2. 与家属沟通：对死者表示惋惜，安抚家属保持节哀。 3. 了解死者的遗愿、民族及宗教信仰。 4. 了解家属对死者的态度。 5. 将死亡通知单交与家属
步骤二	实施操作	1. 移椅于床尾，撤去一切治疗物品。 2. 放平床，使死者仰卧。 3. 取出枕芯放于椅上，枕套置于污物袋内；取出被褥放于椅上，留下被套盖于尸体上。 4. 头下垫枕，取下手腕带，双臂放在身体两侧。 5. 垫枕巾，梳头。 6. 取死者脸盆、毛巾，备水，拆除各类管道后，清洁面部，整理遗容；协助闭上眼睑，不能闭合者，可用毛巾湿敷或在上眼睑下垫少许棉花；嘴不能闭合者，轻柔下颌，用毛巾卷起或用绷带托起下颌；有假牙的装上假牙，必要时用四头带托起下颌	

步骤	项目	操作及说明	照护标准
步骤二	实施操作	7. 脱衣裤，按上肢—胸—腹—背—臀—下肢的顺序，先近侧后远侧的顺序擦净全身。 8. 用祛迹剂如松节油擦净胶布痕迹。 9. 有引流管者应该拔出，并进行伤口缝合或用蝶形胶布封闭并包扎。 10. 有伤口者更换敷料；必要时用不脱脂棉花堵塞口、鼻、肛门和阴道（注意棉花不要外露）。 11. 为逝者穿衣裤，袜子及鞋，先远侧后近侧。 12. 撤被套；死者右手腕系上第一张尸体识别卡。 13. 将死者遗物交还给家属；主动离开，让家属行告别仪式。 14. 尸单平铺于平车上。 15. 搬移尸体于平车上。 16. 尸单包裹尸体，顺序：脚—左右两侧—头部。 17. 第二张尸体识别卡系在包尸单外的腰部位置， 18. 核对死者姓名、床号等。 19. 推车送太平间，在停尸屉的外面插上第三张尸体识别卡	1. 态度严肃端正，尊重死者。 2. 根据死者情况进行正确处理。 3. 操作流程合理、流畅、全面，充分考虑死者的尊严。 4. 操作耐心、细致，有责任心和敬畏心
步骤三	整理记录	1. 撤去床单位，清理床旁桌。 2. 做好床单位消毒和清洁工作。 3. 若死者为患传染病的老年人，应按传染病终末消毒处理。 4. 清理物品，归还原处；处理物品，分类销毁。 5. 脱手套，隔离衣。 6. 洗手，摘口罩，记录	1. 态度严肃。 2. 环境及物品干净整洁，有序放置。 3. 死者仪态整齐。 4. 记录准确无误
注意事项		1. 严肃认真，抓紧时间，以防因尸体僵硬而造成照护困难。 2. 尊重家属要求，重视宗教信仰和民族习惯。 3. 注意减少对其他病人的干扰。 4. 对社会负责，特别是患有传染病的死者，其尸体料理更应该严格隔离消毒，防止传染病的传播，以免给医院、社会及家庭带来危害。 5. 妥善料理遗嘱和遗物	1. 能观察并发现特殊情况，及时正确地进行处理。 2. 与家属进行有效沟通，尊重老年人的信仰和习俗
步骤四	小结与反思	本次照护体会及反思	根据家属的反馈调整照护方案并持续改进

【课后练习】

1. 遗体擦拭顺序正确的是（　　）。

A. 上肢—胸—腹—背—臀—下肢　　　B. 上肢—背—腹—胸—臀—下肢

C. 胸—上肢—腹—背—臀—下肢　　　D. 上肢—胸—腹—背—下肢—臀

E. 上肢—背—腹—胸—臀—下肢

2. 为死者穿衣裤的顺序是（　　）。

A. 先近侧后远侧　　　　　　　　　B. 先远侧后近侧

C. 先上后下　　　　　　　　　　　D. 先下后上

E. 由内到外

任务三
遗物整理及房间终末消毒

案例导入

　　张爷爷，68 岁，未婚（乙肝病毒携带者），因骨肉瘤晚期入住安宁疗护病房。张爷爷只有一个哥哥在外地工作，平时无家属探望。张爷爷离世后，病房通知了还在外地的张爷爷的哥哥，他第二天赶到了病房。护士第二天将整理好的张爷爷的遗物交给了家属。

　　思考： 作为张爷爷的照护人员，应该怎样正确整理并转交死者的遗物？在张爷爷离世后应该怎样对病房进行终末消毒？

一、遗物整理及处理

　　善后是指处理事务的后续问题，妥善处理事情发生后的遗留问题。在安宁疗护中是指合理处理死者的遗物、死者家属的抚恤等工作。

　　临终老年人生命终结后，要以高尚的道德观念和深切的同情心认真做好临终善后服务，临终善后主要注意事项包括以下几个方面：

　　（1）老年人死亡后若家属不在现场，应尽快通知其前来。

　　（2）在料理尸体时，应始终保持对死者尊重的态度，并注意死者的宗教信仰和民族习惯。

　　（3）对于死者的穿戴物品等，应予以彻底的消毒后再移交给家属，勿擅自抛弃处理。特别是对患传染病的死者的遗物，更应该按照严格措施进行隔离消毒，以防止传染病的传播。

（4）医护人员应妥善地清点和保管好死者的遗嘱、遗物。如贵重物品，应两人同时清点后记录并保存妥当，及时移交给老年人法定家属或所在单位领导。在家中料理死者，也要妥善料理遗嘱或遗物，以免以后亲属之间发生矛盾隔阂。

（5）对生前交代遗体捐献或器官捐献的老年人，死亡后应及时通知接收遗体单位。

（6）在老年人濒死到死亡的过程中，做好家属的安抚工作，尽可能给家属提供发泄内心痛苦的机会，同时针对家属的心理反应给予关怀和支持，充分征求其意见，给予他们与亲人最后道别的机会。

二、终末消毒

终末消毒是指传染源出院、转移、死亡而离开疫点或终止传染状态后，对疫点进行的一次彻底消毒。目的是完全消灭患者所遗留在居室和各种物体上的存活的病原体，使疫点无害化。终末消毒进行得越及时、越彻底，防疫效果就越好。患者离世或出院，应及时做好病房的终末消毒。病房终末消毒的对象包括房间地面、墙壁，桌、椅等家具表面，门把手，患者餐饮具、衣服、被褥等生活用品，空调系统，厕所等。对传染病患者及其使用过的物品应按传染病管理有关规定，采取相应的消毒措施。

（一）空气消毒

无传染病的患者离开后，房间开窗通风即可，特殊患者离开后房间内可用紫外线照射消毒或根据疾病的情况使用 500 mg/L 的有效氯溶液喷洒消毒。

1. 喷洒消毒注意事项

消毒空气时，可密闭房间，按 20 mL/m³ 进行气溶胶喷雾，作用 1 h；人进入房间前应先开门窗通风。使用不稳定消毒剂（如含氯消毒剂、过氧乙酸等）时，应现配现用，并在每次配制后进行浓度监测，符合要求后方可使用。

2. 紫外线消毒的注意事项

①保持紫外线灯表面清洁；②室内应清洁干燥，适宜温度 20~40℃，相对湿度应 ≤ 60%，相对湿度 >60% 时应延长照射时间，灯亮 5~7 min 后开始计时；③不得使紫外线光源直接照射到人；④定期检查灭菌效果；⑤紫外线做空气消毒时需注意每 10 m² 安装 30 W 紫外线灯管 1 支，有效距离 <2 m，消毒时间为 30~60 min。

（二）空调系统消毒

使用独立空调的病房，在人员撤出后应对空调进行清洗；对于特殊患者居住过的病房应对空调滤网进行消毒，如可用 1% 过氧化氢或 500 mg/L 含氯（溴）消毒液进行喷雾或浸泡消毒。

（三）物体表面、地面的清洁与消毒

通常，当患者离开病房后，对门把手、桌、台等表面可用 1% 过氧化氢或 500 mg/L

含氯（溴）消毒液擦拭。房间、台面和厕所使用不同的擦布和消毒桶。地面可用1%过氧化氢或500 mg/L含氯（溴）消毒液每日拖拭消毒一次。每三个房间应更换消毒药液一次。墙壁有肉眼可见污染物时，应先完全清除污染物后再消毒。无肉眼可见污染物时，可用500 mg/L的含氯消毒液喷洒消毒。消毒时间应不少于30 min。特殊患者（如患传染病患者）居住过的房间，消毒液浓度加倍，或根据所患疾病的特点配置消毒液浓度。

（四）床单位等纺织品消毒

无传染病患者的床单、被套等用品原则上可以直接送洗，被芯枕芯等如需重复使用的应进行臭氧消毒。如患有传染性疾病的患者，更换的床单等纺织品，耐热、耐湿的纺织品可用流通蒸汽或煮沸消毒30 min，或用有效氯（溴）500 mg/L的含氯（溴）消毒剂浸泡30 min，（浸泡的浓度根据不同的传染病消毒要求配制不同浓度），扎紧袋口送洗；或收集在专用垃圾袋中，扎紧后按传染病消毒要求送专门的场所进行消毒清洗。患者衣物建议均按医疗废物集中处理。无肉眼可见污染物时，若需重复使用，可用流通蒸汽或煮沸消毒30 min；或先用有效氯500 mg/L的含氯消毒液浸泡30 min，再按常规方式清洗。

（五）餐（饮）具消毒

首选煮沸消毒30 min，也可用有效氯（溴）500 mg/L含氯（溴）消毒剂溶液浸泡30 min后，再用清水洗净。

（六）垃圾等废弃物消毒处理

无相关传染病患者所产生的生活垃圾，直接收集在生活垃圾袋中，有传染性疾病的人员所产生的生活垃圾使用2 000 mg/L有效氯（溴）含氯（溴）消毒溶液喷洒后，作为一般生活垃圾由环卫部门专人收集，专车运送到指定的垃圾焚烧厂焚烧；承接患者呕吐物和排泄物的塑料容器或便器等可按医疗废物处理。医疗废物的处置应遵循《医疗废物管理条例》《医疗卫生机构医疗废物管理办法》的要求进行管理和处置。

【课后练习】

1. 临终善后的注意事项不包括（　　　）。
A. 老年人死亡后，若家属不在应尽快通知
B. 照护人员应始终保持尊重死者的态度
C. 照护人员可以不尊重死者的民俗习惯
D. 对于死者的穿戴物品不可擅自抛弃处理
E. 死者的贵重物品，应由两人同时清点后记录并保存妥当
2. 紫外线消毒的注意事项包括（　　　）。
A. 保持紫外线灯表面清洁
B. 紫外灯线亮5～7 min后开始计时
C. 定期检查灭菌效果
D. 不得让紫外线光源直接照射人
E. 消毒时间为30～60 min

项目三　心理照护

【知识目标】

　　了解临终患者心理发展理论；了解临终心理照护目标；理解临终患者家属的心理变化；理解临终患者家属的心理照护目标及关怀策略；理解肢体语言的作用及意义；理解临终患者常见心理症状的肢体语言应用；掌握临终患者的临终心理特点；掌握临终患者濒死期常见症状中肢体语言的应用；掌握临终患者家属善别辅导及哀伤鼓励。

【能力目标】

　　能够根据临终患者心理发展理论判断临终患者的临终心理特点；能够用肢体语言为临终患者提供慰藉；能够根据临终患者家属的表现分析其心理，并运用关怀策略提供关怀服务；能够对临终患者家属进行善别辅导及哀伤鼓励。

【素质目标】

　　在照护临终老年人的过程中，通过表情、姿势、言语、行为等一系列心理照护措施，缓解并改变临终老年人的心理状态与行为，使之能平稳度过临终阶段；具备一定的理论素养及同理心，在情境中理解临终老年人及家属的感受；具备良好的沟通能力和服务意识，能够顺利地与临终老年人进行沟通；在临终老年人去世之前及去世后，通过及时的善别辅导及哀伤辅导对患者家属进行有效的疏导及安抚，帮助临终老年人家属更好地面对亲人的离开；具备良好的沟通能力，能够顺利地和临终老年人家属沟通。

任务一
为临终老年人提供慰藉支持

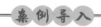

赵奶奶，81岁，子宫内膜癌晚期伴广泛转移，在儿女的护送下入住社区卫生服务中心的安宁疗护病房。赵奶奶入院时精神状况差，预计生存期只有2个月左右。赵奶奶6个月前确诊，近3个月身体状况直线下降，病痛时刻折磨着她的肉体和精神，导致赵奶奶身体和心理都承受巨大压力，不愿和外界沟通，不时会爆发烦躁与厌世情绪。儿女们对此也都非常担心但又毫无办法，希望安宁疗护病房能够让赵奶奶没有痛苦、平静地过完最后一段时光。

思考：作为安宁疗护照护人员，应该怎样使用正确的心理照护措施来有效帮助赵奶奶缓解心理症状，减轻痛苦？

2019年，国家癌症中心发布全国恶性肿瘤估计新发病例数392.9万例，平均每天超过1万人被确诊，每分钟有7.5个人被确诊。中国每年癌症死亡病例高达250万人，占全球癌症死亡总人数的26.67%。到2050年，中国将成为全球老龄化程度最高的国家，全国失去自理能力的老年人接近940万，部分失能老年人更是多达1894万，而这一群体是高发病率和高死亡率的群体。我国每年大约有750万人死亡，其中80%需要安宁疗护服务。要充分认识到临终患者已经临近死亡，只要没有进入昏迷状态，仍有思维、意识情感，有个人尊严和权利。医护人员应该注意临终患者的尊严和权利，在照护的过程中为其提供更多的爱心、同情与理解，尊重他们的权利与尊严，这既包括躯体上的护理照护，更包括心理照护。

在实际工作中，心理照护的侧重点应更多聚焦于以下几点：第一，舒服：解除病痛，尽量让临终患者舒服。第二，倾听：鼓励患者说出感受，尽情沟通。第三，同情：结合自身专业能力给予帮助，让临终患者及其家属信赖。第四，持续性：只要情况许可，尽量让患者生活照常，保持持续性。

一、为临终老年人提供精神安慰支持

（一）临终患者心理发展

1. 库伯勒·罗斯临终心理发展理论

1969年，库伯勒·罗斯出版了《论死亡和临濒死亡》一书，其中将临终患者心理过程概念化为震惊与否认期、愤怒期、协议期、抑郁期和接纳期。后来的一些学者认为，实际上临终患者心理发展的个体差异很大，并不是所有临终患者的心理发展都表现为上述的 5 个阶段，其表现顺序也不一定是按照上述顺序进行的，前后顺序可能有所颠倒。

2. 帕蒂森临终心理发展三阶段理论

帕蒂森在临终患者心理发展理论基础上，将临终患者的心理发展简化为 3 个阶段，即急性危机期、慢性生死期和末期。

（1）急性危机期：在这一阶段，患者已经发现自己面临死亡，心理反应以焦虑为主，通常有以下 5 个特征：面临死亡的情景压力和危机感无法解决；临终患者遇到的死亡问题超出了个人所能解决问题的能力；死亡威胁着自我实现的目标；死亡危机感呈现先上后下的趋势；危机感具有复合性。

（2）慢性生死期：在这一阶段，患者焦虑已逐渐降低，并且学习面对各种恐惧，渐渐接受死亡的事实。

（3）末期：在这一阶段，患者已经做好告别世界、面对死亡的准备了。

帕蒂森称上述过程为"死亡之轨"，这个过程可以受一些因素的影响而有所改变，如患者的适应能力，患者支持系统、疾病的种类及所患疾病的时间长短等。许多学者观察到在此过程中，患者最初的恐惧心理会由于可以平静地对待死亡和正视死亡而减弱，最终接受死亡。

3. 安宁病区的临终患者心理发展六阶段理论

上海市闸北区红十字老年护理医院安宁病区自 1996 年成立后，根据安宁病区收治所有晚期恶性肿瘤患者在临终阶段的心理变化及行为表现，将临终患者心理发展经历大致归纳为 6 个阶段，分别为不能接受和难以接受阶段、讨价还价阶段、勉强接受阶段、无可奈何阶段、完全接受阶段和顺从服从阶段。

（二）临终心理照护目标

（1）临终阶段心理照护是指在照护临终患者的过程中，通过安宁疗护照护团队的态度、表情、姿势、言语和行为等影响和改变临终患者的心理状态和行为，使之有利于平稳地度过临终阶段的一系列措施。临终患者由于躯体疾病折磨，对生的渴求和对死亡的恐惧，会产生一系列强烈而复杂的心理变化。

（2）通过心理照护缓解临终患者的苦闷和恐惧。临终患者苦闷情绪很大，并时常陷于对即将来临的死亡的恐惧之中。照护人员通过安慰、开导及支持性的语言和技术帮助患者从困境中解脱出来，消除其烦闷、萎靡、厌世等不良情绪。

（3）通过心理照护帮助临终患者正视死亡。医护人员与患者沟通交流，了解其心理需求和愿望，适时进行死亡教育，使之平静地度过临终阶段，安然地接受死亡。

（4）通过心理照护促进患者和家属的沟通。患者的某些错误认识或患者与家属间的误解，常常是心理痛苦的重要方面。照护人员是促进患者和家属沟通的主要成员，引导患者讲出压抑在心中的事情，并帮助其缓解情感上的不安、恐惧，以适应临终这个突发的事件。

（5）通过心理照护缓解患者的症状。患者在临终阶段产生的焦虑、抑郁等心理问题，可以引起或加重患者的临床症状，如焦虑可引起患者疼痛加重，抑郁可降低患者应对疼痛的能力。因此恰当的心理干预可以与症状控制相互作用，以提高患者临终阶段的生活质量。

（三）临终老年人的临终心理特点

多项心理学研究显示，每位患者从癌症确诊到进入终末期，往往经历了手术、化疗、放疗等漫长的抗癌治疗，患者的身心遭受了极度痛苦。心理弹性较好的患者能较快地接受现实，积极应对癌症带来的痛苦；而心理弹性较差的患者往往陷入极度的抑郁、沮丧和绝望情绪中。相关研究显示，81.7%的终末期恶性肿瘤患者出现恐惧心理，36.6%则出现悲观绝望的心理，患者常表现为情绪低沉、沉默不语、精力缺乏、行为退缩等。其中有些患者在经过一段时间后逐渐接受了自己面临死亡的现实，情绪趋向于稳定，从容地等待死亡。

1. 临终老年人主要心理变化及特点

（1）老年人生理功能逐渐衰退，心理感知反应迟钝，一旦患病，病情易于恶化，迅速发展并复杂多变。

（2）老年人面临死亡已感到了死亡的不可抗拒，心理特点以抑郁、绝望为主要特征，患者通常有精神逐渐离开自己的肉体慢慢走向死亡的心理趋势。

（3）心理上的死亡趋势，常常使患者肌肤、目光越来越具有无生命的特征，表现为表情淡漠、目光呆滞、沉默寡言、懒于和外界沟通。

多项临床研究表明，为临终患者提供心理照护时，辅以人性化的心理护理，提供心理辅导、情绪纾解、悲伤抚慰等心理关怀服务，可明显提高临床护理质量，并改善临终患者生理与精神状态，提高其生活质量。

2. 临终老年人心理照护策略

（1）提供积极的信息。除安慰患者和减轻其痛苦外，最主要的就是向患者及其家属提供积极的、理性的信息，如提供有关书籍、视频音频资料等。还可以向患者讲述在生命最后时刻要做的事情，鼓励患者写遗书；对活着的人提出希望，讲解患者死亡时的注意事项。

（2）鼓励勇敢面对死亡。"死亡像一条小船，让它随波逐流，漂向该去的地方"。教会患者平静地面对死亡。"让生命享受最后一缕阳光""陪伴人生最后阶段的旅行"是现代临终心理照护关怀的基本方法之一。让临终患者得到真诚、坦率与信任的爱，使其没有痛苦也没有遗憾地离开世界。

（3）提供共情理解。共情理解在心理学中又称同理心或共感。它是连接临终患者与照护人员的最重要环节。共情技术的要领是：转换角色；投入地倾听；对知觉到的信息进行清理、解释、理解和概括；用语言和非语言的表情动作做出回应。

（4）提供不同层次关怀和帮助。临终患者存在不同程度的痛苦、焦虑、抑郁等负性情绪，对不同患者要因人而异采取具有针对性的、不同层次的临终照护关怀和帮助。

二、运用肢体语言为临终老年人提供慰藉支持

（一）肢体语言的作用及意义

肢体语言包括姿势、身体的移动、手部、头部、脚部及腿部的动作及脸部的表情。从广义来讲，肢体语言除包括手、脚在内的四肢与身体外，还包括人的面部表情；而从狭义来讲，肢体语言就只包括身体与四肢。肢体语言贯穿于人们的日常生活，不同的肢体动作代表着这个人的不同态度，进而采取不同策略进行交流，它是传达信息或反应情绪及态度的一种方法，也是行为学产生的理论基础。

研究显示，每个人平均每天只讲话 10 ~ 11 min；而每个句子平均只持续 2.5 s，信息对人们的影响 7% 来自话语，而 28% 来自声音和语调。令人惊讶的是，人与人进行面对面的沟通时，其他 65% 的影响来自非语言的动作和姿势。可见，在人际沟通中非语言部分使用的频率较高，对人的影响也较深远。所以传播要达到功效，重点在"如何说"而不是"说什么"。话语用来传递数据和信息，而声音和语调则是用来传达感觉和情绪。另外，非语言信号其实是一种感情、态度和情绪上的非自主性表达，这个信息会透露出真实的情感，在沟通时如能了解并运用非语言沟通信息的符码，对于沟通有正面的帮助。安宁疗护从业者需要突破单一线性思维定式，即从生物模式转变为生物 - 心理 - 社会模式，将关注的焦点集中于与社会的联系，加强观察和协调身体、精神、环境三者之间的平衡关系。

身体照护是安宁疗护的核心内容，肢体语言的正确运用是有效提高临终老年人生存质量的主要措施，是满足临终老年人安详、舒适、有尊严告别人世的重要保障。

（二）临终老年人常见心理症状的肢体语言应用

1. 焦虑

（1）主要表现。焦虑是一种恐惧和不安的不愉快情绪状态，这种消极的情绪状态伴随有躯体的多样性变化。临床主要表现为头痛、心慌、气短、咽喉发紧、注意力不集中、坐立不安、失眠、纳差、恶心、出汗等。

（2）照护要点。估计焦虑程度；多和临终患者待在一起，通过缓慢谈话、抚摸等方式转达共情；消除过多的刺激，如减少噪声、保持安静等；指导患者做松弛练习，如深呼吸等。

2. 恐惧

（1）主要表现。临终患者恐惧主要来自对疼痛、孤独无助、生活已无希望、自我尊重的丧失和将与亲人诀别的惧怕。临床主要表现为失眠、口干，眩晕、颈胸背部疼痛、心率加快、血压升高、出汗、腹泻或尿频、易激动、肌肉紧张、声音发颤等。

（2）照护要点。对造成恐惧的因素进行评估；消除影响因素，如调整环境，积极止痛等；保持和患者沟通交流等联系方式，倾听其诉求并给予反馈。

3. 愤怒

（1）主要表现。愤怒，训斥、粗暴无礼的行为是临终患者恐惧与绝望的心理发展到极端的表现。临床主要表现为行为反常、采取报复的态度、无端发泄心中怨恨与不满、谩骂家属和医护人员、表情严峻、说话具有威胁性和敌意。

（2）照护要点。与临终患者充分进行沟通交流、争取共情；保持忍让克制，疏导临终患者的强烈的负面情绪；采取必要的安全措施，防止患者自伤或伤人；必要时给予镇静剂以稳定临终患者情绪。

4. 悲伤

（1）主要表现。临终患者由于治愈无望，很容易出现悲伤、沮丧、绝望厌世等心理情绪。临床主要表现为焦虑、疲乏、孤独、无助感、无法接受现实、失眠、厌世、动作迟缓等。

（2）照护要点。主动热情地与临终患者单独交谈给予安慰；适时引导临终患者说出内心悲伤与痛苦；鼓励家属和亲友多陪伴患者，积极提供支持和帮助。

（三）临终老年人濒死期常见症状中肢体语言的应用

濒死期，又称临终状态，是生命活动的最后阶段，为死亡过程的开始阶段。这也是未达到死亡的一种生命本质无法复合退化的临终阶段。随着死亡脚步的临近，临终患者的情况将更加恶化，出现一系列相关的症状。

1. 临终脱水

可根据个人表现的症状予以相应的处理。如临终患者口腔干燥，可以利用棉签蘸水湿润口唇，也可以涂抹润唇膏或橄榄油，鼓励临终患者少量多次饮水。

2. 死前喉鸣

帮助临终患者侧卧、翻身或抬高床头以利于呼吸。采取侧卧位利于口水流出；把头部抬高利于吞咽。可以紧握患者的手，抚摸患者，并进行语言安慰。

3. 谵妄状态

如果临终患者出现烦躁不安的情况，要注意保护其安全，避免其受伤，尽量减少甚至避免对患者的约束。评估周围环境，可适当移除会造成伤害的物质或设备。若是平时是戴眼镜／助听器的，在谵妄时应帮助其戴上，使临终患者能够看清／听清，让他们获得安全感。

对于发生谵妄且思维混乱的临终患者，需要反复讲解，促进其认知功能的恢复，并给予一定的暗示。对产生幻觉的临终患者，要用亲切的语言耐心解释，使其感受到周围人的关心，阻止幻觉的延伸。呼唤临终患者的姓名，并告知所处环境、时间等信息，帮助恢复定向力。与此同时，保持相对安静的环境，避免重物撞击、避免其他人员围观，避免出现造成激惹的因素，以熟悉的环境、事物来缓解临终患者的焦虑不安。

4. 感知觉减退

房间宜使用柔和的灯光，白天保持明亮的光线，不要拉起窗帘。通过目光和眼泪领会临终患者心灵与情感的信息。无论临终老年人是否有回应，都要坚持与之对话，并鼓励家属与患者做最后的交流道别，说出感受、表达爱意，即使临终患者可能不会有任何回应。尤其在弥留之际，与其握手触摸、守护陪伴等都能够起到安抚、减轻痛苦和恐惧的作用和意义。

5. 皮肤湿冷

适当进行保暖，可以使用暖灯，避免使用电热毯或热水袋导致皮肤烫伤。不必为其加盖棉被，以免让临终患者感到非常沉重，难以忍受。协助临终患者翻身，取其认为舒适的体位，温柔地按摩临终患者的四肢，改善外周循环。维持皮肤清洁，可用温水擦拭。

【课后练习】

1. 下列属于临终老年人焦虑的照护要点的是（　　　　）。

A. 估计焦虑程度

B. 多和临终患者待在一起，通过缓慢谈话，抚摸等方式转达共情

C. 减少噪声

D. 指导临终患者做松弛练习，如深呼吸

E. 保持环境安静

2. 下列不属于临终心理照护目标的是（　　　　）。

A. 缓解临终患者的苦闷和恐惧　　　B. 帮助临终患者正视死亡

C. 促进临终患者和家属的沟通　　　D. 缓解临终患者的症状

E. 增加临终患者的营养

任务二
为临终老年人家属提供精神安慰支持

案例导入

李叔叔，67岁，胰腺癌晚期患者。严阿姨，65岁，李叔叔的妻子。在李叔叔没有患病时，夫妻俩的退休生活多姿多彩，充满正能量，但自从李叔叔被确诊为胰腺癌晚期并且被医生告知只有半年到一年左右的存活时间后，严阿姨一开始不接受、不服气四处寻访名医专家和中药偏方，折腾半年后没有任何效果，而且李叔叔的情况一天比一天差。他进入安宁疗护病房后，严阿姨只剩下一个心愿，就是让李叔叔能少受点苦。

严阿姨则在照护李叔叔的过程中越来越感到悲伤抑郁，茶饭不思，精神不振，觉得生活从此毫无意义。

思考： 作为照护人员，应该如何应用专业知识，从心理照护角度出发，为严阿姨提供心理支持，及时对其进行善别及哀伤辅导，从而让严阿姨尽早学习正面应对生活的适应方法？

一、临终老年人家属的心理变化

人是不可能单独存在的，都是与周围的人形成了一个复杂的网络。一个健康的成人从被确诊为不治之症而住院治疗起，他的社会关系网便相应大大缩小了。不仅如此，由于疾病的原因，很多社会角色也逐渐衰退甚至消失，这都会使临终患者产生极大的自卑感和孤独感，离患者最近的"社会"就是自己的家庭，家庭因素是影响临终患者最重要的社会因素。主要表现在家庭成员的关系和家庭经济状况上，家属的反应直接影响临终患者的心理活动。家庭中的每个成员很难面对自己的亲人濒临死亡的事实，从临终患者生病到死亡乃至死后，不只临终患者自身，对家属来说也是一连串的悲伤过程。

（1）震惊。当家属获知临终患者患绝症或病情无法医治时，表现出不理解、不知所措、惊恐，难以承受事实，甚至痛不欲生。

（2）否认。家属可能会怀疑医生当初的诊断是错误的，并幻想临终患者的病情能治好，试图否定医生的诊断和证明。

（3）愤怒怨恨。当临终患者确定医治无望时，家属就会产生愤怒、怨恨自己的情绪。

（4）悲伤抑郁。这是家属从确认临终患者已医治无望后到患者故去后 1~2 年的主要心理反应。

（5）理智复原。家属已接受亲人过世的事实，逐步从精神的痛苦中解脱出来，开始变得理智，并重新寻找新的生活方向和方式。

二、临终老年人家属的心理护理目标及关怀策略

（1）满足家庭照护临终患者的需要。协助家属了解临终患者的病情，参与临终老年人的日常，陪伴、聆听，协助其哭出来，表达愤怒情绪及罪恶感，协助完成葬礼，帮助家属了解亲人死亡后相关事宜和有关资源。

（2）鼓励家属表达感情。积极沟通，建立良好的关系，鼓励家属说出内心感受。辅导家属增加对失落的实际了解，帮助家属了解所面对的丧失亲人的实际情况，增加对失去亲人的认可。

（3）指导家属对临终患者进行生活照料。指导、解释、示范护理技术，使家属在生活

照料中获得心理慰藉。

（4）协助维护家庭的完整性。在安宁疗护病房环境中，安排日常的家庭活动，调整老年人的心理状态。

（5）满足家属自身的生理需求。关心体贴，辅导家属克服各种再适应障碍，协助独立生活，帮助其处理好各种生活问题，协助其解决实际困难，鼓励其参加各种社会活动。

（6）生死教育。帮助家属理解死亡是生命活动的必然表现，是不可避免和无法抗拒的必然过程。辅导家属健康地面对死者撤离感情，居丧辅导的最终目的是设法使临终老年人家属健康地对死者撤离情感上的联系，然后把情感投入另一种关系中，协助其建立新的人际关系。

（7）鼓励家属倾诉。

（8）帮助家属建立支持小组。

三、善别辅导

1. 善别辅导概念

"善别"这个词语是专为丧亲者设立辅导服务时而创立的名称，寓意丧亲者能妥善处理死别的经历。在晚期临终患者接受缓和医疗和安宁疗护服务，患者死亡后向其家属提供丧亲的哀伤辅导支持服务。

2. 善别辅导的宗旨和目标

（1）宗旨。本着"去者能善终，留者能善别"的宗旨，为丧亲家属提供个别、家庭或以小组活动为模式的辅导服务。

（2）目标。支持患者与家属度过疾病最后的日子，安宁地面对离别；开放患者的感官，促使他们感受生活状态；促使患者与家属之间情感的沟通。

3. 善别辅导理念

（1）由善终到善别。

（2）活在当下。

（3）回顾人生。

（4）完成未了心事。

4. 善别辅导意义

善别辅导是安宁疗护服务的延续。通过善别辅导让丧亲的家属尝试接纳自己的情绪，允许适当的抒发，并按自己的步伐逐渐适应丧亲后生活。只有跨越哀伤，重新生活，从哀伤中站起，才能对生命有更深切的体会，并更珍惜自己所拥有的。

通过善别辅导、生死教育，了解不同丧亲家属的需要，从而为生命做好准备，让自己和身边有需要的亲友更懂得如何面对及度过人生最终的、最痛苦的，但又不能逃避的现实。

5. 善别辅导小组

善别辅导小组被视为有效的辅导模式，有时甚至比个别辅导更能有效地帮助丧亲者家属处理其困扰。

善别辅导小组目标包括将哀伤正常化；促进组员表达情绪；促进组员之间互相支援；促进组员建立自我。

6. 善别辅导类型

（1）建立和睦的人情关系。

当家中有人患晚期恶性肿瘤时，亲人一般多做忍让或逃避，不敢表露和沟通。晚期疾病患者与其亲人在关系上纠结，往往是源自主观上想为对方着想，但是缺乏与对方有效沟通的勇气，结果双方同样受到痛苦的煎熬。此外，除了因保持和谐关系而不表达内心不满外，丧亲者也可能因关系上的长幼秩序而导致表达上有所保留。

（2）作为受助者的面子。

有些丧亲者往往将患者亡故视为厄运并存在一些忌讳。这些思想不仅令丧亲者自身感到自卑和不适，也在一定程度上削弱了可能得到的亲友的支持。

（3）过分承担而自责。

丧亲者最常有的第一反应是自责和后悔，当没有能力去挽回死者的生命，丧亲者便会存在自责的心理。当患者逝去，丧亲者便因此而感到自己无用，感到无人支持。

7. 善别辅导主要内容

（1）帮助家属宣泄情绪。

（2）通过经验分享，协助家属学习正面应对的适应方法。

（3）协助家属为死别事实赋予正面的意义和应对。

（4）鼓励家属保持与逝者的相连感。

（5）鼓励家属把死别作为人生的一个挑战而非人生惨剧。

8. 善别辅导步骤

（1）建立关系。第一次会面时，帮助家属在无助状态中，建立安全和控制感，建立起与家属相互信任的第一步。

（2）寻求共识。面谈开始时应界定清楚彼此的期望目标，包括辅导的目的与内容，家属可按照其愿意的节奏诉说他们的想法。

（3）发掘内容。发掘家属的丧亲经历时，可依次询问有关临终患者死亡前最后一刻相关信息（如时间、病因、家属是否在场、当时的反应等）、最后陪伴的时刻、葬礼及葬礼后家属的生活安排等。

四、哀伤鼓励

1. 哀伤反应

（1）家属会产生一连串痛苦的心理反应，往往比患者更难接受死亡的事实。一般情况下，医生总是会将患者临近死亡的预测首先告诉家属，因此家属首先要承受精神上的打击，继而出现难以抑制的悲痛过程，并持续到患者逝去，至少一到两年才能恢复以前的正常生活状态。

（2）家属会经历震惊、否认、愤怒、怨恨、悲伤、忧郁、理智、复原的心理反应过程，在此过程中各种情绪反应必然发生，但不一定按照顺序发生，会受到很多因素的影响，其中有对死亡的态度、自身文化修养、家庭经济基础、家庭和睦程度、患者临终过程长短等。

（3）悲痛是一种个人体验，它具备以下几个特征：克服悲痛的方法是挺过去；你的不幸不是最让人难过的；悲痛是难以忍受的；有效地克服悲痛不是独自一人实现的。健康的悲痛是指被理解、被尊重、有节制并受到引导的，它是积极能动的力量。病态悲痛是指失控、病态或受到误解，具有毁灭性的悲痛。临终患者真正死亡时是家属悲痛的高峰，悲痛是家属与逝者之间感情质量的表现。

2. 哀伤的历程

哀伤是一个漫长的过程，虽然随着时间的流逝，悲痛的强烈程度也会逐渐降低，但哀伤仍会在生命中以不同程度或形式出现。哀伤的历程主要表现为以下几个阶段。

（1）接受失落的事实。家属已经明白逝者已经永远离开人世，参加葬礼及追悼的医师，此时仍需帮助家属接受事实。

（2）经历分离的痛苦。丧亲后出现的情绪、行为及生理反应，如哭泣、失眠、叹气、幻觉、麻木、内疚自责、苦苦思念等。

（3）回忆逝者及与其关系。家属在哀伤的历程中经历思念及回忆已故亲人，以及回忆彼此相互之间的关系。

（4）转化与逝者旧有的联系和人生观。只有抒发和整理对逝者的回忆与思念，家属才可以真正面对眼前的事实，并逐渐减低对逝者的依附感，从而发展到另一种心灵的联系。

（5）适应丧亲后的生活。家属需要转化与逝者的关系，主要是指精神上的联系。

（6）重新投入生活。家属重新将精力和心思投注在其他的活动目标和关系上，但这并不意味着要忘记逝者，反而代表家属在心灵上已为逝者找到一个恰当的、正面的联系方式，继而能够有效地继续生活下去，建立新的人际关系。

3. 哀伤的情绪及行为反应

（1）情绪反应。表现为麻木，不能接受，每次提及逝者均会哭泣、内疚、恐慌、无助、寂寞孤独、对事物失去兴趣。心理感官方面表现为胃部空虚感、胸部紧缩压迫感、呼吸急促以及窒息感。

（2）认知行为。表现为不相信、困惑、幻觉和强迫的想法；压抑情绪，逃避去接触逝者的照片及遗物；理想化，认为逝者的死亡是对其比较好的结局，是一种解脱；会花很多时间想念逝者。

（3）延续的关系。表现为有时感到逝者仍在身边，对逝者的遗像或遗物倾诉；携带一件逝者的遗物在身边；希望能完成逝者的遗愿，常在梦中见到逝者。

（4）关系的改变。表现为与亲人之间的关系改变了；无人能替代逝者在心中的位置等。

（5）自我形象上改变。表现为对别人的态度比以前更敏感了；已学会尽量过好每一天；能妥善处理各种新的挑战。

4. 哀伤辅导要点

（1）交流。

研究表明，治愈悲伤最好的办法之一就是谈论它。悲伤的人在谈论哀伤的时候需要他们的朋友倾听，倾听者不应该加入自己的判断、建议或分析。倾听者应该感性地加以倾听，中间再穿插一些提问，这是给予哀伤者的最好帮助。

哀伤辅导不是以消除悲伤为目的，而是帮助逝者家属以便承担生离死别难以消除的痛苦，以便认识到生活还要继续下去。比起物质支持，逝者家属更需要感情支持。帮助悲伤者最有效的办法是与他们保持一种真诚的关系，让他们能毫无顾忌地讲述交流与逝者有关的事情，此时照护人员需要静静地倾听或者用最简单的语言给予其最大的支持和安慰。

（2）安慰。

当死亡来临时，很多人需要得到安慰。"安慰"的词义就是"相互给予力量"。通常，亲密的家庭成员之间的相互支持可能起到的作用会有所减弱，因为他们都在经历深深的哀伤，此时外界给予的安慰支持帮助和辅导尤为重要。

在哀伤辅导过程中，家属需要听到的是确信他们的痛苦是真实的，逝者的生命是有意义的。照护人员此时需要帮助家属，要给予家属哀伤的时间，而不是将他们的痛苦一并抹去，应该用安慰的话语将理解和希望的意义传达给家属，不下任何结论并给予他们温柔而友善的支持。

5. 哀伤辅导步骤

（1）在震惊期的情绪支持，瞻仰遗体并协助遗体护理。

（2）留心观察家属情绪及行为举止。

（3）让哀伤的家属有表达哀伤悲痛情绪的机会。

（4）让家属回忆、看一些和逝者相关的东西，使之得到心理上的慰藉。

（5）应该让家属重新振作起来，而不是使用消极的方法帮助他们暂时忘却痛苦。

（6）哀伤的亲属一起经历互诉悲伤，互相帮助及辅助。

（7）在复原期进行电话咨询、家庭访视，鼓励家属参加社会活动。

（8）不说空话套话，不轻易使用镇静剂和抗抑郁药物。

【课后练习】

1. 下列不属于善别辅导理念的是（　　　）。

A. 由善终到善别　　　　　　　　B. 活在当下

C. 回顾人生　　　　　　　　　　D. 完成未了心事

E. 虚假保证

2. 下列属于临终老年人家属哀伤历程的是（   ）。

A. 接受失落的事实

B. 经历分离的痛苦

C. 回忆、经历逝者及其关系

D. 转化与逝者旧有的联系和人生观

E. 适应丧亲后的生活

项目四　社会照护

【知识目标】

了解社会资源基本概念；了解安宁疗护的有形资源和无形资源；了解安宁疗护社会工作三种方法概念及原则；了解哀伤辅导的概念；了解影响丧者心理调适的因素。理解安宁疗护科和安宁疗护中心的特点及配置要求；理解安宁疗护社会资源调动；理解哀伤辅导的意义、作用、目标、宗旨及原则。掌握安宁疗护个案工作、小组工作、社区工作的社会工作方法；掌握丧亲者的正常哀伤反应表现；掌握悲伤及悲痛的特点；掌握哀伤辅导的内容与方法。

【能力目标】

能为临终老年人调动社会资源；能阐述安宁疗护有形资源和无形资源的意义和内容；能运用安宁疗护个案工作、小组工作、社区工作方法对临终老年人及家属提供服务；能根据家属的表现，判断出家属的哀伤特征；能正确地对临终患者家属实施哀伤辅导。

【素质目标】

在照护临终老年人过程中，具备基本的礼仪规范，具备良好的沟通能力及服务意识，能够顺利地与老年人及其家庭进行沟通；具备尊老、爱老品质，具备同理心。帮助临终老年人减轻痛苦，维护他们最后的尊严，陪伴临终老年人走完生命的最后一段旅程；具备一定的理论素养及同理心，能理解临终老年人的感受。

任务
哀伤辅导

案例导入

黎阿姨，64 岁，因晚期胰腺癌入住上海市某社区卫生服务中心安宁疗护病房，入院一周后自觉时日无多，告知安宁疗护志愿者想见 20 年前出家的小儿子最后一面，家属表示患者自从生病开始就一直在到处找小儿子，但杳无音信，现已成为黎阿姨的执念。

家属希望能够帮助黎阿姨完成最后的心愿，帮助其平静离世。

思考： 作为黎阿姨的照护人员，应该怎样帮助她完成心愿，平静地走完最后一程？

一、基本概念

哀伤辅导（Bereavement Counselling），又称为"悲伤辅导"，1982 年由美国哈佛大学医学院精神科教授威廉·沃登（William Worden）提出。哀伤辅导是指针对近期丧失亲人的人，协助他们完成哀悼任务的心理辅导，以促进居丧者及时地宣泄、释放悲伤，健康地完成正常悲伤任务，减少或避免向病态或复杂哀伤的转变。

哀伤辅导的目标是：①增加失落的现实感，帮助居丧者接受逝者离开的事实；②协助居丧者处理已表达或潜在的情感；③协助丧亲者面对和克服失落后再适应过程中的障碍；④鼓励居丧者向逝者告别，以健康的方式将情感投入新的关系中，继续积极而有效地生活。

二、意义与作用

（一）意义

哀伤辅导对丧亲者的益处已被充分证明。至爱亲友的突然去世，家属所经受的蚀心的精神痛苦和悲痛欲绝常常是难以忍受的，因为在这种情况下，没有时间为失去做准备、告别等。在亲人逝去的当时乃至持续数月或数年仍需要心理支持。研究显示，缺乏居丧支持出现不利健康后果的可能性增加 60%，给予居丧干预措施期间和之后，丧亲者的生理、心理和情感稳定性增加。

（二）作用

哀伤辅导是安宁疗护服务的延续。通过哀伤辅导，让丧亲家属尝试接纳自己的情绪，允许其适当地抒发情绪，并按自己的步伐逐渐适应丧亲后的生活。只有跨越悲伤，重新生活，从悲伤中成长，才能对生命有更深切的体会，并能更珍惜自己所拥有的。通过哀伤辅导、死亡教育，了解不同丧亲者的需求，让自己和身边有需要的亲友更懂得如何面对及度过人生最终的、最痛苦的，但又不能逃避的现实。

三、宗旨与目标

（一）宗旨

本着"去者能善终，留者能善别"的宗旨，为丧亲家属提供个别、以家庭或以小组活动为模式的辅导服务。

（二）目标

1. 辅导居丧者对失落的了解

许多人在自己的亲人死亡后，往往不是面对现实，而是选择逃避，所以应该帮助居丧者了解所面对的丧失亲人的实际情况，增加对失落亲人的了解。只有使居丧者真实地面对亲人死亡的现实，才能够有效开展悲伤辅导。

2. 辅导居丧者处理悲伤情绪

居丧者在居丧期所表现的正常的悲伤或病态的悲伤，需要加以辅导，使其逐渐减弱以至消退。许多居丧者在悲伤的时候往往自己不知所措，辅导者的安慰、鼓励、支持犹如雪中送炭，可以使之在关键的时候对自己所表现的失态情绪得到正确处理，顺利度过居丧期。

3. 辅导居丧者克服各种再适应障碍

居丧者在失去亲人之后，不仅有心理上的悲伤和哀痛，而且随之面临许多再适应的障碍，大多需要在心理上予以辅导后，居丧者才能够正确对待，处理好自己面临的各种生活问题，克服障碍，建立新的生活秩序。

4. 辅导居丧者健康地对死者撤离感情

居丧者对死者感情的纠葛眷恋，是悲伤持续不断的重要原因，是建立新生活的主要障碍。居丧辅导的最终目标，就是辅导居丧者对死者健康地撤离情感上的联系，然后适时地把情感投入另一种关系中。

四、影响丧亲者心理调适的因素

（1）对死者的依赖程度及与死者的亲密程度。

（2）病程长短。

（3）死者年龄。

（4）宗教信仰。

（5）社会支持系统的情况，如亲朋好友的支持。

（6）丧亲后生活的改变。

以下人群通常为丧亲反应强烈的高危人群：①突然丧亲者；②与死者关系密切者；③既往无丧亲经历者；④年龄 14 岁以下，65 岁以上，患有心脑血管疾病者危险性更高；⑤缺乏社会的有力支持和帮助者，经济无助者；⑥既往有精神或健康问题者；⑦受到亲朋言论、社会及传统风俗习惯等压力者。

五、哀伤辅导原则

1. 自助原则

教会丧亲者自我调适的方法，主动进行自我哀伤调整，让其自拔，自己走出哀伤。

2. 针对性原则

尊重丧亲者的感受，采取针对性的哀伤辅导措施。

3. 互动原则

鼓励参加者参与各式各样活动，让丧亲者充分表达自己的心情，使其尽快修复心灵的创伤，投身新的生活。

六、丧亲者的正常哀伤反应表现方面

美国精神科教授沃尔登（J. W. Worden）从认知、情感与感觉、生理感官和社会及行为反应四个方面论述了正常的悲伤表现。

1. 认知方面

表现为不相信、幻觉、强迫性想法及困惑等。

2. 情绪与感觉方面

表现为麻木、震惊、悲哀、愧疚与自责、孤独、无助、思念等。

3. 生理感官方面

表现为胃部空虚感，胸部紧缩压迫感，缺乏活动，呼吸急促、窒息感。

4. 社会及行为反应

表现为失眠、食欲不振、心不在焉、思想无法集中、叹气、坐立不安等。

在悲伤过程中，如果某些因素使正常悲伤过程过度延长，则可能导致病态悲伤，通常有以下几种行为特征：过度的或与丧失不成比例的悲伤；持续无望感及非理性的绝望；自尊感降低；强烈的罪恶感（自我谴责）；无法给予别人适当的情感反应；不寻常的愤怒及

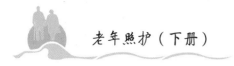

漫无目的的行为等。

七、对丧亲者进行哀伤辅导的实施

（一）个体辅导

让有同情心、有生活经验的人帮助丧亲者疏导哀伤及不良情绪，使他们能够回归正常生活。

（二）团体辅导

（1）自助团体辅导：是对丧亲者最重要的一种心理辅导。

（2）有组织的团体辅导：鼓励丧亲者参与各式各样的活动，让丧亲者充分表达自己的心情。

（3）家庭辅导：协助家庭举办家庭自助的各种哀悼仪式，来帮助家庭成员释放内心的悲哀，家庭成员的相互扶持有利于整个家庭早日度过丧亲哀伤期。

（三）哀伤辅导介入方法

1. 对丧亲家庭的评估

包括患者逝去产生的影响，对个体和家庭功能可能造成的障碍；愤怒、否定及可能的后果，健康并发症等。通过评估，识别和筛选高危人群。仔细观察患者亲属的精神行为反应，对具有高危因素的家属提前进行悲伤抚慰工作，提高其对悲伤的应对能力，避免出现不正常的悲伤反应，并为以后干预提供依据和基础。

2. 建立信任关系

家属在患者尚未死亡之前就和患者一样，开始出现预感性悲伤，悲伤在死亡之时达到高峰，一直持续到患者死亡之后很长时间。这段时间是居丧服务人员与患者家属的最初接触时间并建立良好关系的开始。因此，与丧亲者第一次会面时，需要帮助家属在无助状态下建立安全感和控制感，与家属建立信任的第一步。

3. 寻求共识

面谈开始时，应由界定清楚彼此的期望入手，双方先取得共识，包括辅导目的与内容，并表示家属可按其合适的步伐分享他们的经验。

4. 发掘内容

发掘丧亲者的丧亲经验时，可依次序询问家属的经历和感受。

（1）死亡的一刻。死亡的时间？因何死亡？家属是否在场？如不在场，家属如何知道有关消息？当时的反应是什么？

（2）最后的陪伴。家属在患者死亡后陪伴他们的经验。

（3）葬礼。了解家属筹办及葬礼进行的情况，参与程度以及对葬礼的反应。

（4）葬礼后。葬礼后至目前一段时间内，家属是怎样度过的？让家属描述这段时间的心情、情绪状态及身体反应等，以评估家属的悲伤状态，肯定家属悲伤情绪是属于正常的。

哀伤辅导的介入模式只是一个基本框架，没有一个介入模式完全适用于所有家属，特别是一些复杂的哀伤个案，有创伤经历或者自杀倾向的家属，需要根据实际情况进行处理，而严重的不能缓解的悲伤反应，应向心理咨询治疗机构推荐转诊，使其可以接受正规的心理治疗。

【课后练习】

1. 下列属于影响丧亲者心理调适因素的有（　　　）。

A. 对死者的依赖程度及亲密程度　　　　B. 病程长短

C. 死者年龄　　　　D. 宗教信仰

E. 丧亲后生活的改变

2. 下列属于哀伤辅导介入方法的是（　　　）。

A. 对丧亲家庭的评估　　　　B. 建立信任关系

C. 寻求共识　　　　D. 发掘内容

E. 收取服务费

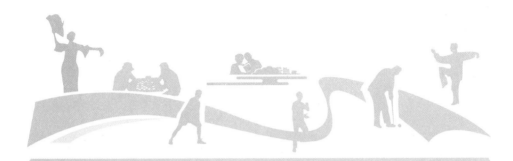

第六篇

老年通用护理照护技术篇

项目一　老年护理协助技术

【知识目标】

了解老年护理协助技术各项目的目的、概念、意义与基本要求；理解老年护理协助技术各项目的内容及观察要点；掌握老年护理协助技术各项目的操作流程及注意事项。

【能力目标】

能够评估老年人身体状况、自我意愿，为老年人选择合适的护理协助体位；能够按照规范的流程为老年人开展护理协助照护服务，并确保老年人隐私、保暖和安全；能够正确处理护理协助照护服务过程中出现的突发状况；能够进行护理协助照护后的观察与记录，及时发现异常情况并正确处理；能够对老年人开展相关知识的健康教育。

【素质目标】

在照护服务老年人过程中，具备基本的礼仪规范、良好的语言艺术、沟通管理能力及服务意识，在服务过程中融入人文关怀；具备尊老、爱老品质，能够移情，以老年人为中心，体现出维护老年人自尊；具有慎独精神及品质，具备安全防护的相关知识和预见能力，有环保意识；具有吃苦耐劳的职业精神，具有细心、耐心和有责任心地为老年人实施照护的理念，遇到突发异常情况能够冷静果断处理；在照护过程中，关注老年人身体情况和精神面貌，能够达成服务目标，杜绝安全隐患，操作动作轻稳，注意保护老年人隐私，有较强的责任意识和掌握老年人情绪的能力。

任务一

为老年人观察并测量生命体征

子任务1　为老年人观察并测量体温

　　张奶奶，80岁，属于失能老年人，半年前因脑血管意外后导致左侧肢体偏瘫，大部分时间卧床。照护人员在给张奶奶喂早餐时发现她面色潮红、食欲不佳，询问张奶奶是否有不适，自述夜里出现畏寒的症状，现在感觉全身酸痛，于是照护人员需要为她进行体温测量。

　　作为张奶奶的照护人员，请正确为张奶奶进行体温测量。

　　思考：如何正确地测量体温？测量体温时需注意哪些内容？

一、体温的定义

　　体温（Body Temperature）也称体核温度，是指人体内部胸腔、腹腔和中枢神经的温度，因受到神经、内分泌系统的精细调节，其相对稳定，且比皮肤温度高。皮肤温度也称体壳温度、体表温度，常受环境温度和衣着厚薄的影响，较不稳定，且低于体温。

　　体温是物质代谢的产物，它通过大脑和丘脑下部的体温调节中枢和神经体液的作用，使产热和散热保持动态平衡。照护人员学习老年人体温正常值和影响体温的因素后，能熟练地为老年人测量体温。

二、正常体温及其生理性变化

（一）正常体温

　　体温不易直接测量，临床上常通过测量口腔、直肠、腋下等部位的温度来代表体温。在三种测量方法中，直肠温度最接近于人体深部温度，而口腔、腋下测量体温更为方便而且常用。体温可用摄氏温度（℃）和华氏温度（℉）来表示。摄氏温度和华氏温度的换算公式为：

$$华氏温度 = 摄氏度 \times \frac{9}{5} + 32$$

正常体温并不是一个固定的数值，而是在正常范围内有一定的波动。健康成人不同部位正常体温的范围见表 6-1-1-1。

表 6-1-1-1　成人正常体温平均值及波动范围

部位	平均值	正常范围
口腔	37.0℃（98.6 ℉）	36.3 ~ 37.2℃（97.3 ~ 99.0 ℉）
腋下	36.5℃（97.7 ℉）	36.0 ~ 37.0℃（96.8 ~ 98.6 ℉）
直肠	37.5℃（99.5 ℉）	36.5 ~ 37.7℃（97.7 ~ 99.9 ℉）

（二）生理性变化

人体体温可受多种因素影响而发生变化，但波动范围很小，一般不超过 0.5 ~ 1℃。常见的因素有昼夜差异、年龄、性别、活动、饮食、环境、药物等。

1. 昼夜差异

人的体温在 24 h 内呈节律性波动，一般清晨 2—6 点最低，午后 1—6 点最高。

2. 年龄

老年人由于基础代谢水平下降，体温处于正常范围中的较低值。

3. 性别

女性平均体温比男性约高 0.3℃，这可能与女性皮下脂肪较多有关。

4. 活动

骨骼肌活动增强，如运动时产热增加，导致体温升高；情绪激动、精神紧张时，骨骼肌张力升高，也会引起体温升高。

5. 饮食

进食后，由于食物的特殊动力作用，体温暂时升高；饥饿时，体温略有下降。

6. 环境

环境温度高低会对体温有影响，在环境温度较高的夏季，体温比冬季时高。

7. 药物

服用镇静剂、麻醉剂等药物会导致体温下降。

三、异常体温的观察

（一）体温过高

体温过高又称发热，是指机体在致热源的作用下，体温调节中枢的调定点上移，产热增加、散热减少，而引起的体温超出正常范围。

1. 发热的程度

以口腔温度为例，发热程度可划分为：

低热：37.3～38.0℃（99.1～100.4℉）；

中等热：38.1～39.0℃（100.6～102.2℉）；

高热：39.1～41.0℃（102.4～105.8℉）；

超高热：41℃以上（105.8℉以上）。

知识拓展

人体能耐受的最高温度为41.4℃（106.5℉），若体温高达43℃（109.4℉），则很少人能够存活。若直肠温度持续超过41℃，可引起永久性脑损伤，高热持续42℃以上2～4 h可导致休克及严重并发症。

2. 发热的过程、症状及护理

通常发热可分为三个阶段。

（1）体温上升期：主要表现是皮肤苍白、畏寒、无汗，严重者有寒战。体温上升有两种方式：骤升和渐升。骤升是指体温突然升高，数小时内即升至高峰；渐升是指体温逐渐上升，数日内达到高峰，多无明显寒战。体温上升期的护理以保暖为主。

（2）高热持续期：主要表现是皮肤灼热、颜面潮红，呼吸、脉搏加快，口唇干燥，头痛、头晕，食欲不振、全身不适、软弱无力。严重者可谵妄、昏迷。高温持续期可遵医嘱实施物理或药物降温措施。

（3）退热期：主要表现是大量出汗、皮肤温度降低。退热方式有骤退和渐退两种。骤退是指体温突然下降，在数小时内降至正常，老年人由于大量出汗，体液丢失过多，易出现血压下降、脉搏细速、四肢冰冷等虚脱或休克现象；渐退是指体温在数天内降至正常。在体温下降的过程中，应密切观察老年人情况，配合医生及时进行处理，注意补充水分和电解质。

（二）体温过低

体温过低是指机体深部温度持续低于正常值，即体温在35℃以下者。体温过低是一种危险的信号，常常提示了疾病的严重程度及其不良预后。体温过低的老年人可出现皮肤苍白冰冷、呼吸减慢、心律不齐、脉搏细弱、血压下降、感觉和反应迟钝，严重者可发生昏迷。

📖 知识拓展

发热老年人的护理

发热是许多疾病的表现方式，其对机体的作用有两方面：一方面，促进血液中白细胞的吞噬作用，增强机体的防卫功能；另一方面，如果体温过高，持续时间过久，则会对机体产生不良影响，甚至直接损伤组织细胞。老年人体质较弱，容易产生各种并发症，故应加强对发热老年人的护理，具体措施有：

1. 加强观察

按时测量体温，并在测量的同时观察老年人面色、呼吸、脉搏以及出汗等情况，必要时测量血压。

2. 降温

协助医护人员选用合适的降温方法。

3. 饮食调养

帮老年人准备高热量、高蛋白、高维生素，促进食欲且易消化的流质或半流质食物，少量多餐，以补充高热时消耗的各种营养物质，提高机体的抵抗力。鼓励老年人多饮水，每日 2 500～3 000 mL，以补充高热时消耗的大量水分，还可以促进毒素和代谢产物的排出，帮助散热。

4. 保证充分休息

为老年人提供安静、温度和湿度适宜的休息环境。

5. 保证清洁

发热时，老年人唾液分泌减少，口腔黏膜干燥，抵抗力下降，有利于病原体生长和繁殖，易引起口腔疾病和黏膜溃疡，故应在晨起、餐后、睡前协助老年人做好口腔清洁工作。在退热期大量出汗时，应及时帮助老年人擦干汗液，更换衣服和床单，防止受凉，保持皮肤的清洁和干燥。

6. 安全护理

高热老年人可能会谵妄、惊厥、躁动不安，应注意其防止出现坠床等安全隐患，必要时可使用床挡。

四、体温计的种类

（一）水银体温计

水银体温计（图 6-1-1-1）又称玻璃体温计，是最常用的体温计。其由一根真空毛细管，以及外测带有刻度的玻璃棒构成；玻璃棒末端球部装有水银，当水银遇热膨胀时，会沿毛细管上升，其上升的高度与受热程度成正比；体温计毛细管的下端和球部之间有一凹陷，可防止水银柱遇冷时下降，保证数值准确并便于检视。

根据所测部位的特点，水银体温计分为口表、肛表、腋表三种。口表和肛表的玻璃棒均呈三棱柱状，腋表的玻璃棒呈扁平状；口表和腋表的水银球部较细长，而肛表的水银球较粗短。

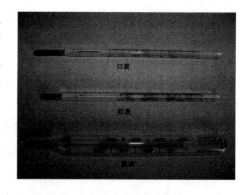

图 6-1-1-1　水银体温计

（二）电子体温计

电子体温计采用电子感温探头测量体温，测得温度由数字显示，令人一目了然，使用方便。为适应不同需要，有笔式（图 6-1-1-2）、奶嘴式等可供选择。

（三）红外测温仪

红外测温的原理是用红外透镜组成光学系统，利用高灵敏度的红外探测器，监测人体某一部位的表面热辐射，再对探测器输出的电信号进行放大、处理、校准，最终显示出温度值。红外体温检测仪具有快速、安全、减小传染概率的特点。目前，红外测温仪在临床上的应用种类较多，有手持式和台式等，可测量额头、耳、手心、脸等部位的温度，因耳道深部温度接近人体深部温度且受影响因素少，故耳道红外测温仪（图 6-1-1-3）较体表测温仪的准确率高。

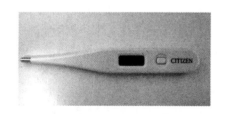

图 6-1-1-2　笔式电子体温计

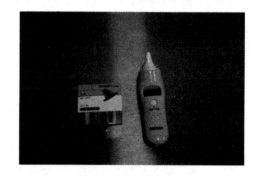

图 6-1-1-3　耳道红外测温仪

📖 **知识拓展**

体温计的消毒与检查法

1. 消毒方法

为防止交叉感染，测量后的体温计应进行消毒处理。常用的消毒液有 75% 酒精、1% 过氧乙酸、0.5% 碘伏等。操作方法是测温后，将体温计全部放入消毒液中浸泡，5 min 后取出并用清水冲洗然后擦干，用离心机或腕部力量甩下水银至 35℃ 以下，再放入另一容器中进行第二次浸泡，30 min 后取出，用冷水冲洗，擦干，放入清洁、干燥的容器中备用。消毒液应定时更换，盛放消毒液和体温计的容器应定期消毒。注意，口表、腋表、肛表应分别清洗和消毒。

2. 检查方法

为确保测量体温的准确性，应定期对体温计进行检查。操作方法：将体温计的水银柱甩至 35℃ 以下，于同一时间放入已测好的 36~40℃ 的水中，3 min 后取出检视，若误差在 0.2℃ 以上、玻璃棒有裂缝、水银自行下降等，则不能再使用。将经检查合格的体温计用纱布擦干，放入清洁、干燥的容器中备用。

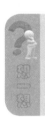

为保证测量结果准确，测量体温前，需注意哪些内容？

五、实践技能操作

职业能力：为老年人进行体温测量，其操作流程见表 6-1-1-2。

表 6-1-1-2　为老年人进行体温测量操作流程

步骤	项目	操作及说明	照护标准
步骤一	准备评估工作	1. 照护人员：着装整洁，洗净双手，修剪指甲，戴口罩。 2. 环境：安全、安静整洁，温度适宜，光线充足。 3. 评估与沟通： 3.1　核对并问候老年人，解释操作目的和需要配合的事项。 3.2　评估老年人意识状态、自理能力及身体状况，选择合适的测量方法（直肠测量法适用于昏迷、精神异常的老年人）。 确定老年人在 30 min 内没有影响实际体温的因素（如进食、剧烈运动、情绪激动、洗澡等）。 3.3　询问老年人是否需要大小便及有无其他需要	1. 操作环境适宜。 2. 与老年人耐心沟通、态度和蔼。 3. 测量前应正确评估老年人的状态，避免影响测量准确性的因素存在

续表

步骤	项目	操作及说明	照护标准
步骤一	准备评估工作	4. 物品：根据评估情况准备物品，一般包括已消毒、检查过的体温计1支（将水银柱甩到35℃以下，盛放在垫有纱布的容器中），带盖容器（内放配制好的消毒液）、消毒纱布、体温记录单、记录笔、带秒针的表，如图6-1-1-4所示。若用电子体温计可省去上述物品，仅用电子体温计及一次性护套即可。若测肛温，则另备润滑油、棉签、卫生纸 图6-1-1-4 物品摆放	4. 根据评估情况给老年人准备合适的操作物品，以保证测量的准确性
步骤二	实施操作	腋下测量法 1. 测量部位：解开老年人胸前衣扣，帮助其擦干腋下的汗液，将体温计水银端放于腋窝处，紧贴皮肤，叮嘱老年人屈臂过胸夹紧体温计，必要时可托扶老年人手臂，如图6-1-1-5所示。 2. 测量时间：10 min。 图6-1-1-5 腋下测量法 口腔测量法 1. 测量部位：让老年人张开嘴，将口表水银端斜放于老年人舌下（舌系带两侧），叮嘱老年人闭紧口唇，用鼻子呼吸，勿用牙咬体温计，如图6-1-1-6所示	1. 协助老年人采取舒适安全的测温姿势。 2. 根据老年人情况选用合适的测温方法。 3. 操作流程合理、流畅、全面，具有主动服务意识，充分为老年人考虑，保证老年人的安全及自尊

步骤	项目	操作及说明	照护标准
步骤二	实施操作	2. 测量时间：3 min。 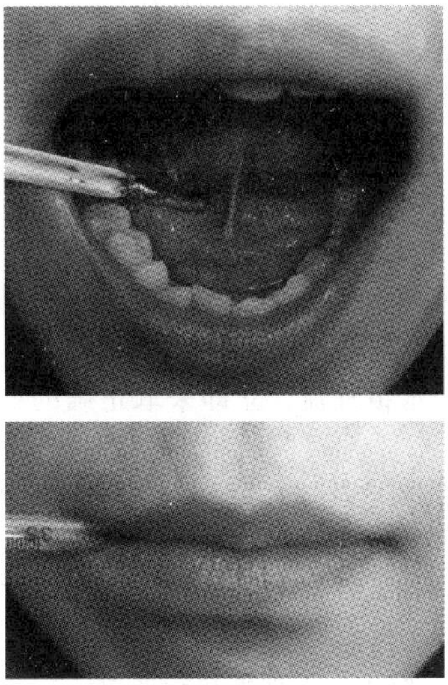 图 6-1-1-6　口腔测量法 直肠测量法 　1. 测量体位：拉遮挡，帮助老年人取侧卧、俯卧、屈膝仰卧位，暴露测量部位。 　2. 插入深度：用肥皂液或润滑油润滑水银端轻轻插入肛门 3～4 cm。 　3. 测量时间：3 min	4. 尊老、爱老，有责任心
步骤三	整理记录	1. 读取体温：取出体温计用消毒液纱布擦拭，读数：一手横拿体温计尾部，注意手不可碰触水银端，背光站立，使眼睛与体温计刻度保持同一水平，慢慢转动体温计，从正面看到很粗的水银柱时即可读出相应的温度值，如图 6-1-1-7 所示 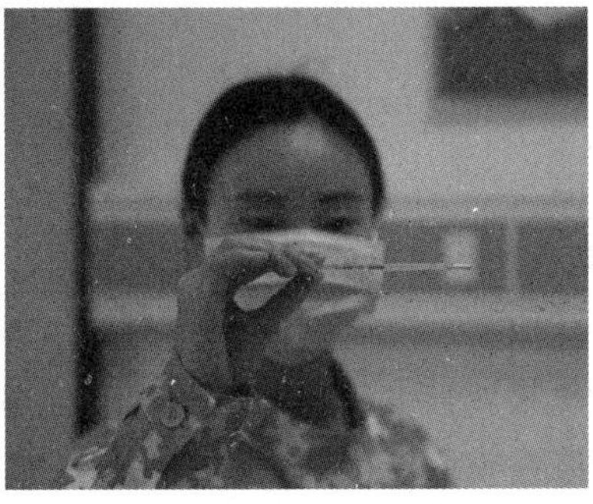 图 6-1-1-7　读取体温	1. 读数准确。 2. 环境及物品干净整洁，有序摆放

续表

步骤	项目	操作及说明	照护标准
步骤三	整理记录	2. 整理记录： 2.1 读取数据后，将体温计放入消毒液中。 2.2 帮助老年人整理衣服，整理床单位，整理物品。 2.3 洗手后及时记录（单位 ℃）。 2.4 体温异常及时报告并协助给予物理降温等处理	3. 老年人感觉舒适。 4. 记录准确无误
	注意事项	1. 甩体温计时，避免触及其他物体，以防破损。 2. 体温计滑落或脱位应保持原体位不动，及时通知照护人员，耐心寻找，避免体温计破损误伤老年人。 3. 体温计破损，水银外流，立即采取正确的处理方法。 4. 体温计用后应按要求及时消毒。 5. 口腔测量法： 5.1 精神异常、昏迷、口腔有疾病、呼吸困难的老年人不宜采用口腔测量法。 5.2 进食冷热饮、吸烟、面部冷热敷者 30 min 后方可测量口温。 6. 腋下测量法： 6.1 腋窝部有创伤、手术、炎症、腋下出汗多、肩关节受伤或过度消瘦的老年人不宜采用腋下测量法。 6.2 洗澡、腋窝局部冷热敷、剧烈运动、情绪激动，需安静休息 30 min 后方可测量腋温。 7. 直肠测量法： 7.1 直肠肛门部位有疾病，腹泻老年人不宜测肛温。 7.2 温水坐浴 30 min 后方可测量肛温。 7.3 患有心血管疾病的老年人不宜采用直肠测量法	1. 能观察并发现特殊情况并及时进行正确处理。 2. 能与老年人进行有效沟通，关爱老年人
步骤四	小结与反思	1. 本次照护体会及反思。 2. 制定下一步体温观察及照护计划	根据老年人的反馈调整照护方案并持续改进

知识拓展

体温计不慎打碎了怎么办?

水银又称"汞"，是一种黏度小、易流动、在常温下即能挥发的液态金属。其表面张力大，人体的正常完整皮肤基本不吸收汞，但汞蒸气具有高度亲脂性，能透过血脑屏障引起中枢神经系统中毒。环境中的汞可经呼吸道、消化道、皮肤黏膜进入机体，引起人体内器官不同程度的损害，其中最常见的是肺损害。

体温计不慎打碎后，需打开门窗通风换气，正确收集并处理泄漏的汞滴。由于汞在常温下即可蒸发成气态，很容易被吸入呼吸道，引起机体中毒，所以，处理散落在地面上的水银时，最好戴上口罩及手套。

若老年人不慎咬碎体温计，首先应立即消除其口腔内的玻璃碎屑，以防止口腔、食管、胃肠道黏膜损伤；然后让老年人口服蛋清液或牛奶来延缓汞的吸收；在病情允许的情况下可让其食用粗纤维食物以促进汞的排泄。

【课后练习】

1. 照护人员小李在帮助老年人测腋下温度时，测量时间应是（　　）min。

A. 3　　　　　　B. 5　　　　　　C. 10　　　　　　D. 15　　　　　　E. 20

2. 照护人员为老年人测量口温时，应将水银计的汞端置于（　　）。

A. 颊部　　　　　　　　　　　B. 舌下热窝

C. 上颚　　　　　　　　　　　D. 舌根处

E. 舌面

3. 章爷爷，68岁，因感冒导致发热，照护人员需要为其测量口温，询问老年人情况时得知，其5 min前用热水服过药，此时照护人员应该（　　）。

A. 暂停测一次

B. 参照上一次测量值记录

C. 改测量直肠温度

D. 叮嘱老年人用冷开水漱口后再测量

E. 和老年人交代清楚原因后，30 min后再为其测量口温

子任务2　为老年人观察并测量脉搏、呼吸

案例导入

为了更好地了解张奶奶的身体状况，照护人员需要为张奶奶测量脉搏和呼吸。作为张奶奶的照护人员，请正确为老年人测量脉搏、呼吸。

思考：如何正确地测量脉搏、呼吸？测量时需注意哪些内容？

一、脉搏、呼吸的定义

脉搏是由人体心脏的收缩，促使血液通过动脉所产生的节律性搏动。为居住在养老院的老年人测量脉率，了解心率，可以对老年人疾病进行简单的判断。

机体不断地从外界环境中摄取新陈代谢所需要的氧气，并排出自身产生的二氧化碳。这种机体与外界环境之间进行气体交换的过程称为呼吸。呼吸运动是一种节

律性活动，受呼吸中枢调节，由呼吸器官和辅助呼吸肌协同完成，具有随意性和自主性。

二、正常脉搏及其生理性变化

1. 脉率

脉率是指每分钟脉搏搏动的次数。正常老年人在安静状态下的脉率为 60～100 次 /min。脉率的生理性波动受多种因素影响。

（1）年龄：老年人脉率较年轻人稍有增快。

（2）性别：女性脉率比同龄男性稍快，平均快 7～8 次 /min。

（3）体型：体表面积越大，脉率越慢，故身材细高者比矮胖者稍慢。

（4）活动：运动、进食后，情绪激动时脉率稍快，休息和睡眠时稍慢。

（5）药物、食物影响：使用兴奋剂、饮浓茶或咖啡时脉率增快，使用镇静剂、洋地黄类药物时脉率减慢。

2. 脉律

脉律是指脉搏的节律性。正常脉律跳动均匀规则，间隔时间相等。

3. 脉搏的强弱

脉搏的强弱是指触诊时对血流冲击血管壁所产生力量强度的主观感觉。正常情况下每搏强弱相同。

4. 动脉壁的情况

动脉壁的情况是指触诊时主观感觉到的动脉壁情况。正常的动脉管壁柔软、光滑、有弹性。

三、正常呼吸及其生理性变化

1. 正常呼吸

正常老年人在安静状态下的呼吸频率为 16～20 次 /min，节律规则，频率与深度均匀平稳，呼吸时无声，不费力。

2. 生理性变化

（1）性别：女性呼吸频率略高于同龄男性。

（2）活动：剧烈活动可使呼吸运动加快加深；休息、睡眠时呼吸运动减慢。

（3）情绪：强烈的情绪波动（如恐惧、愤怒、悲伤等）可引起呼吸改变。

（4）其他：如高温环境、海拔增高可使呼吸频率加快，剧烈疼痛等也会引起呼吸频率的变化。

四、脉搏测量的部位

凡是靠近骨骼的表浅大动脉均可作为测量脉搏的部位（图6-1-1-8），其中最常选择的诊脉部位是桡动脉。

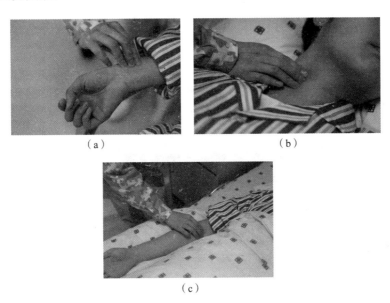

图 6-1-1-8　常用诊脉部位

（a）桡动脉测量；（b）颈动脉测量；（c）肱动脉测量

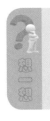

为保证测量结果准确，为老年人测量脉搏、呼吸前，需注意哪些内容？

五、实践技能操作

职业能力：为老年人进行脉搏、呼吸测量，其操作流程见表6-1-1-3。

表 6-1-1-3　为老年人进行脉搏、呼吸测量操作流程

步骤	项目	操作及说明	照护标准
步骤一	准备评估工作	1. 照护人员：着装整洁，洗净双手，修剪指甲，戴口罩。 2. 环境：安全、安静整洁，温度适宜，光线充足	1. 操作环境适宜。 2. 与老年人耐心沟通、态度和蔼

续表

步骤	项目	操作及说明	照护标准
步骤一	准备评估工作	3．评估与沟通： 3.1 核对并问候老年人，解释操作目的、需要配合的事项。 3.2 评估老年人意识状态、自理能力及身体状况，选择合适的测量部位、方法。确定老年人在 30 min 内没有影响实际脉搏、呼吸的因素。 3.3 询问老年人是否需要大小便及有无其他需要。 4．物品：根据评估情况准备物品，一般包括记录本、笔、带秒针的表，必要时备棉花。物品摆放如图 6-1-1-9 所示 图 6-1-1-9 物品摆放	3．测量前应正确评估老年人的状态，避免影响测量准确性的因素存在。 4．根据评估情况，给老年人准备合适的操作物品，保证测量准确
步骤二	实施操作	桡动脉脉搏测量法： 1．体位舒适：协助老年人取卧位或坐位，手臂置于床上或桌面，手腕伸展、放松，手掌向下。 2．测量方法：照护人员用食指、中指、无名指指腹按压桡动脉处。力量适中，以清楚触及脉搏为度，同时注意脉律、脉搏强弱、动脉管壁弹性等情况。 3．测量时间：一般情况下测量 30 s，测得数值乘以 2；脉搏异常情况下应测 1 min。 呼吸测量法： 1．体位舒适：由于呼吸运动具有随意性，为避免老年人觉察而影响测量结果的准确性，照护人员为其测脉搏后，手仍应保持诊脉姿势。 2．测量方法：照护人员观察胸部或腹部起伏（一起一伏为一次）。 3．测量时间：一般情况测量 30 s，测得数值乘以 2；异常呼吸者应测 1 min。 4．微弱呼吸的测量：将少许棉花放于老年人鼻孔前，观察棉花纤维被吹动的次数，计数 1 min。 脉搏、呼吸测量法如图 6-1-1-10 所示	1．协助老年人采取舒适安全的测量姿势。 2．测量方法准确。 3．操作流程合理、流畅、全面，具有主动服务意识，充分为老年人考虑，保证老年人的安全和自尊

续表

步骤	项目	操作及说明	照护标准
步骤二	实施操作	 图 6-1-1-10　脉搏、呼吸测量法	4. 尊老、爱老，有责任心
步骤三	整理记录	1. 帮助老年人整理衣服，整理床单位，整理物品。 2. 洗手后及时记录（单位为次/min）。 3. 如果结果异常及时报告并协助处理	1. 环境及物品干净整洁，有序放置。 2. 老年人感觉舒适。 3. 记录准确无误
	注意事项	1. 若测量前老年人有剧烈活动，紧张、恐惧等情况，待安静休息 30 min 后再测。 2. 为偏瘫老年人测量脉搏时，应选择健侧肢体测量。 3. 照护人员不可用大拇指诊脉，因大拇指小动脉搏动明显，易与老年人动脉搏动相混淆。 4. 测脉率时，应同时注意脉律、脉搏强弱、动脉壁弹性等情况。 5. 由于呼吸受意识控制，测量时要分散老年人注意力，使其呼吸状态自然，以保证测量的准确性	1. 能观察并发现特殊情况，及时进行正确处理。 2. 与老年人有效沟通，关爱老年人
步骤四	小结与反思	1. 本次照护体会及反思。 2. 制定下一步脉搏、呼吸观察及照护计划	根据老年人的反馈调整照护方案并持续改进

【课后练习】

1. 给老年人测量脉搏时，下列操作中不妥的是（　　）。

A. 可用大拇指测量

B. 正常脉搏计数 30 s

C. 偏瘫老年人应选健侧肢体测量

D. 老年人有剧烈活动时，应休息 30 min

E. 测量同时注意脉律、脉搏强弱、动脉壁弹性等情况

2. 测量呼吸时照护人员的手不离开诊脉部位的目的是（　　）。

A. 人体位不变　　　　　　　　B. 转移老年人的注意力

C. 易于计时　　　　　　　　　D. 对照呼吸与脉搏的频率

E. 观察老年人面色

子任务3　为老年人观察并测量血压

案例导入

左爷爷，75岁。患高血压病16年，血压维持在收缩压160~179mmHg、舒张压100~109 mmHg，医生要求按时服药，定时测量血压。作为左爷爷的照护人员，需正确为老年人测量血压，并提醒老年人按时服药。

思考：如何正确地测量血压？测量时需注意哪些内容？

一、血压的定义

血管内流动的血液对单位面积血管壁的侧压力称血压（Blood Pressure，BP）。血压分为动脉血压和静脉血压，一般说的血压是指动脉血压，通常指的是上臂测得的肱动脉血压。

二、正常血压及其生理性变化

1. 正常血压

以肱动脉血压为标准。正常成年人在安静状态下的血压范围为：收缩压90~139 mmHg（12.0~18.5 kPa），舒张压60~89 mmHg（8.0~11.8 kPa）。

mmHg和kPa的换算公式为：

$$1 \text{ kPa} = 7.5 \text{ mmHg}；1 \text{ mmHg} = 0.133 \text{ kPa}$$

2. 生理性变化

（1）年龄：血压会随着年龄的增长而升高，其中收缩压的升高比舒张压的升高更为明显。

（2）昼夜和睡眠：血压在清晨时最低，白天逐渐升高，至傍晚时最高。睡眠不佳、过度劳累时血压稍有升高。

（3）温度：遇冷时，外周血管收缩，血压可略有升高；遇热时，血管扩张，血压可略下降。故冬天血压值略高于夏天，长时间泡热水澡易使血压下降。

（4）体型：通常高大、肥胖者血压偏高。

（5）体位：通常情况下，卧位血压低于坐位血压，坐位血压低于立位血压，这与重力代偿机制有关。对于长期卧床或使用某些降压药物的患者，若突然由卧位改为立位时，可出现眩晕、血压下降等体位性低血压的表现。

（6）部位：一般情况下，两上肢的血压并不完全相等，通常右上肢血压高于左上肢血压10~20 mmHg（1.33~2.67 kPa）；下肢血压高于上肢20~40 mmHg（2.67~5.33 kPa）。

（7）其他：剧烈运动、剧烈情绪波动、吸烟、饮酒、摄入盐过多、疼痛、药物等对血压也有影响。

三、异常血压的观察

1. 高血压

根据世界卫生组织和国际高血压联盟 1999 年制定的高血压治疗指南，现将高血压定义为：未服用抗高血压药的情况下，成年人的收缩压大于等于 140 mmHg 和（或）舒张压大于等于 90 mmHg。

2. 低血压

血压低于 90/50 mmHg（12.0/6.7 kPa）的称为低血压。

四、血压计的种类与构造

1. 血压计的种类

常用血压计有水银血压计、无液血压计和电子血压计三种（图 6-1-1-11）。水银血压计又称汞柱式血压计，分为台式和立式两种。

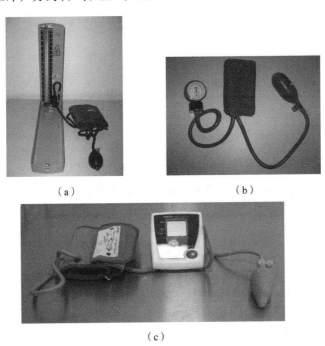

（a）　　　　　　　　　　　（b）

（c）

图 6-1-1-11　常用血压计

（a）水银血压计；（b）无液血压计；（c）电子血压计

2. 血压计的组成

血压计主要由三部分组成：

（1）输气球和调节压力活门。

（2）袖带：为长方形扁平的橡胶袋，外层有布套。袖带的宽度和长度要符合要求：一般要求宽度比被测肢体的直径宽20%，长度以能完全包绕肢体并固定为度。一般上肢袖带长24 cm，宽12 cm。下肢袖带长约135 cm，比上肢袖带宽2 cm。橡胶袋上有两根橡胶管，一根与输气球相连，另一根则与压力表相通。

（3）测压计。

①水银血压计：由玻璃管、标尺、水银槽三部分组成。在血压计盒盖内面固定一根玻璃管，管面上标有双刻度（标尺）0～300 mmHg和0～40 kPa，每小格为2 mmHg和0.5 kPa，玻璃管上端盖以金属帽和大气相通，下端和水银槽（内有水银60 g）相通。水银血压计的优点是测得数值准确可靠，但体积较大，且玻璃管部分易碎裂，携带较不方便。水银血压计应定期校验，准确定标。

②无液血压计：又称弹簧式血压计、压力表式血压计。外形呈表状，正面盘上标有刻度，表上的指针指示血压数值。其优点是携带方便，但欠准确。

③电子血压计：袖带中的传感器收集血压声音，将信号经数字化处理，直接在显示屏上显示收缩压、舒张压、脉搏数值。此种血压计操作方便，清晰直观，不用听诊器，但欠准确。

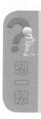
为保证测量结果准确，给老年人测量血压前，需注意哪些问题？

五、实践技能操作

职业能力：为老年人进行血压测量，其操作流程见表6-1-1-4。

表6-1-1-4　为老年人进行血压测量操作流程

步骤	项目	操作及说明	照护标准
步骤一	准备评估工作	1. 照护人员：着装整洁，洗净双手，修剪指甲，戴口罩。 2. 环境：安全、安静整洁，温度适宜，光线充足。 3. 评估与沟通： 3.1 核对并问候老年人，解释操作目的、需要配合的事项。 3.2 评估老年人意识状态、自理能力及身体状况，选择合适的测量部位、方法。了解老年人在30 min内有无影响实际血压的因素以及血压和用药情况。 3.3 询问老年人是否需要大小便及有无其他需要	1. 操作环境适宜。 2. 与老年人沟通耐心、态度和蔼。 3. 测量前正确评估老年人状态，避免影响测量准确性的因素存在

步骤	项目	操作及说明	照护标准
步骤一	准备评估工作	4. 准备物品：根据评估情况准备物品，一般包括血压计、听诊器（检查血压计玻璃管有无破损，水银柱是否在"0"刻度处，气囊充气性能是否良好，充气检查水银柱是否自行下降、有无断层，导管有无老化，衔接是否紧密，袖带有无破损、漏气，黏合性能是否完好；听诊器各部位是否衔接良好，鼓膜有无破损，传导性能是否良好）、记录本、笔，如图 6-1-1-12 所示 图 6-1-1-12　准备物品	4. 根据评估情况为老年人准备合适的操作物品，保证测量准确
步骤二	实施操作	上肢血压测量法： 　1. 体位正确：协助老年人取坐位或仰卧位。坐位时手臂平第四肋，仰卧位时平腋中线（使被测肢体的肱动脉与心脏位于同一水平）。坐位测量和仰卧位测量如图 6-1-1-13 所示 （a） （b） 图 6-1-1-13　血压测量体位 （a）坐位测量；（b）仰卧位测量	1. 协助老年人采取正确的测量姿势。 　2. 测量方法准确。 　3. 操作流程合理、流畅、全面，具有良好的服务意识，充分为老年人考虑，保证老年人的安全和自尊

步骤	项目	操作及说明	照护标准
步骤二	实施操作	2. 准备肢体：选择健侧手臂，卷袖（必要时脱袖），露出上臂，肘部伸直，掌心向上，自然放置。（袖口不宜过紧，以免阻断血流，影响测得的血压值） 3. 准备血压计：放稳血压计，开启水银槽开关（血压计的"0"点应与肱动脉、心脏位于同一水平）。 4. 缠袖带：驱尽袖带内空气，平整地缠于上臂中部，其下缘距肘窝 2~3 cm，松紧以能塞入一指为宜。袖带与手臂位置如图 6-1-1-14 所示。 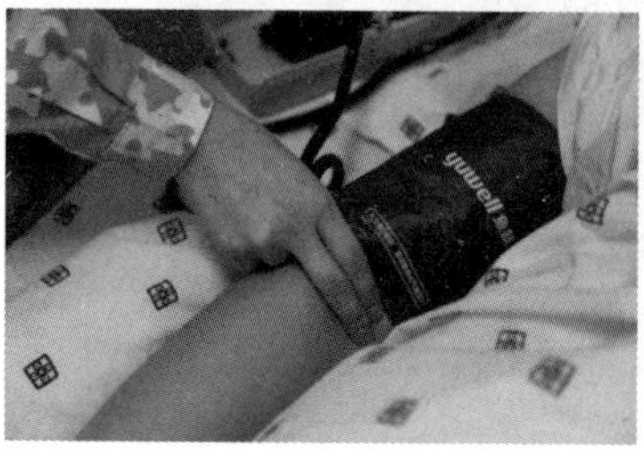 图 6-1-1-14　袖带与手臂位置 5. 置听诊器：将听诊器胸件放于肱动脉搏动最明显处，一手稍加固定，一手握输气球，关闭压力活门（不可将胸件塞于袖带内，听诊器胸件的整个膜部应与皮肤紧密接触，但不可压得太重）。听诊器胸件位置如图 6-1-1-15 所示。 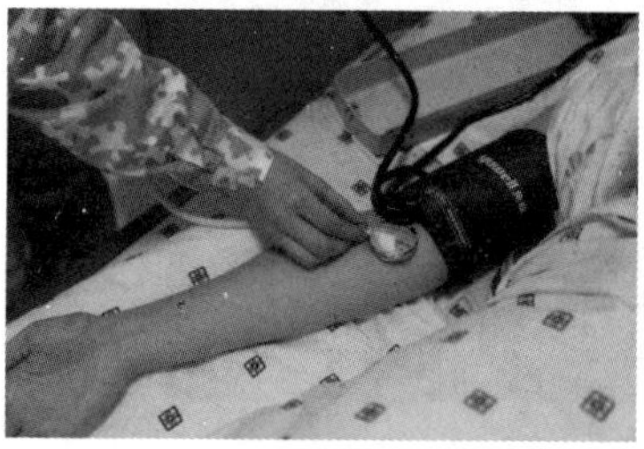 图 6-1-1-15　听诊器胸件位置 6. 输气：充气至动脉搏动音消失后再升高 20~30 mmHg（2.6~4.0 kPa），充气不可过快过猛。 7. 放气：缓慢放气，以 4 mmHg/s（0.5 kPa/s）的速度为宜，双眼平视汞柱所指水银刻度并注意动脉搏动音的变化。视线与水银柱弯月面保持同一水平。读数如图 6-1-1-16 所示。 8. 测得血压：当听到第一声搏动音，此时水银柱所对应刻度即为收缩压；随后搏动逐渐减弱，当搏动音突然减弱明显或消失，此时水银柱所对应刻度即为舒张压	4. 尊老、爱老，有责任心

步骤	项目	操作及说明	照护标准
步骤二	实施操作	图 6-1-1-16　读数	
步骤三	整理记录	1. 测量结束后，驱尽袖带内空气，整理袖带并将其放入盒中，将血压计右倾45°，关闭水银槽开关，盖盒，放妥。 2. 帮助老年人整理衣服，取舒适体位，整理床单位， 3. 洗手后及时记录（单位为 mmHg）。 4. 结果异常及时报告并协助处理	1. 环境及物品干净整洁，有序放置。 2. 老年人感觉舒适。 3. 记录准确无误
	注意事项	1. 照护人员需密切监测老年人的血压时，测血压应做到"四定"：定时间、定部位、定体位、定血压计。 2. 若测量前老年人做过剧烈活动或情绪发生过剧烈波动或吸烟、进食等情况，待安静休息 30 min 后再测。若老年人膀胱充盈，请其上厕所排空膀胱后再测。 3. 偏瘫、肢体有损伤的老年人测血压时应选择健侧肢体。 4. 排除影响血压准确性的外界因素：（1）设备原因：袖带过宽，大段血流受阻，测得血压值偏低；若袖袋过窄，加大力量才能阻断动脉血流，测得血压值偏高。此外，橡胶管过长、水银量不足也可使测得血压值偏低。（2）操作原因：①老年人体位：肱动脉位置高于心脏水平，由于重力原因，会使测得血压值偏低；反之则偏高。②袖带松紧：袖带缠得过紧，未充气前血管已受压，会使测得血压偏低；袖带缠得过松，呈气球状，有效面积变窄，测得血压值偏高。③视线水平：测量者视线高于水银柱弯月面，使测得血压值偏低；反之则偏高。④放气速度：放气速度太慢，静脉充血时间长，使测得舒张压偏高；放气速度太快，不易看清数字，读数不准。 5. 当血压听不清或有异常需重新测量时，应将袖带内气体驱尽，待汞柱降至"0"点，稍候片刻再重新测量	1. 能正确排除影响血压测量值的因素，保证测量准确。 2. 能观察并发现特殊情况，及时进行正确处理。 3. 与老年人有效沟通，关爱老年人
步骤四	小结与反思	1. 本次照护体会及反思。 2. 制定下一步血压观察及照护计划	根据老年人的反馈调整照护方案并持续改进

【课后练习】

1. 张爷爷，80岁，患高血压病15年，需每天监测血压，照护人员在给张爷爷测量血压时，应尽量做到四定，即（　　）。

A. 定时间，定部位，定体位，定血压计

B. 定时间，定部位，定血压计，定护士

C. 定时间，定部位，定体位，定记录式

D. 定时间，定部位，定体位，定听诊器

E. 定时间，定部位，定体位，定袖带

2. 为偏瘫老年人测量血压时，以下操作方法错误的是（　　）。

A. 选健侧肢体测量　　　　　　　B. 坐位时手臂与第四肋骨平

C. 仰卧时手臂平腋中线　　　　　D. 驱尽袖带内空气，平整缠于上臂中部

E. 听诊器塞在袖带内的肱动脉处

3. 为老年人测量血压过程中，若发现血压的搏动音听不清，应重新测量，以下错误的操作方法是（　　）。

A. 将袖带内气体排尽　　　　　　B. 使汞柱降至"0"点

C. 稍等片刻，再测量第二次　　　D. 一般测量2～3次

E. 可嘱老年人坐起来测量

任务二
查对并帮助老年人服药

案例导入

王爷爷，76岁，三个月前因脑卒中后四肢瘫痪了，现生活不能自理，同时伴有明显的吞咽功能障碍，不能自行进食，目前留置胃管一根。今测得王爷爷收缩压为180mmHg，舒张压为100mmHg，现遵医嘱给予硝酸甘油一片并协助其服用。

作为王爷爷的照护人员，请立即执行医嘱帮助老年人服用药物。

思考：该药物应选用什么方式服用？服药后需观察什么？如何观察药物疗效？

一、口服给药的定义

口服给药是药物疗法最常采用的给药方式，药物经胃肠道黏膜吸收而获得全身疗效。

根据老年人的自理能力及病情特点，照护人员应协助老年人采用正确的服药方式服药，确保老年人将药送入口中并完全吞入。

二、帮助老年人服药的目的

帮助老年人服药的目的如图 6-1-2-1 所示。

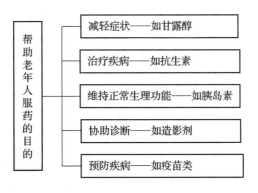

图 6-1-2-1　帮助老年人服药的目的

知识拓展

口服给药方式

1. 吞服

肠溶剂的特点是在胃中不溶解而在肠道中溶解，将药物制作成肠溶剂以满足其性质或者临床需要，还可掩盖不良气味，吞服时在胃中也不会被胃液破坏，保持了药效并减少了对胃黏膜的损伤。

2. 嚼服

有些药必须嚼碎服用才能发挥其疗效，如消化系统常用药氢氧化铝、干酵母、乳酸菌素片等。

3. 舌下含服

有些药需要含服，如心血管系统用药硝酸甘油、硝苯地平、硝酸异山梨酯等。

4. 喷雾吸入

有些药物可通过喷雾形式吸入给药，这些药物通过气道后直接进入肺，并在肺中进入血液循环，如气体麻醉剂和雾化抗哮喘药物等。

三、帮助老年人服药的方式

1. 口服给药

对于吞咽功能正常、意识清醒、能经口进食的老年人，口服给药（图 6-1-2-2）可以达到治疗需要。

携带服药卡至老年人床旁并核对床号姓名及药物，评估老年人病情、意识状态、自理能力、合作程度；询问其有无药物过敏史及药物使用情况；解释服药的目的及注意事项；观察老年人口咽部是否有溃疡、糜烂等情况。严格查对无误后方可发放药物，帮助老年人取舒适体位，根据药物性质指导其选用正确的方式服药，如吞服、嚼服、舌下含服、喷雾吸入、使用吸管等。对于不能自行服药的老年人应协助喂药，确认老年人服下后方可离开。注意观察药物疗效及有无不良反应。

2. 经鼻饲管给药

对吞咽功能障碍不能经口进食的老年人，可通过鼻饲管（图6-1-2-3）注入药物，以达到治疗需要。

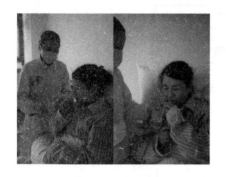

图6-1-2-2　口服给药

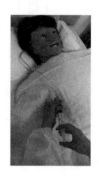

图6-1-2-3　经鼻饲管给药

做好评估以及核对解释后，帮助老年人取合适体位（以鼻胃管为例），确认鼻胃管在胃内（三种方法：第一种：回抽胃液；第二种：将导管末端放入盛有凉开水或生理盐水的碗中，看有无气泡溢出；第三种：听气过水声。），确认无误后将研碎的药物溶解后由胃管注入，注入药物前后均需用少量温开水冲洗鼻胃管。注意观察药物疗效及有无不良反应。

知识拓展

各种口服药物的服药时间

1. 空腹给药

要求药物充分吸收，奏效快而无刺激性的药物可空腹服用。因为空腹时胃和小肠内基本无食物，服药后不会被食物干扰而导致吸收效果不佳，可以使药物能保持较高浓度，迅速发挥作用。

2. 饭前服药

健胃药、稀盐酸、胃蛋白酶等药物，在饭前30 min服用可促进胃液分泌，增进食欲。

3. 饭后服药

胃中有食物，可减轻药物的刺激。助消化的药物以及对胃黏膜有刺激性的药物均宜在饭后服用，如硫酸亚酸、阿司匹林等都对胃黏膜有刺激性，易使人恶心、呕吐，故在饭后服用，在胃中与食物混合可减轻其刺激性。

4.　睡前服药（睡前30 min）

催眠药物诱导入睡，应在睡前服用，如安定、甲喹酮等。缓泻药如酚酞、液状石蜡等也应在睡前服用，服药后，翌晨即可排便。

能够将药物发放到老年人手中便离开吗？这样会给老年人造成哪些危险？如何协助有鼻饲管的老年人服用片剂类药物？服用时需要注意什么？

四、实践技能操作

职业能力：查对并帮助老年人服药，其操作流程见表6-1-2-1。

表6-1-2-1　查对并帮助老年人服药操作流程

步骤	项目	操作及说明	照护标准
步骤一	准备评估工作	1.　照护人员：服装、鞋帽整洁，仪表大方，举止端庄，语言恰当，态度和蔼，洗手戴口罩。 2.　环境：安静整洁，温度适宜，光线充足。 3.　评估与沟通： 3.1　核对并问候老年人，说明服药的作用，解释操作目的、需要配合的事项。 3.2　评估老年人意识状态、自理能力、合作程度、吞咽反射情况、肢体活动等。观察老年人口咽部是否有溃疡、糜烂等情况。 3.3　询问老年人有无药物过敏史及药物使用情况。 4.　准备物品：根据评估情况准备物品，量杯、滴管、研钵、药匙、湿纱布或小毛巾、发药盘或发药车、药杯、发药本、温开水、洗手液，如图6-1-2-4所示 图6-1-2-4　准备物品	1.　与老年人耐心沟通、态度和蔼。 2.　详细了解老年人病情、过敏史、用药史、不良反应史。 3.　告知老年人和家属药物相关注意事项，争取获得老年人的配合

续表

步骤	项目	操作及说明	照护标准
步骤二	实施操作	1. 摆药：查对药物，固体药用药匙，水剂药摇匀后用量杯取，先配固体药后配水剂药，双人核对。 2. 备齐物品，携至床旁，查对老年人床号、姓名及药物，向老年人解释说明。 3. 根据老年人实际情况协助采取适宜的服药体位： 3.1 坐位：坐正，上身稍向前倾，头略低，下颏稍向前。 3.2 半坐位：床头抬高30°～50°，头面向老年照护人员或坐起，背后垫软枕。 4. 再次核对并询问老年人名字，得到准确应答后才发药。 5. 协助老年人服药：先协助老年人喝一口温水，再将药物放入其口中，再喝约100 mL水，将药物咽下，确认服下后再次核对，无误后方可离开。 6. 对不能自行服药的老年人应喂药：取合适体位后，用吸管或汤匙喂水，将药置于老年人口中，再喂水，确认已经吞服。 7. 对需要鼻饲的老年人，应将药物碾碎，用水充分溶解后，从鼻饲管注入，再用少量温开水冲净鼻饲管。 8. 如老年人对口服药提出疑问，应重新核查无误后再继续。 9. 老年人不在时或因故未服药，应将药物取回保管，做好交班工作	1. 小剂量液体药物，应精确量取，确保剂量准确。水剂：大于1 mL用量杯取，小于1 mL用滴管取。 2. 严格执行查对制度（床号、姓名、药名、剂量、浓度、时间、用法），无误后方可发放 3. 操作流程合理、流畅、全面，具有主动服务意识，充分为老年人考虑，保证老年人的安全。 4. 尊老、爱老，有责任心
步骤三	整理记录	1. 发药完毕，整理物品。 2. 清洁发药盘或发药车后放回原处备用，必要时进行消毒，洗手。 3. 记录老年人服药的时间、种类及剂量，注意药物疗效及有无不良反应	1. 环境及物品干净整洁，有序放置。 2. 老年人体位舒适。 3. 记录准确无误
注意事项		对服用强心武类药物的老年人，服药前应当先测脉搏、心率，注意其节律变化，若脉率低于60次/min或者节律不齐，暂不服用此类药物并及时通知医师	1. 能观察并发现异常情况，及时进行正确处理。 2. 与老年人有效沟通，关爱老年人
步骤四	小结与反思	本次口服给药体会及反思	根据老年人的用药后各项反馈调整服药方案并持续改进

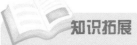

口服给药优缺点

1. 优点

①给药方式简便；②不直接损伤皮肤或黏膜；③口服药品的价格相对较低，故能口服给药者不首选注射给药。

2. 缺点

①意识不清或昏迷患者不宜采用；②吸收较慢，且不规则，药效易受胃肠功能及胃肠内容物的影响；③某些药物会对胃肠产生不良刺激作用；④某些药物，如青霉素、胰岛素口服易被破坏药效，只能注射给药。

【课后练习】

1. 服磺胺类药物需多饮水的目的是（ ）。

A. 避免损害造血系统   B. 减轻服药引起的恶心

C. 避免尿中析出结晶   D. 避免影响血液的酸碱度

E. 增加药物疗效

2. 照护老年人口服药物最可靠的方法是（ ）。

A. 耐心告知老年人服药时间   B. 及时准确地将药物摆放到位

C. 协助老年人将口服药咽下   D. 与家属配合提高服药依从性

E. 以上都不对

3. 老年人服用药物后出现不良反应后，照护人员以下的处理措施中，不正确的是（ ）。

A. 立即停药，马上通知医生和家属   B. 出现呼吸不畅时，协助取平卧位

C. 心跳呼吸骤停，立即进行心肺复苏   D. 观察病情并记录

E. 及时送往医院

任务三

使用热水袋为老年人保暖

案例导入

刘奶奶，83岁，自理老年人。入冬后，突然降温，刘奶奶向自己的照护人员小王提出因天气寒冷，需要在被窝里放置热水袋。小王婉言劝说，告知刘奶奶使用热水袋容易发生烫伤，如果感觉冷可以帮她开空调，但刘奶奶认为使用空调取暖房间内太过干燥，不舒服，而且自己习惯使用热水袋，所以坚持使用。

作为刘奶奶的照护人员，请正确协助刘奶奶使用热水袋并告知刘奶奶使用热水袋的注意事项。

思考：如何帮助老年人正确使用热水袋保暖？使用热水袋时需要注意哪些安全问题？

一、热水袋类型

1. 橡胶热水袋

以橡胶制成袋囊，在其中装入热水，放至所需部位，达到取暖的目的。

2. 电热水袋

将电热水袋平放于干燥水平台面上，连接电源充电，充电指示灯灭后，断开电源即可放至所需部位，以达到取暖的目的。

3. 其他致热物品

如暖宝宝。使用前，去掉外袋，让内袋（无纺布袋）充分暴露在空气中，贴至所需部位，片刻即能发热。

暖宝宝使用注意事项

（1）暖宝宝贴在内衣的外侧，不能直接贴在皮肤上。

（2）睡觉时不宜使用，防止发生低温烫伤。

（3）使用前检查真空塑料包装袋是否完好，以保证产品有效。

（4）若暖宝宝中的铁粉不慎接触眼睛，要立即用清水冲洗并及时报告，误食铁粉后应立即催吐并及时送医。

二、热水袋保暖的安全使用

（一）使用热水袋可能出现的危害

因热水袋使用不当而造成的低温烫伤指的是皮肤若长时间接触高于体温的低热物体，如接触 70℃ 的物体持续 1 min，接触近 60℃ 的温度持续 5 min 以上，所造成的烫伤。低温烫伤不同于高温烫伤，往往比较隐蔽，被烫伤的皮肤表面看上去不太严重，创面疼痛感不明显，皮肤上仅出现红肿、水疱、脱皮或发白现象，面积也不大，但往往创面深，严重的还会造成深部组织坏死，如果处理不当，甚至会发生溃烂，而且伤口长时间不能愈合。

（二）热水袋的安全使用方法

（1）热水袋表面不能用锐器刺压，强力摔打，以免破裂、漏液造成伤害，如出现破损、漏液现象绝对禁止使用。

（2）使用橡胶热水袋保暖时，盖口应拧紧，同时，在外面套上防护布套或薄毛巾，禁止与皮肤直接接触。

（3）老年人使用热水袋时应注意，水温不宜太高，一般以50℃为宜；使用时间不宜过长；热水袋应放置于身体旁边，而不是放于身体之上；最佳方法是睡觉前放入被子里，待老年人睡觉时再取出。

（4）糖尿病、脊髓损伤或脑卒中老年人由于感觉、运动功能障碍，常伴有痛觉、温觉的减退或消失，极易发生意外烫伤，最好不使用热水袋。

（5）使用电热水袋时应避免袋内水温不均匀，充电时可以轻轻摇动袋身，促使袋内水温均匀。

（三）热水袋的保健用途

1. 促进炎症消散及伤口愈合

将热水袋放于炎症部位热敷，有刺激组织再生、增强组织营养、减轻疼痛的作用，从而抑制炎症的发展，当温热作用于体表的创口时，血管扩张，血流速度增快，白细胞的数量和活动度增加，微血管的通透性增加，有利于组织代谢产物的排出，促进营养物质的吸收，有利于伤口的愈合。对于长期肌内注射的老年人，注射局部易产生硬结并伴疼痛红肿，用热水袋热敷患处，能促使药液吸收，预防或消除硬结。

2. 缓解疼痛不适

对于关节疼痛、腰痛、坐骨神经痛等症状，将热水袋放在局部疼痛处，每次20 min，每天1~2次，可以明显缓解疼痛。对于由扭、挫伤引起的皮下血肿，在受伤48 h后用热水袋热敷，可以促进皮下淤血的吸收和消散。

3. 缓解咳嗽症状

当老年人风寒咳嗽时，可用热水袋灌满热水，外用布套或薄毛巾包好，敷于背部，此时热敷可以使上呼吸道气管、肺等部位的血管扩张，血液循环加速，以增强新陈代谢和白细胞的吞噬能力，缓解咳嗽症状。

4. 催眠

睡觉时，将热水袋放于后颈部，会使人感到温和舒适，双手逐渐发热，继而脚部也可感到温暖，从而起到催眠作用。此法还可用于治疗颈椎病、肩周炎。注意老年人使用热水袋时身边应有专人照看。

知识拓展

冷、热疗法的继发效应

用冷或用热超过一定时间，将产生短暂的与冷、热疗原先作用相反的作用，这种现象称为继发效应。如热疗可使血管扩张，但持续用热疗 1 h 后可引起局部小动脉收缩；同样，持续用冷 30 min 到 1 h 后，局部小动脉也会出现扩张。

继发反应是机体为避免长时间用冷或用热对组织造成损伤而引起的防御反应。因此，冷、热治疗应有适当的时间。老年人用冷、用热时长以 10 ~ 30 min 为宜。

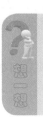

为保证操作的安全性，应特别注意哪些问题？

三、实践技能操作

职业能力：使用热水袋为老年人保暖，其操作流程见表 6-1-3-1。

表 6-1-3-1　使用热水袋为老年人保暖操作流程

步骤	项目	操作及说明	照护标准
步骤一	准备评估工作	1. 照护人员：着装整洁，洗净双手，修剪指甲，戴口罩。 2. 环境：安全、安静整洁，温度适宜，将室温保持在 22 ~ 24℃，相对湿度为 50% ~ 60%。 3. 评估与沟通： 3.1 核对并问候老年人，解释操作目的、方法，热水袋使用的注意事项和需要配合的事项。 3.2 评估老年人意识状态、自理能力及身体状况（有无意识不清，感觉、运动功能障碍，痛觉、温觉的减退或消失，有无皮肤破损等情况）。评估老年人感知觉情况，如图 6-1-3-1 所示。协助老年人排大小便、洗漱 图 6-1-3-1　评估老年人感知觉情况	1. 操作环境适宜。 2. 与老年人耐心沟通、态度和蔼。 3. 操作前正确评估老年人状态，避免安全隐患。 4. 根据评估情况给老年人准备合适的操作物品

步骤	项目	操作及说明	照护标准
步骤一	准备评估工作	4. 物品：根据评估情况准备物品，一般包括热水袋、布套、水壶（内盛50℃左右温水）、水温计、毛巾、记录单、笔等，如图6-1-3-2所示 图6-1-3-2　物品摆放	
步骤二	实施操作	1. 灌热水袋： 1.1 调节水温：先往量杯中倒入少量其冷水，再兑入一部分热水，取水温计，正确测量水温，将其调节至50℃，用纱布擦干，放回原处。 1.2 灌水：检查热水袋外观保证其完好，灌入热水：一手持热水袋袋口边缘，另一手灌入热水至2/3满，边灌边提高热水袋口端，以防热水外溢。 1.3 驱气：将热水袋口端逐渐放平，见热水达到袋口即排尽袋内空气，旋紧塞子。 1.4 检查、加套：用毛巾擦干热水袋外壁水迹；倒提热水袋并轻轻挤压无漏水。将热水袋全部装入布套内。 2. 放置热水袋： 2.1 放置：携热水袋至老年人床旁，再次检查热水袋有无漏水。掀开被尾放置于距离足部或身体10 cm处。袋口朝向身体外侧，或依老年人喜好将热水袋放置于铺好的被子里适宜的位置，如腰部或足部等。 2.2 告知注意事项：告知老年人热水袋已经放好，不要用手触及，若感觉不适，可按铃呼叫照护人员。 2.3 巡视：放置期间照护人员应加强巡视。 3. 取出热水袋： 3.1 取出：用热30 min后，取出热水袋。 3.2 观察：观察老年人用热后肢体是否温暖，用热水袋周围皮肤有无潮红、水疱等烫伤的迹象。皮肤烫伤迹象如图6-1-3-3所示 图6-1-3-3　皮肤烫伤迹象	1. 正确调节水温，并准备热水袋。 2. 根据老年人情况合理放置热水袋。 3. 操作流程合理、流畅、全面，具有主动服务意识，充分为老年人考虑，保证老年人的安全及自尊。 4. 尊老、爱老，有责任心

续表

步骤	项目	操作及说明	照护标准
步骤三	整理记录	1. 协助老年人躺卧舒适，将被子盖严，避免温度下降，整理床铺。 2. 将热水袋内的水倒空，倒挂晾干后吹入空气，旋紧塞子（以防两层橡胶黏连），放在阴凉干燥处备用。布套清洗，晾干备用。 3. 洗手，记录热水袋放置时间、取出时间，老年人用热后的情况	1. 环境及物品干净整洁，有序放置。 2. 老年人安全舒适。 3. 记录准确无误
	注意事项	1. 老年人感、知觉能力略有下降，使用热水袋时，水温应调节至50℃，在热水袋外面套上布套，避免直接与皮肤接触，以防止烫伤。 2. 使用热水袋过程中，照护人员应加强巡视力度，观察老年人局部皮肤，如发现潮红，应立即停止使用，给局部降温以保护皮肤，并及时报告。 3. 老年人避免长时间用热，以30 min 为宜	1. 能观察并发现异常情况，及时进行正确处理。 2. 与老年人有效沟通，关爱老年人
步骤四	小结与反思	1. 本次照护体会及反思。 2. 制定下一步热水袋使用及照护计划	根据老年人的反馈调整照护方案并持续改进

【课后练习】

1. 照护人员小李在给王爷爷使用热水袋时，应注意观察可能出现的危害是（　　　　）。

A. 保暖　　　　　　　　　　　　B. 低温烫伤

C. 异味　　　　　　　　　　　　D. 水温过低

E. 降低血压

2. 预防烫伤的方法不包括（　　　　）。

A. 使用热水袋时，盛水量以不超过热水袋的2/3 为宜

B. 给老年人泡脚时，泡脚水维持在40℃即可

C. 对活动不灵或臂力不足的老年人，身旁禁止放置热水袋

D. 严格禁止糖尿病老年人使用袋取暖

E. 使用热水袋时经常巡视

3. 王奶奶，76 岁，生活自理，腰部酸痛，经检查，不需要特殊治疗，注意保暖即可，需要使用暖宝宝。在指导王奶奶使用暖宝宝时，以下方法中错误的是（　　　　）。

A. 贴于内衣的外侧

B. 晚上睡觉时不宜使用，防止低温烫伤

C. 避免真空塑料包装袋损伤或破坏，否则产品会失效

D. 若暖宝宝中的铁粉不慎接触眼睛，要立即用清水冲洗并及时报告，误食铁粉后要立即催吐并及时送医

E. 必要时要直接贴在老年人皮肤上

任务四

使用冰袋为高热老年人
物理降温

案例导入

张奶奶，80 岁，半年前因脑出血后导致左侧肢体偏瘫，大部分时间卧床。今晨，照护人员给张奶奶喂早餐时发现她面色潮红、食欲不佳，询问张奶奶是否不适，她自述夜里出现畏寒，现在感觉全身酸痛。照护人员为张奶奶测腋温，腋温计显示为 38.1℃，立即告知了医生。医生嘱咐张奶奶多饮水，并告知照护人员使用冰袋为张奶奶降温。

思考：如何正确帮助老年人使用冰袋降温？在操作过程中需要注意哪些安全问题？

一、冰袋类型

1. 橡胶冰袋

以橡胶制成袋囊，在其中装入冰块，放至所需用冷的部位，达到局部用冷的目的，同时，还可通过传导作用散热，达到降温的目的。

2. 化学制冰袋

采用特殊冷冻介质制成，可反复使用，制冷迅速且不需要冷源，简单方便。袋体柔软，冷敷时可最大限度地增加其与人体的接触面。化学制冰袋解冻融化时没有水质污染，无论在反应前后都不会对人体和环境造成污染和毒副作用。

二、冰袋的使用禁忌

（1）有组织破损和慢性炎症的老年人禁用冷，由于冷疗可使局部毛细血管收缩，血流量减少，致使组织营养不良，导致伤口愈合缓慢。

（2）局部血液循环明显不良的老年人禁用冷，冷疗会加重血液循环障碍，导致局部组织缺血、缺氧，甚至出现变性、坏死。

（3）有些老年人对冷刺激格外敏感，用冷后会出现皮疹、关节疼痛、肌肉痉挛等症状，因此不能用冷。

（4）存在特殊情况而禁用冷疗的部位。

①枕后、耳廓、阴囊处：用冷后容易发生冻伤。

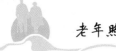

②心前区：用冷会出现反射性心率减慢、心律失常。

③腹部：用冷会造成腹泻。

④足底：用冷会收缩末梢血管，影响散热；会反射性地引起一过性冠状动脉收缩，从而诱发心绞痛。

三、冰袋降温的使用方法

高热老年人降温可将冰袋放置在前额、头顶或体表大血管处（如腋窝、腹股沟等处），避开禁忌用冷疗的部位。冷疗时间一般为 10~30 min，时间过长或反复用冷，可导致不良反应出现，如打寒战、面色苍白、冻疮等，甚至影响呼吸或心率。

知识拓展

冷疗方法

1. 局部冷疗法

局部冷疗法有冰袋、冰帽、冷湿敷等。

2. 全身冷疗法

全身冷疗法有温水擦浴、酒精擦浴。

冰袋的其他作用

1. 控制局部出血或止血

冷可使局部血管收缩，使血流速度减慢，使血流量减少，使血液黏度增加，有助于血液凝固而控制出血，可用于鼻衄等情况。

2. 减轻组织肿胀和疼痛

冷可抑制组织细胞的活动，降低神经末梢的敏感性，减轻疼痛；同时，还可使血管收缩，通透性降低，渗出减少，减轻组织肿胀和疼痛，可用于48 h内的软组织损伤或扭伤。

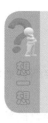

为保证操作的安全性，应特别注意哪些内容？

四、实践技能操作

职业能力：使用冰袋为高热老年人降温，操作流程见表6-1-4-1。

表 6-1-4-1 使用冰袋为高热老年人降温操作流程

步骤	项目	操作及说明	照护标准
步骤一	准备评估工作	1. 照护人员：着装整洁，洗净双手，修剪指甲，戴口罩。 2. 环境：安全、整洁，温度适宜。 3. 评估与沟通： 3.1 核对并问候老年人，解释操作目的、方法，需要配合的事项。 3.2 评估老年人意识状态、自理能力及身体状况（有无禁忌用冷的情况）。 3.3 询问老年人是否需要大小便及有无其他需要。 4. 准备物品：根据评估情况准备物品，一般包括治疗盘、医用冰袋、毛巾、记录单、笔等，如图 6-1-4-1 所示 图 6-1-4-1 准备物品	1. 操作环境适宜。 2. 与老年人沟通耐心、态度和蔼。 3. 操作前正确评估老年人状态，避免安全隐患。 4. 根据评估情况给老年人准备合适的操作物品
步骤二	实施操作	1. 准备冰袋： 1.1 备冰：将冰块用帆布袋装好，用木槌将冰块敲碎，用冷水冲去棱角。 1.2 装袋、驱气：将碎冰装入冰袋中，至冰袋容量的 2/3 满即可，将冰袋内的气体排出，夹紧冰袋口。 1.3 检查、加套：用毛巾擦干冰袋，将冰袋倒提检查无漏水后装入布套。 1.4 医用冰袋直接捏破内袋后，外包毛巾即可使用。 2. 放置冰袋： 2.1 放置：照护人员将包裹后的冰袋置于老年人前额、头顶和体表大血管处（如腋下、腹股沟），禁止直接接触皮肤，如图 6-1-4-2 所示。 2.2 巡视：用冰袋期间，询问老年人感受，观察冰袋情况及局部皮肤颜色，避免冻伤。冰块融化后及时更换	1. 正确准备冰袋。 2. 根据老年人情况合理放置冰袋，保证用冷安全

续表

步骤	项目	操作及说明	照护标准
步骤二	实施操作	图 6-1-4-2　冰袋放置 3. 复测体温： 物理降温后 30 min 给予复测体温，观察降温效果	3. 操作流程合理、流畅、全面，具有良好的服务意识，充分为老年人考虑，保证老年人的安全及自尊。 　4. 尊老、爱老，有责任心
步骤三	整理记录	1. 体温下降后取出冰袋，协助老年人躺卧舒适，整理床铺。 　2. 将冰袋内的水倒空，倒挂晾干后吹入空气夹紧袋口（以防两层橡胶黏连），放在阴凉干燥处备用。布套清洗，晾干备用。如使用一次性化学冰袋，应按医疗垃圾处置。 　3. 洗手，记录冰袋使用时间和使用前后老年人的体温变化	1. 环境及物品干净整洁，有序放置。 　2. 老年人感觉舒适。 　3. 记录准确无误
	注意事项	1. 复测体温时，若采用腋下测温法，应注意在未放置冰袋侧腋窝处测量体温。 　2. 用冷过程中需密切观察老年人的病情和体温变化，降温后体温一般不宜低于 36℃，如有异常应及时报告。 　3. 若使用化学冰袋，使用前应检查有无破损，防止因化学物质渗漏而造成皮肤损伤	1. 能观察并发现异常情况，及时进行正确处理。 　2. 与老年人有效沟通，关爱老年人
步骤四	小结与反思	1. 本次照护体会及反思。 　2. 制定下一步照护计划	根据老年人的反馈调整照护方案并持续改进

【课后练习】

1. 局部冷疗法不包括（　　　）。

A. 使用冰袋　　　　　　　　　　B. 冷湿敷法

C. 头戴冰帽　　　　　　　　　　D. 温水擦浴

E. 以上均不正确

2. 老年人用冷时间应视冷疗目的、机体状态和局部组织情况而定，通常冷疗的时间应为（　　）min。

A. 5 ~ 10　　　　　　　　　　　　　B. 10 ~ 30

C. 30 ~ 40　　　　　　　　　　　　　D. 40 ~ 60

E. 15 ~ 45

3. 为高热老年人使用冰袋物理降温时，禁用冰袋的部位是（　　）。

A. 足底　　　　　　　　　　　　　　B. 前额

C. 腋下　　　　　　　　　　　　　　D. 腹股沟

E. 肘窝

4. 老年人全身用冷的方法是（　　）。

A. 前额用冰袋　　　　　　　　　　　B. 踝关节冷敷

C. 温水擦浴　　　　　　　　　　　　D. 头戴冰帽

E. 颈部冰袋

任务五　为老年人进行湿热敷

案例导入

　　牛爷爷，82 岁，生活可自理，现居住在某老年公寓。三天前，牛爷爷在花园散步时不慎将右侧膝盖碰到花园的石凳上，照护人员小王当即查看牛爷爷的情况，当时皮肤未出现任何破损，但膝盖处发红且压之有痛感。值班医生赶到后询问情况，牛爷爷主诉除右侧膝盖处稍有痛感外，无其他异常。第二天早晨，小王查房时发现牛爷爷右侧膝盖出现青紫、肿胀，随即告知医生，医生嘱咐 48 h 后让小王为牛爷爷进行湿热敷处理。

　　思考：如何正确帮助老年人使用湿热敷？在操作过程中应注意哪些安全问题？

一、老年人湿热敷的作用

　　湿热敷可利用热传导促进血液循环，穿透力强，可帮助炎症吸收或促进炎症消散；可作用于深层组织，使痉挛的肌肉松弛而止痛。常用于慢性炎症及痛症（患处没有发红或发热的症状），例如：慢性腰颈痛、慢性退化性膝关节炎、肌肉疲劳或痉挛等。湿热敷有祛风散寒、温经通络、活血止痛的作用，进行推拿手法操作后，再辅以湿热敷，可以增强治疗效果、减轻由刺激产生的局部不适感。

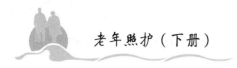
二、老年人湿热敷的禁忌

（1）患有急性炎症、血栓性静脉炎、外周血管疾病的老年人。

（2）糖尿病、脊髓损伤或脑卒中等老年人由于感觉、运动功能障碍，常伴有痛觉、温觉的减退或消失，极易发生意外烫伤，最好不要使用湿热敷。

（3）软组织扭伤、挫伤48 h内，未经确诊的急腹症，鼻周围三角区感染，脏器出血，恶性肿瘤，局部有金属移植物的老年人也应禁用湿热敷。

三、老年人湿热敷的应用范围

老年人湿热敷的分类和应用范围见表6-1-5-1。

表6-1-5-1　老年人湿热敷的分类和应用范围

分类	应用范围
非无菌性湿热敷	范围广泛，常用于消炎、镇痛
无菌性湿热敷	用于眼部和外伤伤口的热敷
药液湿热敷	用于辅助治疗
直流电离子透入疗法	用于风湿痹痛、乳痹、眼科疾病的热敷

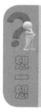

为保证操作的安全性，应特别注意哪些问题？

四、实践技能操作

职业能力：为老年人进行湿热敷，其操作流程见表6-1-5-2。

表6-1-5-2　为老年人进行湿热敷操作流程

步骤	项目	操作及说明	照护标准
步骤一	准备评估工作	1. 照护人员：着装整洁，洗净双手，修剪指甲，戴口罩。 2. 环境：安全、安静整洁，将室温维持在22～24℃	1. 操作环境适宜。 2. 与老年人沟通耐心、态度和蔼，老年人能明白操作目的，能够配合

步骤	项目	操作及说明	照护标准
步骤一	准备评估工作	3. 评估与沟通： 　3.1　核对并问候老年人，解释操作目的、方法以及需要配合的事项。 　3.2　评估老年人意识状态、自理能力及身体状况（有无意识不清，感觉、运动功能障碍，痛觉、温觉的减退或消失，有无皮肤破损等湿热敷的禁忌情况）。 　3.3　询问老年人是否需大小便及有无其他需要。 　4. 准备物品：根据评估情况准备物品，一般包括脸盆（内盛 50～60℃ 水）1个、水温计1支、热水瓶1个、敷布2块、干毛巾1块、橡胶单（或一次性垫巾）1块、大毛巾1块、敷钳2把、按需备润肤油1瓶，如图 6-1-5-1 所示 图 6-1-5-1　准备物品	3. 操作前正确评估老年人状态，避免安全隐患。 　4. 根据评估情况给老年人准备合适的操作物品
步骤二	实施操作	1. 调节水温：用水温计正确测量水温，使温度调节至 50～60℃，用纱布擦干放回原处。 　2. 安置体位：协助老年人取舒适体位，坐位或卧位，露出老年人需要湿热敷的部位，铺好橡胶单（或一次性垫巾），上铺大毛巾。 　3. 进行湿热敷：将毛巾浸在水盆中湿透，用敷钳拧干，以不滴水为宜，抖开，在自己的手腕掌侧测试敷布温度，感觉热但不烫时放于老年人需热敷部位测试，老年人觉得温度可以后敷于其上，再将干毛巾附在上面，以保持温度，如图 6-1-5-2 所示。 　4. 根据需要调节温度：询问老年人有无不适。如果老年人感觉过热，可揭开敷布一角放出一些热气。3～5 min 更换一次，水盆内随时添加热水，湿敷 15～20 min（或遵医嘱）。 　5. 密切观察：湿敷期间观察老年人局部皮肤有无发红、起水疱等烫伤情况，确保安全	1. 正确调节水温。 　2. 根据老年人情况，合理安置体位。 　3. 操作过程中时刻关注安全问题

续表

步骤	项目	操作及说明	照护标准
步骤二	实施操作	 （a） （b） 图6-1-5-2　湿热敷操作 （a）放敷布；（b）放干毛巾	4. 操作流程合理、流畅、全面，具有良好的服务意识，充分为老年人考虑，保证老年人的安全及自尊。 5. 尊老、爱老，有责任心
步骤三	整理记录	1. 湿热敷完毕，用大毛巾擦干局部皮肤，湿热敷部位按需涂抹润肤油，协助老年人躺卧舒适，整理床铺。 2. 整理物品。 3. 洗手，记录操作情况	1. 环境及物品干净整洁，有序放置。 2. 老年人感觉舒适。 3. 记录准确无误
	注意事项	1. 正确评估老年人状况，对存在操作禁忌的老年人避免使用此法，以免发生意外。 2. 操作过程中，照护人员需密切观察湿热敷部位皮肤状况，防止烫伤。出现异常情况及时报告。 3. 在面部进行湿热敷的老年人，敷后30 min方能外出，以防受凉。	1. 能观察并发现异常情况，及时进行正确处理。 2. 与老年人有效沟通，关爱老年人
步骤四	小结与反思	1. 本次照护体会及反思。 2. 制定下一步湿热敷及照护计划	根据老年人的反馈调整照护方案并持续改进

【课后练习】

1. 照护人与为老年人进行湿热敷操作时，重点应注意（　　　）。

A. 预防压疮　　　　　　　　　　B. 避免烫伤

C. 皮肤弹性　　　　　　　　　　D. 皮肤有无出血点

E. 防止着凉

2. 下列不属于对低温烫伤的描述的是（　　　）。

A. 接触温度近 60℃的物体持续 1 min 以上，可导致低温烫伤

B. 仅在皮肤上出现红肿、水疱、脱皮或者发白的现象

C. 创面深，严重者甚至会造成深部组织坏死

D. 面积也不大

E. 创面疼痛感不十分明显

任务六
协助老年人吸氧

案例导入

李奶奶，78 岁，因"老慢支出现咳嗽咳痰伴气喘"予以吸氧辅助治疗，既往有老年性慢性支气管病史 20 年，神志清，咳嗽、咳痰，痰液能自行咳出，测体温：37.2℃，脉搏：78 次 / 分，血压：136/86 mmHg，血氧饱和度：92%。

作为李奶奶的照护人员，请遵医嘱给予氧气吸入。

思考：给李奶奶吸氧前应先采取什么护理措施？如何有效协助李奶奶吸氧？

一、协助老年人吸氧的定义

吸氧即吸入氧气，是临床常用的治疗方法，氧疗主要是缓解缺氧的一种方法。适量吸氧用于纠正缺氧，提高动脉血氧分压和氧饱和度的水平，促进代谢，是辅助治疗多种疾病的重要方法之一。

根据配合程度及病情特点，照护人员应鼓励老年人咳嗽，必要时翻身拍背，保持呼吸道通畅，保证老年人有效地吸氧。

二、协助老年人吸氧的目的

协助老年人吸氧的目的如图 6-1-6-1 所示。

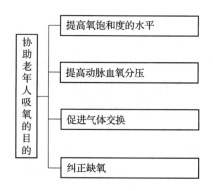

图 6-1-6-1　协助老年人吸氧的目的

知识拓展

氧疗的适应证

1. **低张性缺氧**

见于高山病、慢性阻塞性肺部疾病及先天性心脏病患者。

2. **血液性缺氧**

见于贫血、一氧化碳中毒及高铁血红蛋白血症患者。

3. **循环性缺氧**

见于休克、心力衰竭及大动脉栓塞患者。

4. **组织性缺氧**

见于氰化物中毒和接受大量放射线照射患者。

三、协助老年人吸氧的方式

1. 鼻导管吸氧

（1）单侧鼻导管吸氧。

将鼻导管通过老年人一侧鼻腔插入达鼻咽部（鼻尖至耳垂 2/3 处），以吸入氧气的方法。此法插入较深，不易滑出，适合神志不清或昏迷的老年人，如图 6-1-6-2 所示。

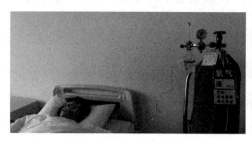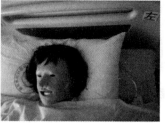

图 6-1-6-2　单侧鼻导管吸氧

（2）双侧鼻导管吸氧。

将鼻导管插入老年人两侧鼻腔 1 cm 吸入氧气的方法，适用于需要长期吸氧的患者，常用于对氧流量和氧浓度不高的老年人，如图 6-1-6-3 所示。

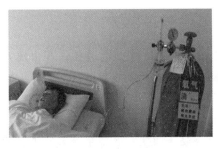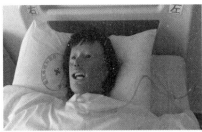

图 6-1-6-3　双侧鼻导管吸氧

2. 鼻塞吸氧

将鼻塞塞入鼻前庭给氧，此方法吸入氧浓度稳定，适用于需要较长时间用氧的老年人，没有导管，不刺激黏膜，可双侧鼻孔交替给氧，如图 6-1-6-4 所示。

3. 面罩吸氧

将面罩置于老年人口鼻部，用松紧带固定，调节氧流量为 6～8 L/min，氧流量氧浓度可达 40%～50%，适用于因张口呼吸、过度通气而引起低氧血症的老年人，如图 6-1-6-5 所示。

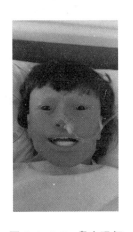

图 6-1-6-4　鼻塞吸氧

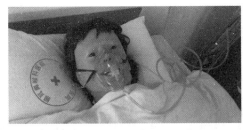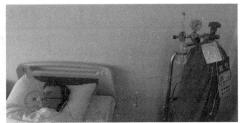

图 6-1-6-5　面罩吸氧

知识拓展

吸氧并发症的预防及处理

1. 氧中毒

①严格掌握吸氧、停氧指征；②加强巡视，叮嘱老年人或家属勿自行随意调节氧流量；③避免长期高浓度吸氧；④持续血氧饱和度监测，定时做好血气分析；⑤必要时给予机械通气。

2. 气道黏膜干燥

①氧气吸入前一定要先湿化，按要求每天更换吸氧装置；②鼓励老年人适当增加饮水量；③必要时遵医嘱给予雾化吸入，以保持气道湿润；④必要时遵医嘱给予化痰药治疗。

3. 无效吸氧

①检查供氧装置、管道连接是否完好；②保持呼吸道通畅；③出现无效吸氧，立即查找原因，采取相应的处理措施，恢复有效氧气供给。

4. 肺不张

①预防呼吸道阻塞是防止肺不张的关键，鼓励老年人深呼吸与咳嗽，增强痰液的排出；②经常改变卧位姿势，防止分泌物阻塞；③降低给氧浓度，控制在60%以下。

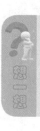

用氧时有哪些注意事项？如何给正在吸氧的老年人调节氧流量？

四、实践技能操作

职业能力：协助老年人吸氧，其操作流程见表6-1-6-1。

表6-1-6-1　协助老年人吸氧操作流程

步骤	项目	操作及说明	照护标准
步骤一	准备评估工作	1. 照护人员：仪表端庄、服装整洁、态度和蔼。 2. 环境：安静整洁、温度适宜、光线充足、无易燃易爆物品，禁明火。 3. 评估与沟通： 3.1 核对并问候老年人，说明吸氧的作用，解释操作目的，需要配合的事项。 3.2 评估老年人意识状态、自理能力、合作程度、呼吸道情况：有无咳嗽、咳痰，鼻腔情况：鼻黏膜是否完好、鼻腔是否通畅。 3.3 评估老年人血氧饱和度情况	1. 与老年人沟通耐心、态度和蔼。 2. 详细了解老年人咳嗽咳痰情况，鼻腔是否通畅、鼻黏膜是否完好以及血氧饱和度情况，根据评估情况选择合适的吸氧用具

步骤	项目	操作及说明	照护标准
步骤一	准备评估工作	4. 物品：一次性湿化瓶、一次性吸氧管、筒装氧气表头、扳手、棉签、污物罐、清洁药杯（盛水）、纱布、胶布、橡皮筋及固定夹、医嘱单，如图 6-1-6-6 所示 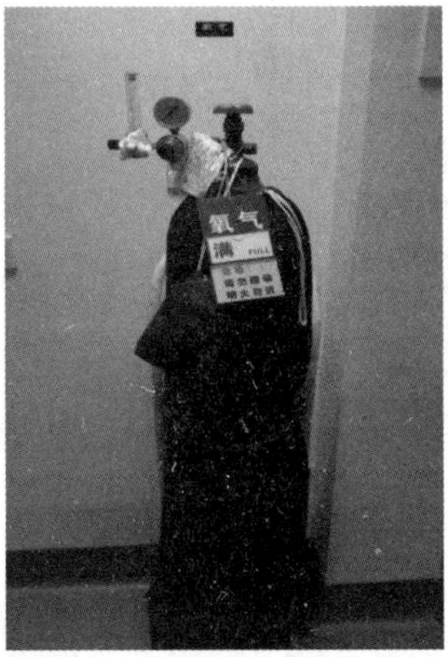 （a） 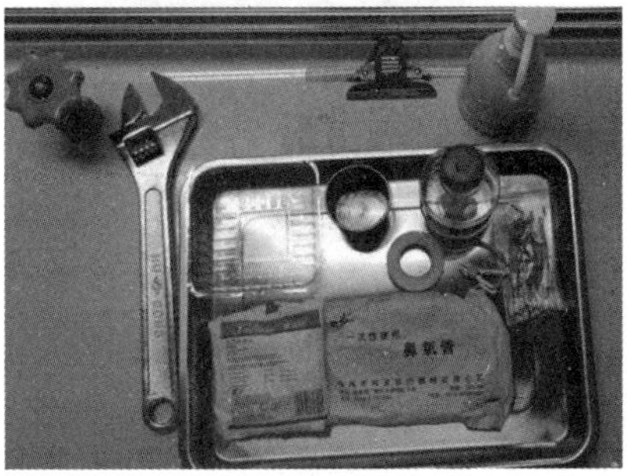 （b） 图 6-1-6-6 物品准备	3. 告知老年人及其家属吸氧相关注意事项，获得老年人的配合
步骤二	操作前准备	1. 擦拭治疗盘、治疗台、治疗车。 2. 洗手，戴口罩。 3. 装表：冲气门，上表，接湿化瓶及吸氧管，湿化瓶内水量正确，如图 6-1-6-7 所示。 4. 检查小开关：开启总开关，开启小开关，检查氧气流出是否通畅，有无漏气，关闭小开关。 5. 按需备齐物品，携物品至床旁。 6. 确认室内用氧安全（防火、防热、防油、防震）	

步骤	项目	操作及说明	照护标准
步骤二	操作前准备	（a）　　　　　　　（b） （c） 图6-1-6-7　装表方法	检查湿化瓶与导管的连接是否通畅，检查湿化瓶与流量表的连接是否紧密
步骤三	实施操作	1. 核对各种信息并向老年人解释操作目的。 2. 协助老年人取舒适卧位：平卧位、半卧位、坐位。 3. 打开开关检查氧气流出是否通畅，有无漏气，关闭开关。 4. 使用棉签清洁老年人的鼻腔。 5. 遵医嘱正确调节氧流量，将氧气管前端放入盛水小药杯中，检查氧气导管是否通畅。 6. 将氧气管前端轻轻塞入老年人鼻腔，并正确指导其吸氧（用鼻吸气，口吐气）。 7. 询问老年人感受，固定吸氧管，使其牢固、美观。 8. 正确记录开始用氧时间、氧流量、签名。 9. 观察老年人缺氧改善情况，发现异常应及时告知医生。 10. 停用氧气向老年人说明停氧理由，关闭氧气顺序正确（取下鼻导管，关闭小开关），帮助老年人清洁面部	1. 检查鼻腔有无分泌物堵塞及异常。 2. 固定氧气管松紧度适宜。 3. 用氧期间加强巡视，观察老年人病情，发现异常应及时处理。 4. 操作流程合理、流畅、全面，充分展现人文关怀。 5. 尊老、爱老，有责任心

步骤	项目	操作及说明	照护标准
步骤四	整理记录	1. 再次核对情况并向老年人解释后续操作，安置老年人舒适体位、整理床单位。 2. 卸表：关闭总开关，开启小开关，关闭小开关，卸表头，整理物品，如图6-1-6-8所示。 （a）　　　　　（b） （c） 图6-1-6-8　卸表方法 3. 洗手，记录停氧时间，执行签字	1. 操作顺序正确，熟练，动作轻巧，关爱老年人。 2. 记录准确无误
注意事项		1. 保持氧气管路通畅，无打折、扭曲。 2. 吸氧时先调节好氧流量再与老年人连接，停氧时先取下鼻导管再关闭氧流量表。 3. 注意用氧安全，尤其在使用氧气筒给氧时应注意防火、防热、防油、防震	1. 能观察并发现异常情况，及时进行正确处理。 2. 与老年人有效沟通，关爱老年人
步骤五	小结与反思	本次吸氧体会及反思	根据老年人各项反馈调整吸氧方案并持续改进

知识拓展

缺氧程度的判断与处置

（1）轻度低氧血症。$PaO_2 \geqslant 6.67$ kPa（50 mmHg），$SaO_2 > 80\%$，无发绀，一般不需要氧疗。如有呼吸困难，可给予低浓度、低流量（氧流量 1～2 L/min）吸氧。

（2）中度低氧血症。PaO_2 维持在 4～6.67 kPa（30～50 mmHg），SaO_2 维持在 60%～80%，如发绀、呼吸困难，需进行氧疗。

（3）重度低氧血症。$PaO_2 < 4$ kPa（30 mmHg），$SaO_2 < 60\%$，显著发绀、呼吸极度困难。三四征是氧疗的绝对适应证。

【课后练习】

1. 鼻导管给氧，当氧流量达到 4 L/min 时，氧浓度为（　　　）。

A. 37%　　　　　B. 29%　　　　　C. 33%　　　　　D. 25%　　　　　E. 36%

2. 开启、关闭氧气表正确的顺序是（　　　）。

A. 开启总开关—开启流量表—关闭总开关—关闭流量表—放出余氧

B. 开启流量表—开启总开关—关闭流量表—关闭总开关

C. 开启总开关—开启流量表—关闭流量表—关闭总开关—放出余氧

D. 开启流量表—开启总开关—关闭总开关—关闭流量表—放出余氧

E. 开启总开关—开启流量表—关闭流量表—关闭总开关

3. 装氧气表前，先开启总开关是为了（　　　）。

A. 检查氧气筒内是否有氧气　　　　　　B. 了解气体流出是否通畅

C. 估计筒内氧气流量　　　　　　　　　D. 测知筒内氧气压力

E. 清洁气门，避免灰尘吸入氧气表内

任务七

协助老年人进行氧气雾化吸入

案例导入

杨爷爷，70 岁，近来痰多、色黄、质黏稠，不易咳出。杨爷爷既往有慢性支气管炎病史 30 年，目前生活不能自理。照护人员现遵医嘱予以生理盐水 6 mL 加糜蛋白酶 4 000 u 加庆大霉素 80 000 u 氧气雾化吸入治疗，每日 2 次。

作为杨爷爷的照护人员，请立即执行医嘱，协助老年人氧气雾化吸入。

思考： 该如何选择体位协助杨爷爷氧气雾化吸入呢？雾化吸入前如何协助老年人排痰？

一、氧气雾化吸入的定义

氧气雾化吸入法是利用高速氧气气流，使药液形成雾状，再由呼吸道吸入，达到治疗目的的过程。其特点是可以调节雾量大小，药液随着深慢的吸气可被吸到终末支气管及肺泡中，达到治疗呼吸道感染、消除炎症和水肿、解痉、稀化痰液等目的。

二、协助老年人氧气雾化吸入的目的

协助老年人氧气雾化吸入的目的如图 6-1-7-1 所示。

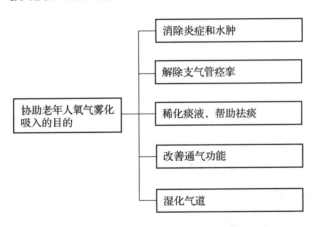

图 6-1-7-1　协助老年人氧气雾化吸入的目的

知识拓展

氧气雾化吸入的优点

氧气雾化吸入的优点如下：①治疗成本低。②可随时调节雾量大小。③由于药物直接进入呼吸道且用药量小，减少了药物的不良反应。④局部药物浓度高，见效快。⑤氧气雾化吸入的同时还可以迅速提高血氧饱和度，改善通气不足和缺氧的症状。⑥相比于肌肉注射和静脉注射，无侵入性伤害，痛苦小。

三、协助老年人氧气雾化吸入的方法

根据老年人的自身状态和病情选择坐位或半卧位雾化吸入。

（1）坐位氧气雾化吸入。

对于生活能自理的老年人，指导其取坐位。照护人员协助老年人坐起，并在其后背及膝下、两膝间垫软枕，以保证体位稳定舒适。连接氧气装置与雾化器，调节氧流量达6~8 L/min，帮助老年人手持雾化器，将口含嘴放入口中，叮嘱老年人紧闭口唇缓慢深吸气后屏气3~5 s，最后用鼻缓慢呼气，使药液充分到达支气管及肺部，起到治疗目的，如图6-1-7-2所示。

（2）半卧位氧气雾化吸入。

对于生活不能自理的老年人，将老年人床头摇高或使用棉被将老年人背部垫高30°~45°。在老年人头颈肩后、身体两侧及膝下垫软枕以保证体位稳定舒适。始终使雾化器处于垂直状态。雾化时仔细观察老年人呼吸通畅情况，必要时，先为老年人翻身拍背，再进行氧气雾化吸入，如图6-1-7-3所示。

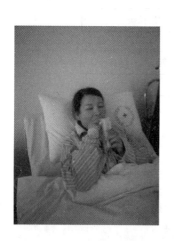

图6-1-7-2 坐位氧气雾化吸入

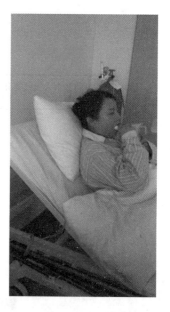

图6-1-7-3 半卧位氧气雾化吸入

（3）侧卧位氧气雾化吸入。

对于意识模糊、呼吸无力的老年人，可采取床头抬高30°，侧卧位，可以使膈肌下降，增加气体交换量，提高呼吸深度，有利于雾滴在终末支气管沉降。在老年人头颈、肩后、身体两侧及膝下垫软枕，以保证体位稳定舒适，如图6-1-7-4所示。

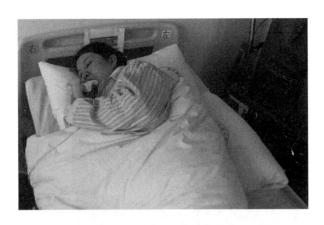

图 6-1-7-4　侧卧位氧气雾化吸入

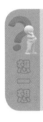

如何协助生活不能自理的老年人氧气雾化吸入？雾化吸入时应该注意什么问题？

四、实践技能操作

职业能力：协助老年人氧气雾化吸入，其操作流程见表 6-1-7-1。

表 6-1-7-1　协助老年人氧气雾化吸入操作流程

步骤	项目	操作及说明	照护标准
步骤一	准备评估工作	1. 照护人员：服装整洁、举止端庄、语言恰当、态度和蔼、洗手戴口罩。 2. 环境：安静整洁，温湿度适宜，无易燃易爆物品，禁明火。 3. 评估与沟通： 3.1　核对并问候老年人，解释雾化吸入目的，需要配合的事项。 3.2　评估老年人意识状态、自理能力、合作程度、呼吸道状况及口腔情况。 3.3　询问有无药物过敏史。 4. 准备物品：氧气雾化吸入器一套、氧气瓶或管道氧气装置、10 mL 注射器、雾化药物（遵医嘱）、毛巾、洗手液，如图 6-1-7-5 所示	1. 与老年人沟通耐心、态度和蔼。 2. 详细了解老年人病情、过敏史、呼吸道通畅情况

步骤	项目	操作及说明	照护标准
步骤一	准备评估工作	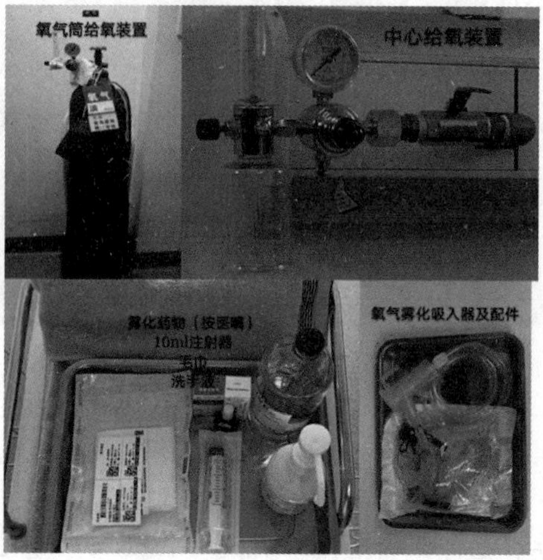 图 6-1-7-5　准备物品	3. 告知老年人及其家属雾化吸入操作相关注意事项，争取获得老年人的配合
步骤二	实施操作	1. 核对医嘱，正确配置药液，注入氧气雾化器内。 2. 备齐物品，携至床旁，查对老年人床号姓名，向老年人解释说明。 3. 根据老年人实际情况协助采取适宜体位，将毛巾围于颌下。 　3.1　坐位：协助老年人坐起，并在老年人后背及膝下、两膝间垫软枕以保证体位稳定舒适。 　3.2　半卧位：床头抬高 30°~45°，在老年人头颈肩后、身体两侧及膝下垫软枕以保证体位稳定舒适。 　3.3　侧卧位：床头抬高 30°，侧卧位，在老年人头颈、肩后、身体两侧及膝下垫软枕以保证体位稳定舒适。 4. 检查氧气雾化吸入装置是否完好，连接雾化器和给氧装置，检查管道有无漏气。 5. 打开氧气开关和流量开关，调节氧气流速 6~8 L/min，氧气湿化瓶内不放水。 6. 帮助老年人手持雾化器，将口含嘴放入口中，叮嘱老年人紧闭口唇缓慢深吸气后屏气 3~5 s，最后用鼻子缓慢呼气。 7. 雾化过程中应观察老年人的呼吸情况，及时协助其排痰，发现异常应立即停止雾化。 8. 雾化结束立即取下老年人面罩或口含嘴，先关闭氧气开关，再关闭流量开关。 9. 协助老年人漱口，用毛巾擦干面部，取舒适卧位，整理床单位	1. 雾化过程中应密切观察老年人的面色、神志、呼吸等情况。 2. 一般 10~15 min 即可将 5 mL 药液雾化完毕。 3. 操作流程合理、流畅、全面，具有主动服务意识，充分为老年人考虑。 4. 尊老、爱老，有责任心

步骤	项目	操作及说明	照护标准
步骤三	整理记录	1. 整理物品。 2. 物品消毒： 2.1 雾化吸入器、储药器：普通消毒使用 500 mg/L 有效氯的消毒液浸泡 30 min，特殊消毒使用 1 000 mg/L 有效氯的消毒液浸泡 1 h。 2.2 雾化吸入器喷嘴、连接管：放入 2 000 mg/L 有效氯的消毒液浸泡 1 h，每个患者用后均要消毒。 3. 洗手，记录	1. 观察老年人用药后的反应，记录雾化后效果及反应。 2. 老年人体位舒适。 3. 记录准确无误
注意事项		1. 严格执行查对制度。 2. 雾化器专人专用。 3. 禁止在有氧设备附近吸烟或点燃明火。 4. 使用前应检查氧气雾化吸入器与氧气装置连接是否完好，有无漏气。 5. 雾化过程中观察老年人的面色、神志、呼吸等情况。发现异常应立即停止雾化	1. 能观察并发现异常情况，及时进行正确处理。 2. 与老年人有效沟通，关爱老年人
步骤四	小结与反思	本次氧气雾化吸入体会及反思	根据老年人的雾化吸入后各项反馈调整方案并持续改进

知识拓展

氧气雾化吸入的并发症及处理

（1）过敏反应。雾化前应询问老年人有无药物过敏史；雾化过程中如出现喘息、红疹、发热等症状立即停止雾化吸入；观察生命体征，给予建立静脉通路并协助医生进行治疗。

（2）支气管痉挛。雾化吸入时应严格掌握好雾化吸入的药量，避免剂量过大；掌握好雾化吸入的速度，避免过快、过猛。

（3）急性肺水肿。掌握好雾化吸入的药量，防止剂量过大，尤其应避免大剂量持续给药。若必须使用大剂量，则应分次给予。

（4）气管阻塞。雾化吸入期间，要注意帮助其翻身、拍背和吸痰。注意保持房间内通风，温度、湿度适中，以防止老年人受凉感冒，从而加重气管阻塞和呼吸困难的症状。

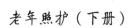

（5）呃逆。避免雾化吸入过快、过猛是防止发生呃逆的最佳选择，一旦出现呃逆，应当立即停止雾化吸入，同时嘱咐老年人深吸气数次。

（6）真菌感染。严格掌握抗生素和糖皮质激素等药物的适应证；每次雾化吸入后，必须让老年人多漱口或彻底清洗口腔，并应多喝水，避免药液残留。

【课后练习】

1. 氧气雾化吸入时，氧流量应调节至（　　）L/min。

A. 1.0～2.0　　　　　　　　　　B. 2.0～3.0

C. 4.0～6.0　　　　　　　　　　D. 6.0～8.0

E. 8.0～10.0

2. 下列（　　）不是氧气雾化吸入法的目的。

A. 防传染　　　　　　　　　　　B. 消炎

C. 解痉　　　　　　　　　　　　D. 镇咳

E. 消水肿

3. 雾化吸入常用药不包括（　　）。

A. 氨茶碱　　　　　　　　　　　B. 地塞米松

C. 庆大霉素　　　　　　　　　　D. 氨溴索

E. 洛贝林

4. 协助老年人使用口含嘴式氧气雾化吸入器时，正确的做法是（　　）。

A. 氧气湿化瓶内少量放水　　　　B. 将氧流量调低

C. 张开嘴，深吸雾化药液　　　　D. 用鼻子呼气

E. 用嘴巴深呼气

任务八

协助老年人进行超声波雾化吸入

案例导入

张爷爷，74岁，患喉炎并伴有上呼吸道感染，症状为咽喉痛痒伴有异物堵塞感、干咳、轻度声哑、喉黏膜充血肿胀、有黏稠分泌物。照护人员遵医嘱予以生理盐水30 mL加庆大霉素16万单位，地塞米松5 mg，糜蛋白酶4 000单位超声波药物吸入治疗，每日2次。

作为张爷爷的照护人员，请立即执行医嘱，协助老年人超声波雾化吸入。

思考：张爷爷进行超声波雾化吸入时应特别注意什么？如何帮助他预防该问题的发生？

一、超声波雾化吸入的定义

超声波雾化吸入是指利用超声波的高频机械振荡作用将药液变成细微的气雾，由呼吸道吸入，以达到治疗目的的一种治疗方式。其特点是可以调节雾量大小，雾滴小而均匀，药液随着深而慢的吸气被吸入终末支气管及肺泡。超声波雾化是治疗呼吸道感染，消除炎症和水肿、稀化痰液、帮助排痰、改善通气的重要手段。超声雾化吸入器如图6-1-8-1所示。

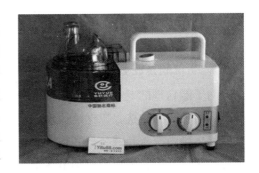

图6-1-8-1　超声雾化吸入器

二、协助老年人超声波雾化吸入的目的

协助老年人超声波雾化吸入的目的如图6-1-8-2所示。

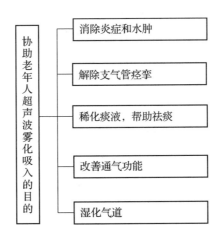

图6-1-8-2　协助老年人超声波雾化吸入的目的

协助老年人超声波雾化吸入的目的
- 消除炎症和水肿
- 解除支气管痉挛
- 稀化痰液，帮助祛痰
- 改善通气功能
- 湿化气道

知识拓展

超声波雾化吸入的原理

将药液置入超声雾化器内并通电，当超声波发生器输出高频电能时，水槽底的晶体换能器发出超声波声能，再通过超声膜作用在雾化罐内的药液中，使其表

面张力受到破坏，雾化成微细气雾，然后通过输出管供患者吸入终末支气管及肺泡，又因雾化器电子部分产热，对雾化液轻度加温，使吸入的气雾温暖、舒适并随着病人的吸气而进入呼吸道，起到消炎、镇咳、祛痰、解除支气管痉挛作用，改善通气功能。

三、协助老年人超声波雾化吸入的方法

根据老年人自身状态和病情选择坐位或半卧位进行超声波雾化吸入。

1. 坐位超声波雾化吸入

对于能自理的老年人，指导其取坐位。照护人员协助老年人坐起，并在老年人后背和膝下、两膝间垫软枕，以保证体位稳定舒适。在水槽内加冷蒸馏水要浸没雾化罐底的透声膜，雾化罐内放入药液，把雾化罐放入水槽内，接通电源，先打开电源开关，预热 3 min，再打开雾化开关，根据需要调节雾量，将面罩覆于口鼻部，或将口含嘴放入患者口中，嘱咐其紧闭口唇缓慢深吸气然后屏气 3~5 s。最后用鼻子缓慢呼气，使药液充分进入支气管及肺部，起到治疗作用。

2. 半卧位超声波雾化吸入

对于生活不能自理，卧床老年人，将老年人床头摇高或使用棉被将老年人背部垫高 30°~45°。在老年人头颈肩后、身体两侧及膝下垫软枕以保证体位稳定舒适。超声波雾化时仔细观察老年人呼吸通畅情况，必要时翻身拍背，帮助排痰后，再进行超声波雾化吸入。如果连续使用超声雾化机，中间应间隔 30 min。

3. 侧卧位超声波雾化吸入

对于意识模糊、呼吸无力的老年人，可将床头抬高 30°，取侧卧位，使膈肌下降，增大气体交换量，提高呼吸深度，有利于雾滴在终末支气管沉降。在老年人头颈肩后、身体两侧及膝下垫软枕以保证体位稳定舒适。

📖 知识拓展

雾化吸入的适应证

雾化吸入主要通过口腔和鼻腔，因此用于治疗包括感冒及其他因素引起咽喉部不适（疼痛、异物感）、急慢性咽炎、喉炎、过敏性鼻炎、气管炎、支气管哮喘、各种肺炎等，慢性阻塞性肺气肿，气管切开气道湿化等严重呼吸系统疾病，各种手术的术前术后呼吸道感染的预防和治疗。

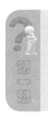

超声波雾化吸入的注意事项有哪些？简述协助老年人翻身拍背具体操作的手法。

四、实践技能操作

职业能力：协助老年人超声波雾化吸入，其操作流程见表6-1-8-1。

表6-1-8-1　协助老年人超声波雾化吸入操作流程

步骤	项目	操作及说明	照护标准
步骤一	准备评估工作	1. 照护人员：服装整洁、举止端庄、语言恰当、态度和蔼、洗手戴口罩。 2. 环境：安静整洁，温度和湿度适宜，通风良好。 3. 评估与沟通： 3.1　核对并问候老年人，解释超声波雾化吸入目的，需要配合的事项。 3.2　评估老年人意识状态、自理能力、合作程度、呼吸道状况及口腔情况。 3.3　询问老年人有无药物过敏史。 3.4　检查机器性能是否良好。 4. 准备物品：超声雾化机、冷蒸馏水、雾化药物（遵医嘱）、无菌盘（20 mL注射器、纱布、螺纹管、口含嘴）毛巾、快速洗手液、治疗车，如图6-1-8-3所示 毛巾　无菌盘　超声波雾化器　水壶 （a） 图6-1-8-3　准备物品	1. 与老年人沟通耐心、态度和蔼。 2. 详细了解老年人病情、过敏史、呼吸道通畅情况

续表

步骤	项目	操作及说明	照护标准
步骤一	准备评估工作	 （b） 图 6-1-8-3　准备物品（续）	3. 告知老年人及其家属雾化吸入操作相关注意事项，争取获得老年人的配合
步骤二	实施操作	1. 在水槽内加冷蒸馏水，液面高度要浸没雾化罐底的透声膜，不超过最高和最低水位。 2. 严格核对医嘱，正确配置药液并将其放入雾化罐内，将罐盖旋紧，把雾化罐放入水槽内，将水槽盖盖紧。 3. 备齐物品，携至床旁，查对老年人床号姓名，向老年人解释说明。 4. 根据老年人实际情况协助采取适宜舒适体位（坐位/半卧位/侧卧位），将毛巾围于颌下。 5. 接通电源，先开启电源开关，红色指示灯亮，预热 3 min，再开启雾化开关。 6. 根据需要调节定时开关，设定雾化时间，一般为 15 ~ 20 min，调节雾量大小。 7. 将面罩覆于口鼻部，或将口含嘴放入老年人口中，叮嘱其紧闭口唇缓慢深吸气然后屏气 3 ~ 5 s，最后用鼻缓慢呼气，使药液充分到达支气管及肺部。 8. 雾化结束后，取下老年人的面罩或口含嘴，先关雾化开关，再关电源开关。 9. 协助老年人漱口，用毛巾擦干其面部，取舒适卧位，整理床单位	1. 在使用过程中，如发现水槽内水温超过 60℃，则可调换冷蒸馏水，换水时要关闭机器。 2. 老年人体位舒适。 3. 雾化过程中密切观察老年人的反应、面色、神志、呼吸等情况，有痰时协助排出。 4. 操作流程合理、流畅、全面，具有主动服务意识，充分为老年人考虑。 5. 尊老、爱老，有责任心
步骤三	整理记录	1. 整理物品。 2. 倒掉水槽内的水并将其擦干	1. 操作和清洗时注意动作轻柔，以保护透声膜和晶体换能器

续表

步骤	项目	操作及说明	照护标准
步骤三	整理记录	3. 物品消毒： 3.1　储药罐：普通消毒使用 500 mg/L 有效氯的消毒液浸泡 30 min，特殊消毒使用 1 000 mg/L 有效氯的消毒液浸泡 1 h。 3.2　口含嘴、螺纹管、面罩：放入 2 000 mg/L 有效氯的消毒液浸泡 1 h，洗净，晾干。每个患者用后均要消毒。 4. 洗手，记录	2. 记录老年人雾化后反应及效果。 3. 记录准确无误
注意事项		1. 严格执行查对制度。 2. 水槽内水温超过 60℃时，应调换冷蒸馏水，换水时要关闭机器。 3. 操作和清洗时注意动作轻柔，保护水槽底部的晶体换能器和雾化罐底部的透声膜，防止损坏。 4. 储药罐、口含嘴、螺纹管和面罩每次使用后均要消毒，专人专用。 5. 操作过程中观察老年人的反应，如面色、神志、呼吸等异常立即停止雾化。 6. 连续使用超声雾化机中间须间歇 30 min。 7. 如发现雾化罐内液体过少，应增加药量，只需要从盖上小孔向内注入即可，不必关机	1. 能观察超声雾化过程中的异常情况，及时进行正确处理。 2. 与老年人有效沟通，关爱老年人
步骤四	小结与反思	本次超声波雾化吸入体会及反思	根据老年人雾化超声波吸入后各项反馈调整方案并持续改进

知识拓展

雾化吸入的适宜人群

雾化吸入没有年龄限制，适宜所有年龄段人群，用嗓过多的教师、播音工作者、演唱者可经常雾化；因心源性疾患引起的胸闷、憋气和氧疗者也可使用。

【课后练习】

1. 使用超声雾化吸入器时，水槽内的水温超过（　　）℃时需要调换。

A. 30　　　　　B. 40　　　　　C. 50　　　　　D. 60　　　　　E. 70

2. 超声雾化吸入器需连续使用时，应间歇（　　）。

A. 20 min　　　B. 30 min　　　C. 1 h　　　　D. 2 h　　　　E. 3 h

3. 为老年人进行超声雾化吸入治疗时，以下操作中不正确的是（　　　　）。

A. 水槽内加冷蒸馏水

B. 药液用生理盐水稀释后放入雾化药液罐

C. 先开启雾化开关，再开启电源开关

D. 停用时先关闭雾化开关，再关闭电源开关

E. 清洗雾化罐时应动作轻柔，保护透声膜

4. 为老年人进行雾化吸入时，为减轻黏膜水肿，首选药物是（　　　　）。

A. 卡那霉素　　　　　　　　　　B. 地塞米松

C. α-糜蛋白酶　　　　　　　　　D. 氨茶碱

E. 舒喘灵

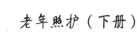
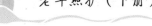

任务九
协助老年人滴眼药水

案例导入

邓爷爷，72岁，双眼睛结膜充血，有异物感，疼痛、畏光、流泪，有脓性分泌物，被诊断为细菌性结膜炎。医生为其开具的药物有眼药水和眼药膏。邓爷爷神志清楚，可配合治疗。

作为邓爷爷的照护人员，请遵医嘱协助他滴眼药水和涂眼药膏。

思考：给邓爷爷滴眼药水或涂眼药膏前应特别注意什么？如何帮助邓爷爷选择滴眼药水及抹眼药膏的时间？

一、协助老年人滴眼药水的定义

滴眼药水是临床眼科的一种重要治疗方法，应用得十分广泛。其对于许多眼部疾病有非常快捷方便和直接有效的治疗作用。正确滴眼药水可以保持药物浓度，直接作用于眼部，药效作用时间长，治疗效果较好，但是在临床治疗实践中发现，部分眼病患者滴眼药水的方法不正确，这样不仅不能起到良好的治疗效果，甚至会引发炎症、青光眼等并发症，导致病情加重，使人苦不堪言。

二、协助老年人滴眼药水的目的

协助老年人滴眼药水的目的如图6-1-9-1所示。

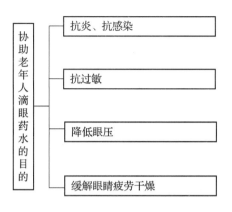

图 6-1-9-1 协助老年人滴眼药水的目的

三、协助老年人滴眼药水的方式

1. 坐位滴眼药水

对于意识清晰，生活可自理的老年人可采用坐位方式滴眼药水，如图 6-1-9-2 所示。

老年人取坐位，照护人员站在其身后，叮嘱其头稍向后仰，头部靠在照护人员的上腹部，用棉签拭净眼部分泌物，眼睛向上注视或轻闭眼睛。非优势手以大拇指及食指分开上、下眼睑（或用棉签向下轻拉下眼睑），暴露下结膜囊并固定。滴眼药水的手（优势手）的小拇指支撑在老年人前额部／鼻梁部／太阳穴处，滴管口或瓶口距离眼睛至少 3 cm。将眼药水瓶倾斜，瓶口不能正对老年人眼睛，将眼药水滴入结膜囊内 1 ~ 2 滴，（按需轻提上睑）闭合上下睑，叮嘱老年人闭眼 5 min，勿立即睁开，以防止眼药水外溢，再用消毒棉球或棉签拭去外溢的眼药水。

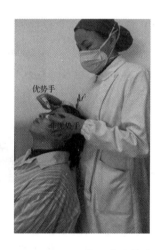

图 6-1-9-2 坐位滴眼药水

知识拓展

常用眼药水的不良反应

（1）氧氟沙星滴眼液。偶尔有辛辣似蜇样的刺激症状。

（2）妥布霉素眼药水。常见的不良反应为眼局部的毒副作用与过敏反应，如眼睑发痒与红肿、结膜红斑，发生率低于 3%。

（3）阿昔洛韦滴眼液。滴眼可引起轻度疼痛和烧灼感，但易被患者吸收。

（4）妥布霉素地塞米松滴眼液。少数患者（低于 4%）偶有发痒、红肿、结膜充血现象发生，长期应用可引起眼压升高及白内障，甚至出现角膜真菌感染。

（5）醋酸泼尼松龙滴眼液。长期使用还可能引起眼内压升高，也可能导致后囊膜下白内障形成，继发眼部真菌或病毒感染；角膜或巩膜变薄的患者在使用后可能引起眼球穿孔；还可能引起伤口愈合延缓。

（6）马来酸噻吗洛尔滴眼液。最严重的不良反应是对心血管系统和呼吸系统的影响，可以引起心动过缓、心律失常以及支气管痉挛、呼吸衰竭等。

（7）玻璃酸钠滴眼液。可能会出现瘙痒感、刺激感、充血、弥漫性表层角膜炎等角膜障碍，偶有发生眼睑炎、眼睑皮肤炎等过敏症状。

（8）右旋糖酐70+羟丙甲纤维素2910滴眼液。可能出现眼部疼痛、视物模糊、持续性充血及刺激感等症状。

（9）维生素A棕榈酸酯眼用凝胶。滴用后偶有短暂轻微的烧灼感，眼睑黏着及/或视力模糊，极少发生过敏反应。

2. 卧位滴眼药水

卧位适用于所有需要滴眼药水的老年人，如图6-1-9-3所示。

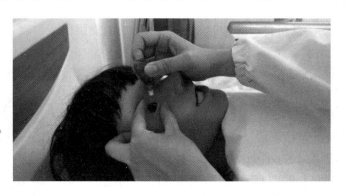

图6-1-9-3 卧位滴眼药水

照护人员站在老年人床边，协助其平卧并协助其头稍向后仰。滴眼药水时严格执行核对制度，如果是传染性眼病，双眼都需滴眼药水时，眼药水应分开独立使用，先滴健眼，再滴患眼。操作时动作应轻柔，对穿孔伤和角膜溃疡的老年人尤应注意，分开眼睑时将手指的用力点放在眶缘上，勿压迫眼球，以免眼球穿孔，眼药水勿直接滴在角膜上。一般眼药水开封后1个月内使用，过期应弃去；一些特殊眼液如生物制品眼液需在冰箱里冷藏；有些眼药水（如一次性使用人工泪液等）。眼药水通常在开封后24 h内有效，使用前应仔细阅读说明书。

知识拓展

眼药水应定时定量使用

医生会根据病情指导患者用药的时间和频率，如急性结膜炎2 h滴1次眼药水、过敏性结膜炎每天滴2~4次眼药水等，待症状缓解后，在医生的指导下及时停药，切不可任意用药，因为大部分眼药水中含有防腐剂，长期使用会影响角结膜上皮细胞活性，造成角结膜损伤，而且部分眼药水中含有激素，长期使用会引起激素性青光眼，导致眼压升高，因此应按照医嘱及时停药并定期复查。

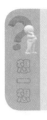

滴眼药水的注意事项有哪些？如何正确协助老年人滴眼药水？

四、实践技能操作

职业能力：协助老年人滴眼药水，其操作流程见表 6-1-9-1。

表 6-1-9-1　协助老年人滴眼药水操作流程

步骤	项目	操作及说明	照护标准
步骤一	准备评估工作	1. 照护人员：服装整洁、举止端庄、语言恰当、态度和蔼、洗手戴口罩。 2. 环境：安静整洁，通风良好。 3. 评估与沟通： 3.1　核对并问候老年人，解释滴眼药水的目的和需要配合的事项。 3.2　评估老年人病情、意识状态、合作程度、患眼情况，有无角膜溃疡、穿孔、感染等情况。 3.3　询问老年人有无药物过敏史。 4. 物品：洗手液、治疗盘、眼药水（遵医嘱）、治疗本、污物杯、消毒棉球或消毒棉签、消毒纱布（按需），如图 6-1-9-4 所示 图 6-1-9-4　物品准备	1. 与老年人耐心沟通，态度和蔼。 2. 详细了解老年人病情、过敏史、患眼情况

续表

步骤	项目	操作及说明	照护标准
步骤二	实施操作	1. 核对医嘱，备齐物品，携至床旁。 2. 查对老年人床号、姓名、药名、给药途径、用法、给药时间、药物质量和有效期，核对眼别，向老年人解释说明，取得配合。 3. 根据老年人实际情况协助采取仰卧位或坐位。 4. 先用棉签拭净眼部分泌物，叮嘱老年人头稍向后仰，眼向上注视或轻轻闭眼。 5. 滴眼药水手法： 5.1 非优势手以拇指及食指分开上、下眼睑（或用棉签向下轻拉下眼睑），暴露下结膜囊并固定。 5.2 滴眼药水的手（优势手）的小指支撑在患者前额部 / 鼻梁部 / 太阳穴处，滴管口或瓶口距离眼睛至少3 cm。 5.3 将眼药水瓶倾斜，眼药水瓶口不能正对着眼睛，如图 6-1-9-5 所示。 左手：非优势手　右手：优势手 图 6-1-9-5　滴眼药水手法 6. 将滴眼液滴入结膜囊内 1～2 滴，（按需轻提上睑）闭合上下睑，叮嘱老年人闭眼 5 min，勿立即睁眼，防止药液外溢，用消毒棉球或棉签拭去外溢眼液。 7. 询问、观察老年人滴眼液后有无不适	1. 注意无菌原则，眼药水瓶头部勿触及眼部。 2. 若眼部分泌物较多，可用浸湿的纱布或棉球给老年人擦拭，擦拭方向从外眦到内眦，每次擦拭均使用干净的纱布或棉球。 3. 操作流程合理、流畅、全面，具有良好的服务意识，充分为老年人考虑。 4. 尊老、爱老，有责任心
步骤三	整理记录	1. 整理物品，清理污物。 2. 洗手，记录	1. 观察老年人用药后的疗效和不良反应。 2. 记录准确无误
注意事项		1. 严格执行核对制度。 2. 勿直接将药液滴在角膜上。 3. 操作时动作轻柔，避免损伤角膜	1. 能观察并发现异常情况，及时处理

续表

步骤	项目	操作及说明	照护标准
注意事项		4. 同时用数种眼药水时，每种至少间隔 5 min，先滴眼药水，后涂眼药膏，先滴刺激性弱的药物，后滴刺激性强的药物，滴悬混液时应先摇匀。 5. 滴眼药水时，应注意药物过敏及药物之间的化学反应，滴毒性药物时，注意压迫泪囊部 3～5 min，以防止药液经泪道鼻腔吸收而引起积蓄中毒反应。 6. 双眼都需滴眼液时，先滴健眼，再滴患眼	2. 与老年人有效沟通，关爱老年人
步骤四	小结与反思	本次协助老年人滴眼药水体会及反思	根据老年人滴眼药水后各项反馈调整方案并持续改进

知识拓展

眼药水使用时间和储存方法

常规眼药水通常在开封一个月之内有效，超过一个月则容易滋生细菌或变质，部分眼药水有特殊防腐设计则可根据实际情况继续使用，没开封的眼药水根据包装上的保质期使用即可，切记不要使用已变色或过期的眼药水。大部分眼药水可在室温下储存，但要存放在阴凉处，不可在阳光下暴晒；部分眼药水需要冷藏，应在冰箱内将其单独存放在一处干净的区域，不要和食物放在一起，避免出现交叉感染；部分眼药水误食后会有副作用甚至可能导致死亡，因此千万不要把眼药水放在儿童容易拿到的地方，防止误食或误滴。

【课后练习】

1. 使用多种眼药水时，时间间隔（　　　）min。

A. 1～2　　　　　　B. 5～10　　　　　　C. 2～3　　　　　　D. 3～5

2. 使用眼药水时，一般用量（　　　）滴合适。

A. 2～3　　　　　　B. 3～4　　　　　　C. 1～2　　　　　　D. 4～5

3. 开封启用的激素类眼药水的使用期限为启用后（　　　）。

A. 1 周　　　　　　　　　　　　　　B. 1 个月

C. 3 个月　　　　　　　　　　　　　D. 6 个月

4. 照护人员帮老年人滴眼药水时，操作不正确的是（　　　）。

A. 协助老年人取仰卧位或坐位

B. 先用棉签拭净老年人的眼部分泌物

C. 左手大拇指和食指将上下眼睑轻轻分开并固定
D. 让老年人头略后仰眼往下看
E. 右手持眼药水瓶，在距眼 2～3 cm 位置将眼药水滴入下结膜内 1～2 滴

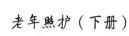

任务十
协助老年人涂眼药膏

案例导入

　　王爷爷，76 岁，5 年前因脑血管意外导致左侧肢体偏瘫，现生活不能自理。其左侧眼睑闭合不全，口角歪斜，需要协助进食、穿衣、行走、上厕所。现医生开具医嘱，请照护人员为王爷爷睡前涂眼药膏。

　　作为王爷爷的照护人员，请遵医嘱协助他涂眼药膏。

　　思考：给王爷爷涂眼药膏的目的是什么？涂眼药膏的注意事项有哪些？

一、协助老年人涂眼药膏的定义

　　涂眼药膏是临床眼科的一种重要疗法，是指将眼药膏直接涂于眼的下穹窿结膜或眼睑局部的治疗方法，其作用是预防和治疗眼部疾病。

二、协助老年人涂眼药膏的目的

　　协助老年人涂眼药膏的目的如图 6-1-10-1 所示。

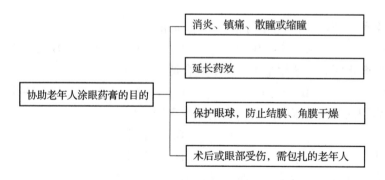

图 6-1-10-1　协助老年人涂眼药膏的目的

知识拓展

涂眼药膏的最佳时间

　　通常建议在晚上涂眼药膏。因为眼药膏会在角膜上形成一层膜，白天则会影响视力，且晚上涂眼药膏眼球活动减少利于眼药膏的吸收，因此最好在睡前涂眼药膏，但是有些有角膜溃疡的老年人为了治疗并保护溃疡面，减少摩擦和疼痛，白天也需要涂眼药膏。

三、协助老年人涂眼药膏的方式

1. 坐位涂眼药膏

意识清晰，生活可自理的老年人可采用坐位涂眼药膏，如图6-1-10-2所示。

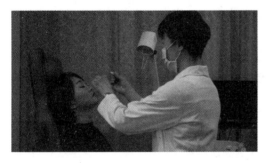
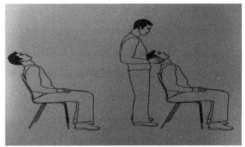

图6-1-10-2　坐位涂眼药膏

　　老年人取坐位，照护人员站在老年人身后，叮嘱其头稍向后仰，头部靠在照护人员上腹部。照护人员用棉签或棉球拭净眼部分泌物，眼睛向上注视或轻闭眼睛。非优势手以拇指及食指分开上、下眼睑（或用棉签向下轻拉下眼睑），暴露下结膜囊并固定。拿眼药膏的手（优势手）的小指支撑在老年人前额部/鼻梁部/太阳穴处，膏管口距离眼睛至少3 cm。保持眼药膏管倾斜，这样头端不会指向患者角膜（涂眼药膏前先将软管头部眼药膏挤出去一点涂在眼外）。将眼药膏涂于下结膜囊内，轻提上眼睑，将上下眼睑闭合，叮嘱老年人闭眼5～10 min，勿立即睁眼，用棉球或棉签拭去外溢眼药膏。

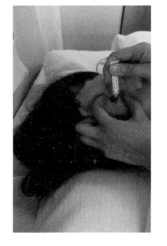

2. 卧位涂眼药膏

　　卧位适用于所有需要涂眼药膏的老年人，如图6-1-10-3所示。

　　照护人员站在老年人床边，协助其平卧并头稍向后仰。用眼药膏前必须洗净双手，防止交叉感染，若眼部分泌物较

图6-1-10-3　卧位涂眼药膏

多，可用温水浸湿纱布后帮老年人擦拭，擦拭方向为从外眦到内眦，每次擦拭均使用干净的纱布或纸巾。使用眼药膏后可轻轻按摩眼睑 2～3 min 以促进吸收。如眼外伤、角膜溃疡、内眼手术后、涂眼药膏后禁止按摩。操作时动作要轻，切勿压迫眼球，尤其是角膜溃疡者更应注意（避免发生并发症）。

知识拓展

常用眼药膏的不良反应

（1）金霉素眼药膏。偶有轻微刺激感，偶见过敏反应，出现充血、眼痒、水肿等症状。

（2）红霉素眼药膏。偶见眼睛疼痛、视力改变、持续性发红或刺激感等过敏反应。

（3）妥布霉素地塞米松眼膏。偶有眼部发痒、红肿、结膜红斑现象发生。长期应用可引起眼压升高及白内障。

（4）四环素可的松眼药膏。偶见局部过敏反应、药疹。长期频繁使用，可引起青光眼、白内障。

（5）妥布霉素眼膏。常见的不良反应为眼局部的毒副作用与过敏反应，如眼睑发痒与红肿、结膜红斑，但发生率低于 3%。

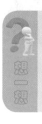

涂眼药膏时的注意事项有哪些？如何正确地协助老年人涂眼药膏？

四、实践技能操作

职业能力：协助老年人涂眼膏，其操作流程见表 6-1-10-1。

表 6-1-10-1　协助老年人涂眼膏操作流程

步骤	项目	操作及说明	照护标准
步骤一	准备评估工作	1. 照护人员：服装整洁、举止端庄、语言恰当、态度和蔼、洗手戴口罩。 2. 环境：安静整洁，通风良好。 3. 评估与沟通： 　3.1 核对并问候老年人，解释涂眼药膏的目的和需要配合的事项	1. 与老年人耐心沟通，态度和蔼

步骤	项目	操作及说明	照护标准
步骤一	准备评估工作	3.2　评估老年人病情、意识状态、合作程度、患眼情况，有无角膜溃疡、穿孔、感染等情况。 3.3　询问老年人有无药物过敏史。 4.　物品：洗手液、治疗盘、眼药膏（遵医嘱）、治疗本、污物杯、消毒棉球或消毒棉签（必要时准备消毒眼垫、胶布），如图6-1-10-4所示 图6-1-10-4　物品准备	2.　详细了解老年人病情、过敏史、患病情况
步骤二	实施操作	1.　核对医嘱，备齐物品，携至床旁。 2.　查对老年人床号、姓名、药名、给药途径、用法、给药时间、药物质量和有效期，向老年人解释使用目的，获得其配合。 3.　根据老年人实际情况协助采取仰卧位或坐位。 4.　先用棉签拭净眼部分泌物，叮嘱老年人头稍向后仰，眼向上注视或轻轻闭眼。 5.　涂眼药膏手法： 5.1　非优势手以大拇指及食指分开上、下眼睑（或用棉签向下轻拉下眼睑），暴露下结膜囊。 5.2　涂眼药膏的手（优势手）的小拇指支撑在患者前额部/鼻梁部/太阳穴处，管口距离眼睛至少3 cm。 5.3　保持眼药膏管倾斜，这样头端不会指向患者角膜（涂之前，先将眼药膏软管头部挤出一点涂眼外，非优势手以拇指及食指分开上、下眼睑或用棉签向下轻拉下眼睑，暴露下结膜囊。 优势手的小拇指支撑在老年人前额部/鼻梁部/太阳穴处，管口距离眼睛至少3 cm，保持眼药膏管倾斜，头端不指向老年人角膜），如图6-1-10-5所示	1.　注意无菌原则，眼药膏软管头部勿触及老年人眼部。 2.　若老年人眼部分泌物较多，可将纱布用温水浸湿后帮其擦拭，擦拭方向由外眦到内眦，每次擦拭均使用干净的纱布或消毒棉球

步骤	项目	操作及说明	照护标准
步骤二	实施操作	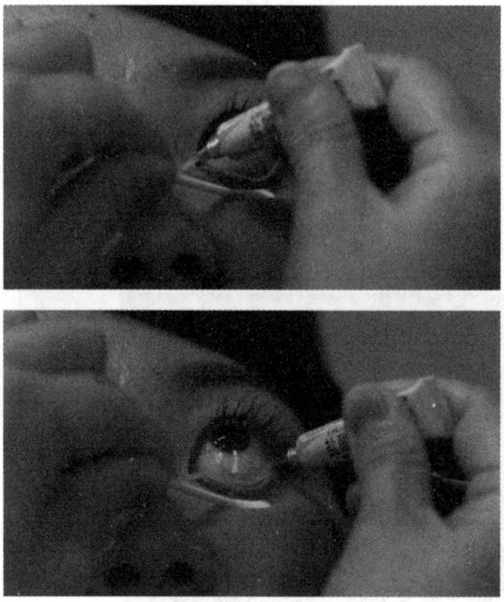 图 6-1-10-5　涂眼药膏手法 6. 将眼膏涂于下结膜囊内，轻提上睑，将上、下睑闭合，嘱咐患者闭眼 5~10 min，勿立即睁眼，用消毒棉球或棉签拭去外溢眼膏。 7. 询问、观察老年人滴眼药水后有无不适	3. 操作流程合理、流畅、全面，具有主动服务意识，充分为老年人考虑。 4. 尊老、爱老，有责任心
步骤三	整理记录	1. 整理物品，清理污物。 2. 洗手，记录	1. 观察老年人用药后疗效和不良反应。 2. 记录准确无误
	注意事项	1. 严格执行查对制度。 2. 用眼药前必须洗净双手，防止交叉感染。 3. 眼药膏使用后可轻轻按摩眼睑 2~3 min 以促进吸收。如眼外伤、角膜溃疡、内眼手术后，涂眼膏后禁止按摩。 4. 操作时动作轻，切勿压迫眼球，尤其是角膜溃疡患者更应注意（避免并发症发生）。 5. 用于治疗睑缘炎时，应将眼膏涂于睑缘部。 6. 眼膏一般在睡眠前使用，以使药物作用持久。如果需要在白天使用，涂眼膏后叮嘱老年人闭眼 10 min 以上，在老年人睁开眼睛前眼膏用棉签或消毒棉球将多余的擦去，以免影响视物在老年人清晰度，给生活带来不便	1. 能观察并发现异常情况，及时进行正确处理。 2. 与老年人有效沟通，关爱老年人
步骤四	小结与反思	本次协助老年人涂眼药膏的体会及反思	根据老年人涂眼药膏后各项反馈调整方案并持续改进

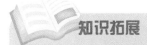知识拓展

细菌性角膜溃疡

细菌性角膜溃疡是指角膜损伤后受到致病菌侵袭，导致角膜缺损或缺损区下角膜基质坏死的一种常见的化脓性感染。一般情况下，感染菌种包括金黄色葡萄球菌、肺炎双球菌、大肠埃希菌。细菌角膜溃疡具有发病急、病情进展速度快、治疗周期长等特点；临床表现症状为畏光、流泪、眼部疼痛、视力障碍等，部分病例可见高度睫状肌充血与溃疡等伴发症状。细菌性角膜溃疡是一种对视力有极大危害性的致盲性眼部疾病，病情危重，若未能及时进行有效治疗，可能会引起眼内感染、角膜溃疡穿孔，甚至眼球萎缩而导致失明等，预后差。抗菌眼药水是目前临床用于细菌角膜溃疡的主要手段，常用药物为氯霉素，但是因为耐药菌种具有多样性、病菌耐药性增强等原因，白斑、瘢痕、云翳、血管翳等并发症发生的概率增大，降低患者的生活质量。

【课后练习】

1. 照护人员为老年人涂眼药膏，应将眼药膏涂在老年人眼睛的（　　　　）。

A. 瞳孔部位　　　　　　　　　　B. 上眼睑内

C. 下结膜囊内　　　　　　　　　D. 内眼角

E. 外眼角

2. 使用完眼药膏后可轻轻按摩眼睑的是（　　　　）。

A. 眼外伤　　　　　　　　　　　B. 结膜炎

C. 角膜溃疡　　　　　　　　　　D. 内眼手术后

E. 角膜穿孔

3. 眼药膏通常（　　　　）使用。

A. 早上　　　　　　　　　　　　B. 中午

C. 下午　　　　　　　　　　　　D. 睡前

E. 随时

任务十一
协助老年人应用滴鼻剂

案例导入

张爷爷，71岁，患过敏性鼻炎10余年，近日鼻炎再次发作，鼻痒、鼻塞、流鼻涕。照护人员应遵医嘱协助老年人应用富马酸酮替芬滴鼻液滴鼻治疗。

作为张爷爷的照护人员，请遵医嘱协助老年人应用滴鼻剂滴鼻。

思考：该滴鼻剂主要作用是什么？使用该滴鼻剂的注意事项是什么？

一、协助老年人应用滴鼻剂的定义

应用滴鼻剂是治疗慢性鼻炎等鼻部疾病的有效方法，将药液滴入鼻腔内，经鼻黏膜吸收而发挥局部和全身作用，以治疗疾病，减轻症状。

二、协助老年人应用滴鼻剂的目的

协助老年人应用滴鼻剂的目的如图6-1-11-1所示。

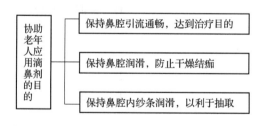

图6-1-11-1　协助老年人应用滴鼻剂的目的

📖 **知识拓展**

常用滴鼻剂的适应证及不良反应

（1）盐酸麻黄素滴鼻剂。用于缓解鼻黏膜充血肿胀引起的鼻塞，偶见一过性轻微烧灼感、干燥感、头痛、头晕、心率加快，长期使用可致心悸、焦虑不安、失眠等。

（2）麻黄素苯海拉明滴鼻剂。用于过敏性鼻炎、鼻窦炎，偶见鼻腔干燥症状。

（3）富马酸酮替芬滴鼻剂。用于过敏性鼻炎，常见有嗜睡、倦怠、口干、恶心等胃肠道反应，偶见头痛、头晕、迟钝以及体重增加。

（4）色甘酸钠滴鼻剂。用于防治过敏性鼻炎，对于季节性鼻炎者，在易发季节应提前2~3周使用。可见鼻刺痛、烧灼感、喷嚏、头痛、嗅觉改变，偶见鼻出血、皮疹等过敏反应。

（5）碱新霉素滴鼻液。用于缓解急、慢性鼻炎的鼻塞症状。偶见一过性轻微烧灼感、干燥感、头痛、头晕、心率加快，长期使用可致心悸、焦虑不安、失眠。

三、协助老年人应用滴鼻剂的方式

评估老年人病情、意识状态、合作程度、鼻部情况并确认鼻部及药物过敏史，如鼻腔内有分泌物，应先协助老年人将鼻涕等分泌物排出并擦净。做好解释工作，获得老年人配合，协助老年人仰卧在床上，肩下垫枕，头尽量后仰或头悬于床缘，努力使头部与身体成直角，鼻孔朝天。嘱咐老年人先吸一口气，持药瓶距离鼻孔2 cm处，沿前鼻孔前壁滴入2~3滴药水，用棉球轻按鼻翼，使药液进入鼻腔内，拭去外溢药液，保持头向后仰3~5 min。做好病情观察，5 min后协助缓慢坐起，如图6-1-11-2所示。

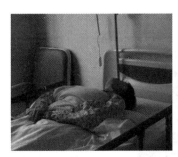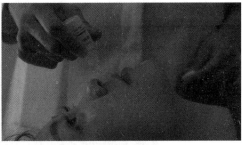

图6-1-11-2　仰卧位应用滴鼻剂

知识拓展

长期使用滴鼻剂的危害

长期使用滴鼻剂会出现许多副作用，因为容易使鼻内纤毛和神经受到影响，继发肥厚性鼻炎或萎缩性鼻炎，最常见还有药物性鼻炎、鼻息肉、鼻窦炎等。另外，长期过量用药还可能导致血压升高、心律失常等。还有些人群应尽量避免使用滴鼻剂（如婴幼儿），以免影响其鼻黏膜的发育；高血压病患者应慎用可能导致鼻黏膜血管收缩的滴鼻剂，以防血压加速升高。

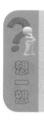

协助老年人应用滴鼻剂时的注意事项有哪些？

四、实践技能操作

职业能力：协助老年人应用滴鼻剂，其操作流程见表6-1-11-1。

表6-1-11-1　协助老年人应用滴鼻剂操作流程

步骤	项目	操作及说明	照护标准
步骤一	准备评估工作	1. 照护人员：服装整洁、举止端庄、语言恰当、态度和蔼、洗手戴口罩。 2. 环境：安静整洁，通风良好。 3. 评估与沟通： 3.1　核对并问候老年人，解释应用滴鼻剂的目的，需要配合的事项。 3.2　评估老年人病情、意识、合作程度、老年人鼻部情况。 3.3　询问老年人有无药物过敏史。 4. 物品：治疗盘、治疗车、治疗本、滴鼻液、一次性干棉球、快速洗手液、污物杯、手电筒（按需），如图6-1-11-3所示 图6-1-11-3　物品准备	1. 与老年人耐心沟通，态度和蔼。 2. 详细了解老年人病情、合作程度、药物过敏史、鼻部情况

续表

步骤	项目	操作及说明	照护标准
步骤二	实施操作	1. 核对医嘱，备齐物品，携至床旁。 2. 查对老年人床号、姓名、药名、给药途径、用法、给药时间、药物质量和有效期，核对鼻别，向老年人解释说明，取得配合。 3. 协助老年人将鼻腔内分泌物排出并擦净。 4. 协助老年人仰卧在床上，肩下垫枕，头尽量后仰或头悬于床缘，努力使头部与身体成直角，使鼻孔朝天。 5. 向鼻腔内滴药水时，嘱咐老年人先吸一口气，持药瓶距离鼻孔 2 cm 处，沿前鼻孔前壁滴入 2～3 滴药水。 6. 用棉球轻按鼻翼两侧，使药液进入鼻腔内，拭去外溢药液，保持头向后仰 3～5 min。 7. 做好病情观察，5 min 后协助老年人缓慢坐起。 8. 观察询问老年人有无不适	1. 严格执行查对制度。 2. 滴药时，滴管口或瓶口勿触及鼻孔，以免污染药液。 3. 体位正确，滴药时勿吞咽，以免药液进入咽部引起不适。 4. 操作流程合理、流畅、全面，具有主动服务意识，充分为老年人考虑。 5. 尊老、爱老，有责任心
步骤三	整理记录	1. 整理物品，清理污物。 2. 洗手，记录	正确处理污物
	注意事项	1. 严格执行查对制度，避免药物过期、变色、混浊、沉淀。 2. 滴鼻前清除鼻腔分泌物，避免分泌物稀释药液，阻碍药液的流动，从而影响治疗效果。 3. 对于患有心血管疾病、高血压、颈椎病的老年人要避免颈部受到过大的压力，以免引发脑血管疾病。 4. 如有药液流入口腔，叮嘱老年人吐出并漱口	1. 能及时发现老年人应用滴鼻液后的不良反应。 2. 与老年人有效沟通，关爱老年人
步骤四	小结与反思	本次协助老年人应用滴鼻剂的体会及反思	根据协助老年人应用滴鼻剂后各项反馈调整方案并持续改进

【课后练习】

1. 协助老年人使用滴鼻剂时，有助于药物吸收的措施不包括（　　）。

A. 用药前清除鼻腔内分泌物　　　　　B. 用棉球轻按鼻翼两侧

C. 准确滴入 2～3 滴药水　　　　　　　D. 吐出由鼻腔流入口腔的药液

E. 保持头向后仰 3～5 min

2. 协助老年人使用滴鼻剂操作的注意事项，正确的是（　　　）。

A. 滴药时头尽量向后仰　　　　　B. 协助老年人取侧卧位

C. 滴入 5～10 滴药水　　　　　D. 瓶口紧贴鼻黏膜

E. 趁呼气时滴入

任务十二
协助老年人应用滴耳剂

案例导入

　　陈奶奶，70 岁，洗澡后使用棉签采耳至耳部疼痛，自觉听力下降，耳内镜提示鼓膜完好，外耳道红肿。照护人员遵医嘱立即协助陈奶奶应用滴耳剂滴耳。

　　作为陈奶奶的照护人员，请遵医嘱协助她应用滴耳剂滴耳。

　　思考：应选用何种体位协助陈奶奶滴耳？滴耳过程中需要注意什么？

一、协助老年人应用滴耳剂的定义

　　滴耳剂是治疗外耳道疾病或化脓性中耳炎所用的局部治疗药物制剂，主要对耳道起清洁、消炎、收敛等作用。应用滴耳剂是指将药液滴入耳内治愈耳病的过程。正确选用滴耳剂有助于短时间内治愈耳病，但若使用方法不当，不仅影响疗效，还可能引发耳中毒等并发症。

二、协助老年人应用滴耳剂的目的

　　协助老年人应用滴耳剂的目的如图 6-1-12-1 所示。

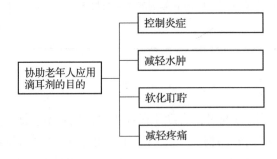

图 6-1-12-1　协助老年人应用滴耳剂的目的

知识拓展

常用滴耳剂的适应证及不良反应

（1）氧氟沙星滴耳液。用于治疗敏感菌引起的中耳炎、外耳道炎、鼓膜炎，偶有中耳痛及瘙痒感。

（2）氯霉素滴耳液。用于治疗敏感细菌感染引起的外耳炎、急慢性中耳炎，偶见过敏反应。

（3）双氧水。具有抗菌、清洗脓液、止痒作用，用于急性化脓性中耳炎脓液较多时。

（4）碳酸氢钠滴耳液。用于软化耵聍（耳垢）及冲洗耳道，用药后可由于耵聍浸泡后膨胀造成患耳疼痛，应及时就诊，冲洗出耵聍。

（5）酚甘油滴耳液。用于外耳道炎、中耳炎及无穿孔性鼓膜炎，鼓膜穿孔者忌用。

三、协助老年人应用滴耳剂的方式

1. 坐位应用滴耳剂

对于意识清楚、生活自理的老年人可采用坐位方式应用滴耳剂，如图6-1-12-2所示。

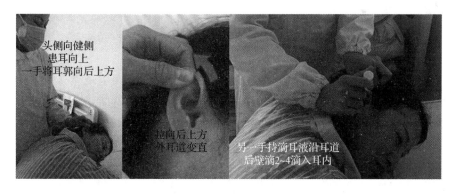

图 6-1-12-2　坐位应用滴耳剂

协助老年人取坐位，做好解释工作，评估老年人病情、外耳道情况及过敏史。滴药时，头侧向健侧，患耳向上，一手将耳郭拉向后上方，使外耳道变直，另一手持滴耳液沿耳道后壁滴入耳内（2~4滴），保持患耳向上5~10 min，同时反复按压耳屏，让药液进入耳道深处，再擦拭外溢药液。

2. 侧卧应用滴耳剂

侧卧应用滴耳剂适用于所有老年人，如图6-1-12-3所示。

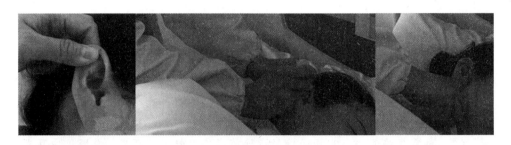

图 6-1-12-3　侧卧应用滴耳剂

协助老年人取侧卧位，头偏向一侧，健耳向下，患耳向上，在老年人头颈肩后、身体两侧可垫软枕以保证体位稳定舒适。向后上轻轻拉直耳道后，滴入药液。滴药前，如外耳道有脓液，可按医嘱先使用过氧化氢滴耳液清洗外耳道后再滴入药液；如双耳均需滴药，应滴完一侧后间隔数分钟再滴另一侧；注意滴耳液温度以接近体温为宜，不宜太热或太凉，以免刺激迷路，引起眩晕、恶心呕吐等不适。

知识拓展

应用滴耳剂的并发症及处理措施

（1）恶心、呕吐。滴耳液温度以接近体温为宜，不宜太热或太凉，以免刺激迷路；避免头部剧烈晃动；滴耳后保持体位 5～10 min；必要时通知医生并遵医嘱用药。

（2）眩晕。立即停止操作；让老年人平卧休息；通知医生，遵医嘱给予进一步处理。

（3）耳痛、耳道感染。滴药前必须将外耳道脓液洗净；必要时，遵医嘱用药进行抗炎治疗。

（4）耳塞、闷胀感。滴耳液量要适中，不可过多；需要药液量多时，如：滴耵聍软化液时，需提前告知老年人会产生的不适感以免造成不必要的恐慌；不适感严重时可让老年人半卧、休息，做好记录并通知医生对症处理。

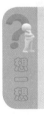

协助老年人应用滴耳剂时的注意事项有哪些？应用滴耳剂时如老年人恶心呕吐应如何处理？

四、实践技能操作

职业能力：协助老年人应用滴耳剂，其操作流程见表 6-1-12-1。

表 6-1-12-1　协助老年人应用滴耳剂操作流程

步骤	项目	操作及说明	照护标准
步骤一	准备评估工作	1. 照护人员：服装整洁、举止端庄、语言恰当、态度和蔼、洗手、戴口罩。 2. 环境：安静整洁，通风良好。 3. 评估与沟通： 3.1 核对问候老年人，解释应用滴耳剂的目的和需要配合的事项。 3.2 评估老年人病情、意识、合作程度、老年人外耳道情况。 3.3 询问老年人有无药物过敏史。 4. 物品：治疗盘、治疗车、治疗本、滴耳液、一次性干棉球、快速洗手液、污物杯，如图 6-1-12-4 所示 图 6-1-12-4　物品准备	1. 与老年人耐心沟通，态度和蔼。 2. 详细了解老年人病情、合作程度、药物过敏史、外道情况
步骤二	实施操作	1. 核对医嘱，备齐物品，携至床旁。 2. 查对老年人床号、姓名、药名、给药途径、用法、给药时间、药物质量和有效期，向老年人解释说明，获得配合。 3. 协助老年人取坐位或侧卧位，头侧向健侧，患耳向上，健耳在下。 4. 滴耳方法： 4.1 一手将耳郭向后上方轻轻牵拉，使外耳道变直，另一手持滴耳液沿耳道后壁滴入耳内（2~4 滴）。 4.2 同时反复按压耳屏数次，让药液进入耳道深部。 5. 用一次性干棉球擦干外溢药液。 6. 询问观察老年人有无不适	1. 严格执行查对制度。 2. 保持患耳向上 5~10 min，以促进药液的吸收。 3. 如双耳均需滴药，应滴完一侧后间隔数分钟再滴另一侧。 4. 操作流程合理、流畅、全面，具有良好的服务意识，充分为老年人考虑。 5. 尊老、爱老，有责任心

续表

步骤	项目	操作及说明	照护标准
步骤三	整理记录	1. 整理物品，清理污物。 2. 洗手，记录	正确处理污物
注意事项		1. 严格执行查对制度，避免药物过期、变色、混浊、沉淀。 2. 滴药前，如外耳道有脓液，可按医嘱先使用过氧化氢滴耳液清洗。 3. 药液温度以接近体温为宜，不宜太热或太凉，以免刺激迷路，引起眩晕、恶心呕吐等不适。 4. 如滴耵聍软化液，应事先告知老年人滴入药液量较多，滴药后可能出现耳塞、闷胀感，以免其不安	1. 能观察并发现老年人应用滴耳液后的不良反应，及时进行正确处理。 2. 与老年人有效沟通，关爱老年人
步骤四	小结与反思	本次协助老年人应用滴耳剂的体会及反思	根据协助老年人应用滴耳剂后各项反馈调整方案并持续改进

 知识拓展

耳朵的护理

尽量不采耳，不用不干净、尖锐的物体挖耳朵，以免感染发炎，避免意外刺伤鼓膜。此外，不到按摩店、美容店采耳，一是用具消毒没有保证，二是非专业人员有可能将鼓膜弄伤。预防感冒，中耳炎往往由感冒引起，咽鼓管不通气可引起渗入性中耳炎。游泳、洗头、洗澡时，尽量不要让水进入外耳道，如果有水进入耳朵，应立即用棉签擦干净，保持外耳道的清洁和干燥。

【课后练习】

1. 3%~5%碳酸氢钠滴耳液的作用是（　　）。

A. 消炎杀菌　　　　　　　　　B. 除臭

C. 减轻水肿　　　　　　　　　D. 软化耵聍

E. 减轻疼痛

2. 使用滴耳剂时，为使耳道变直，应轻轻牵拉耳郭的方向是（　　）。

A. 向上方　　　　　　　　　　B. 向下方

C. 向后上方　　　　　　　　　D. 向前上方

E. 以上都不对

3. 应用滴耳剂注意事项错误的是（　　）。

A. 如双耳均需使用滴耳剂，应滴完一侧后间隔数分钟再滴另一侧

B. 滴药时应将耳道拉直，向后下方牵拉

C. 药液温度以接近体温为宜，不宜太热或太凉

D. 滴药前，如外耳道有脓液，可按医嘱先使用过氧化氢滴耳液清洗外耳道

E. 如滴耵聍软化液，应事先告知老年人滴入药液量要多，滴药后可能有耳塞、闷胀感，以免老年人不安

4. 照护老年人使用滴耳液的操作注意事项中，不正确的是（　　　）。

A. 确认哪侧耳朵需要用滴耳液

B. 检查药液质量

C. 应洗净双手，以防止交叉感染

D. 老年人耳膜穿孔时，不可继续使用滴耳液

E. 滴药后，老年人可立即活动

任务十三　为老年人测血糖

案例导入

　　杨奶奶，70 岁，诊断为 II 型糖尿病，长期口服降糖药治疗。照护人员巡房时发现杨奶奶出汗较多、面色苍白，询问有饥饿感、心悸、心慌、查体发现空腹血糖为 3.7 mmol/L，遵医嘱立即给予 15～20 g 糖类食品口服，并定时监测血糖情况。

　　作为杨奶奶的照护人员，请遵医嘱协助她口服含糖食物并定时为其测血糖。

　　思考： 给杨奶奶定时测血糖的目的是什么？低血糖的表现及急救措施有哪些？

一、为老年人测血糖的意义

　　测血糖是指测量人体血液中糖的含量。监测血糖就是对于血糖值的定期检查。实施血糖监测可以更好地掌控糖尿病老年人的血糖变化，对生活规律、活动、运动、饮食以及合理用药都具有重要的指导意义。

二、为老年人测血糖的目的

　　为老年人测血糖的目的如图 6-1-13-1 所示。

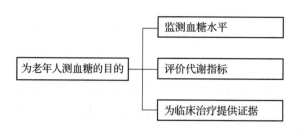

图 6-1-13-1　为老年人监测血糖的目的

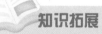

低血糖的处理

　　怀疑低血糖时应立即测定血糖水平以明确诊断；无法进行血糖测定时即按低血糖处理。当血糖 ≤ 3.9 mmol/L 时，意识清楚者立即口服 15～20 g 糖类食品（以葡萄糖为最佳）；意识障碍者立即给予 50% 葡萄糖溶液 20～40 mL 静脉注射。纠正低血糖的过程中每 15 min 监测血糖 1 次，必要时反复给予葡萄糖口服或静脉注射。若血糖在 3.9 mmol/L 以上，但距离下一次就餐时间超过 1 h，则需要补充含淀粉或蛋白质类食物。低血糖纠正后注意了解其产生原因，然后调整用药；注意低血糖诱发的心脑血管疾病；建议老年人经常进行自我血糖监测；加强糖尿病老年人的健康教育，促使其日常携带糖尿病急救卡。

三、为老年人监测血糖的方式

1. 手指末端采血

　　评估老年人病情、意识、晕针晕血史、酒精过敏史、进食时间、手指末端情况（手指皮肤无破损、无硬结），然后向老年人解释手指快速测血糖的目的。选择合适的手指并适当按摩，用酒精棉球消毒手指末端两侧，待干，取出试纸，将试纸插入血糖仪，根据血糖仪屏幕的提示内容进行操作，待消毒部位干燥后，一手挤压老年人该手指，另一手迅速按采血针，用试纸在采血处取血，待试纸确认窗完全被血样充满。与此同时，另一手取棉球按压采血手指，待血糖结果显示后，及时做好记录，如图 6-1-13-2 所示。

2. 手掌（大、小鱼际穴）采血

　　评估确定老年人合适的手掌（大、小鱼际穴），征求老年人同意后，协助老年人用温水或中性肥皂洗净双手，擦干，摩擦手掌（大、小鱼际穴）至有微热感，用酒精棉球消毒老年人手掌（大、小鱼际穴），待干。取出试纸，将试纸插入血糖仪，根据血糖仪屏幕的提示内容进行操作，待消毒部位干燥后，一手挤压老年人该手掌，另一手迅速按采血针，用试纸在采血处取血，待试纸确认窗完全被血样充满。与此同时，另一手取棉球按压采血处，待血糖结果显示后，及时做好记录，如图 6-1-13-3 所示。

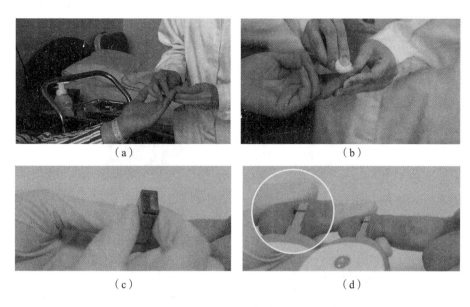

图 6-1-13-2 手指末端采血

（a）选择合适的手指并适当按摩；（b）用酒精棉球消毒手指末端两侧，待干；

（c）将采血针断面放在选定的采血部位然后按压采血；

（d）将试纸顶端边缘与血滴轻轻接触

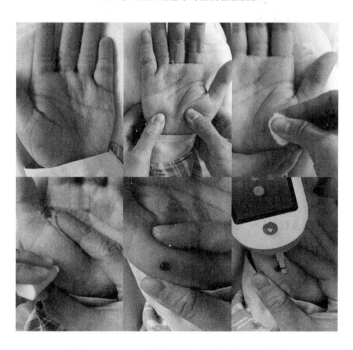

图 6-1-13-3 手掌（大、小鱼际穴）采血

3. 耳垂采血

征求老年人同意后，评估确定老年人合适的耳垂并进行适当按摩，用酒精棉球消毒要取血一侧的耳垂，待干。取出试纸，将试纸插入血糖仪，根据血糖仪屏幕的提示内容进行操作，待消毒部位干燥后，根据老年人耳垂部表皮的厚度用采血针以合适的深度（2～3 mm）刺入，轻轻挤捏耳垂上端，使血自然流出一滴，用试纸在采血处取血，待试纸确认窗完全被血样充满。与此同时，另一手取棉球按压采血处，待血糖结果显示后，及时做好记录，如图 6-1-13-4 所示。

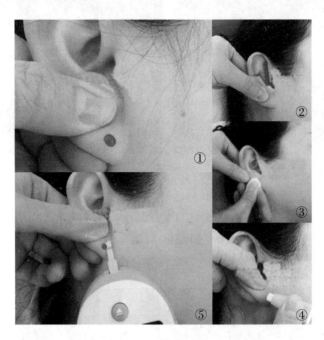

图 6-1-13-4　耳垂采血

知识拓展

血糖监测时间点的科学确定

1. 空腹血糖

空腹血糖的检测一般在早晨六点到八点时间段进行。选择在这个阶段检测老年人血糖目的是反映老年人自身的胰岛细胞在没有糖负荷的情况下胰岛素分泌水平。对于长期用药治疗的老年人来讲，空腹血糖测试十分重要。

2. 餐前空腹血糖的检测

在午餐或者晚餐之前检测老年人的血糖情况，把这个阶段血糖测试情况作为评估老年人病情药物剂量的调整依据。

3. 早餐之后 2 h 检测血糖

通过检测老年人早餐后 2 h 的血糖情况更为全面地反映出进餐之后老年人胰岛细胞产生胰岛素的能力。

4. 睡前血糖

每天睡觉之前（约 22 点）检测老年人的血糖情况。

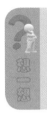

为老年人检测血糖的注意事项有哪些？检测血糖时如遇老年人晕针、晕血应如何处理？

四、实践技能操作

职业能力：为老年人测血糖，其操作流程见表6-1-13-1。

表6-1-13-1 为老年人测血糖操作流程

步骤	项目	操作及说明	照护标准
步骤一	准备 评估 工作	1. 照护人员：服装整洁、举止端庄、语言恰当、态度和蔼、洗手戴口罩。 2. 环境：安静整洁，通风良好。 3. 评估与沟通： 3.1 核对并问候老年人，解释测血糖的目的，需要配合的事项。 3.2 评估老年人病情、意识、进食时间、手指末端情况（手指皮肤有无破损、有无硬结）。 3.3 询问老年人有无晕针晕血史、酒精过敏史。 4. 物品：治疗盘、治疗车、治疗本、快速洗手液、利器盒、血糖测试仪、采血针头、试纸、质控液、操作手册、酒精棉球、干棉球或干棉签，如图6-1-13-5所示 图6-1-13-5 物品准备	1. 与老年人耐心沟通，态度和蔼。 2. 详细了解老年人病情、过敏史、晕血晕针史、进食时间、手指末端情况

续表

步骤	项目	操作及说明	照护标准
步骤二	实施操作	1. 核对医嘱，备齐物品，检查针头、试纸、质控液的有效期（每日首次使用血糖仪时，用质控液检测并记录），放于治疗车上，推至老年人床旁，如图6-1-13-6~图6-1-13-15所示。 A. 在关机状态下，按"OK"键启动血糖仪，显示主菜单。 图 6-1-13-6　启动 B. 按上下键选择，在主菜单上选择"质控测试"，按"OK"键确认。 图 6-1-13-7　选择"质控测试" C. 不用校对，屏幕呈现"提供质控液"画面，接下来可以进入质控测试阶段。 图 6-1-13-8　呈现"提供质控液"画面	1. 注意无菌原则，避免试纸发生污染。 2. 确认老年人手指上的酒精干透后再实施采血，采血部位为手指末端两侧。如手指消毒部位无潮湿、无污染，可不弃去第一滴血

步骤	项目	操作及说明	照护标准
步骤二	实施操作	D. 接下来从血糖试纸瓶中取出一片血糖试纸。 图 6-1-13-9　取血糖试纸 E. 请注意，让血糖试纸的金色一侧和双耙齿状银色端朝向自己。 图 6-1-13-10　调整血糖试纸朝向 F. 将一滴血糖质控液滴到干净的瓶盖顶面的小凹槽内。 图 6-1-13-11　滴血糖质控液	3. 采集血样时，保持血滴紧靠在试纸顶端的边缘以吸取血样，使试纸测试区完全吸满血液。注意，血滴呈饱满状态为宜

步骤	项目	操作及说明	照护标准
步骤二	实施操作	G. 握住血糖仪，使血糖试纸的侧边在血糖质控液滴上方略呈上扬。 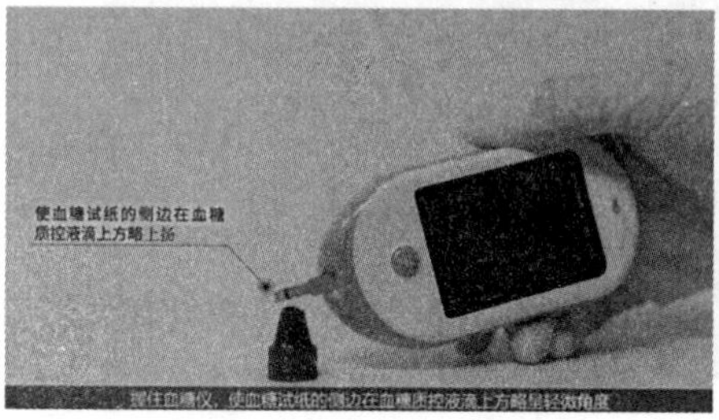 图 6-1-13-12　调整血糖试纸 H. 待窄道内吸满质控液，确认窗口完全充满质控液后，将血糖试纸移开。 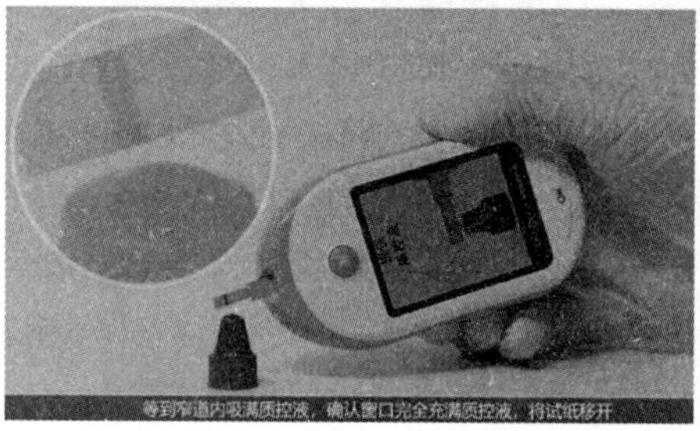 图 6-1-13-13　吸质控液 I. 与对比血糖质控液瓶上标注的参照范围。 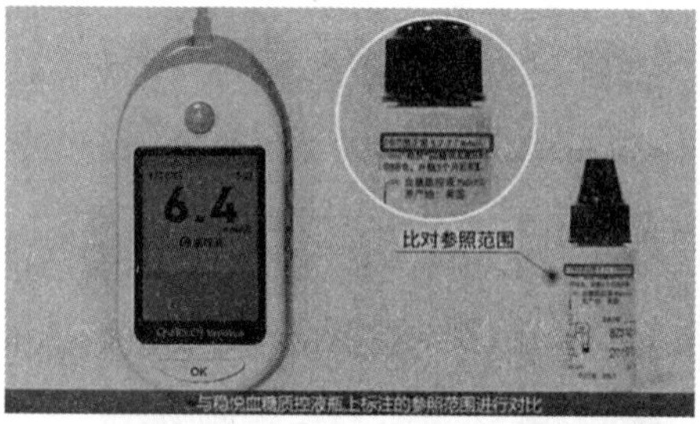 图 6-1-13-14　对比参照范围	4. 操作流程合理、流畅、全面，具有主动服务意识，充分为老年人考虑

步骤	项目	操作及说明	照护标准
步骤二	实施操作	J. 测试结束，按"退出"按钮并直接丢弃使用过的血糖试纸。 图 6-1-13-15　退出 2. 核对老年人信息，解释手指快速测血糖的目的，告知老年人在操作中的配合事项。 3. 选择合适的手指并适当按摩以促进血液循环、减轻疼痛。 4. 用酒精棉球消毒手指末端两侧，待干。 5. 取出试纸，立即关瓶，以防受潮失效。 6. 插入试纸，根据血糖仪屏幕的提示内容进行操作。 7. 待消毒部位干燥后，一手挤压老年人采血手指，另一手迅速按针。 8. 用试纸在采血处取血，待试纸确认窗完全被血样充满，另一手取棉球按压采血手指。 9. 待血糖结果显示，听取老年人主诉	5. 尊老、爱老，有责任心
步骤三	整理记录	1. 整理物品，清理污物。 2. 洗手，记录	1. 正确处理污物。 2. 记录准确无误
注意事项		1. 严格执行查对制度，避免试纸发生污染。 2. 操作前仔细询问老年人有无晕针和晕血史，如有，要做好心理护理和解释工作再操作，如遇特殊情况报告医生，遵医嘱对症处理。 3. 插入试纸后，根据血糖仪屏幕的提示内容操作。 4. 确认老年人手指上的酒精干透后再实施采血，采血部位为手指末端两侧。如手指消毒部位无潮湿、污染，可不弃去第一滴血	1. 能观察并发现老年人异常情况（晕针、晕血、低血糖等），及时进行正确处理。 2. 与老年人有效沟通，关爱老年人
步骤四	小结与反思	本次为老年人测血糖的体会及反思	根据为老年人测血糖后各项反馈调整方案并持续改进

知识拓展

晕针、晕血预防和处理方法

（1）对老年人进行细致耐心的解释工作，消除其思想顾虑和恐惧心理，尽可能避免让老年人直视采血部位及采血过程，保证治疗顺利进行。

（2）避免老年人在紧张、饥饿、疲劳时进行治疗，以防晕针的发生。

（3）在治疗过程中与老年人交流或抚摸老年人，分散其注意力，消除老年人紧张恐惧心理。

（4）照护人员应做到技术娴熟，操作利索迅速，减少老年人的疼痛。

（5）如老年人晕血或晕针，立即停止治疗，叮嘱其深呼吸、给予吸氧，保持室内空气流通，如是坐位立即改为平卧位，同时给予预防跌倒相关措施并立即告知医生，再遵医嘱对症处理。

【课后练习】

1. 糖尿病性低血糖的诊断标准是≤（　　　）mmol/L。

A. 3.9　　　　　　　　　　　B. 3.0

C. 2.8　　　　　　　　　　　D. 2.6

E. 2.0

2. 下列关于纠正低血糖的措施中错误的是（　　　）。

A. 怀疑低血糖但无法血糖测定时按低血糖处理

B. 意识障碍者立即给予50%葡萄糖溶液20～40 mL静脉注射

C. 低血糖纠正后注意了解低血糖的原因

D. 低血糖时给予口服大量碳水化合物效果好

E. 易发生低血糖的患者应携带糖尿病急救卡

3. 空腹血糖正常值为（　　　）mmol/L。

A. 2.9～6.0　　　　　　　　B. 3.9～6.1

C. 3.0～5.9　　　　　　　　D. 4.9～7.0

E. 3.9～7.0

项目二　老年人常见意外伤害处理

【知识目标】

理解老年人常见意外伤害发生的原因、潜在的风险因素；掌握老年人常见意外伤害应急处理的基本要求、预防措施、应对措施内容及观察要点；掌握老年人常见意外伤害处理的操作流程及注意事项。

【能力目标】

能够评估老年人身体状况、自我意愿，为老年人安置合适的应急处理体位；能够按照规范的流程为老年人开展常见意外伤害应急处理照护服务，并确保老年人隐私、保暖和安全；能够正确处理服务过程中出现的突发状况；能够进行应急处理后的观察与记录，能够及时发现异常情况，并正确处理；能够对老年人开展相关知识的健康教育。

【素质目标】

在急救过程中，具备基础的医疗素养；具备基本的礼仪规范、良好的语言艺术、沟通管理能力及服务意识，在服务过程中融入人文关怀；具备尊老、爱老品质，能够移情，以老年人为中心，维护老年人自尊；具有慎独精神，具备安全防护的相关知识和预见能力，有环保意识；具有吃苦耐劳的职业精神，具有细心、耐心和有责任心地为老年人实施照护的理念，遇到突发异常情况能够冷静果断处理；在照护过程中关注老年人身体情况和精神面貌，能够达成服务目标，杜绝安全隐患，操作动作轻而稳，注意保护老年人隐私，有较强的责任意识和掌握老年人情绪的能力。

任务一
对老年人跌倒进行急救处理

案例导入

张爷爷，72 岁，生活可自理，半年前为陪伴中风的老伴而住进养老院。某日夜间，张爷爷起床上厕所时动作过快，一时头晕，摔倒在房间里。照护人员听到声音后，急忙过去询问情况，并嘱咐他先不要乱动，但是张爷爷边说"没事"边站了起来。照护人员及时通知医生并向部门主管汇报，随后，医生到场为张爷爷检查并嘱咐照护人员联系其家属，要求家属陪同他到医院做进一步检查。

思考：作为照护人员，遇到老年人跌倒的情况应如何进行急救处理？

一、老年人跌倒的危害

跌倒是老年人常见意外之一。老年人跌倒既有内在的危险因素，也有外在的危险因素，绝大多数跌倒的发生是多因素交互作用的结果。老年人跌倒后易发生脑血管意外而导致直接死亡，也可能因骨折或其他损伤而导致残疾或长期卧床，并发肺部感染、压力性损伤等严重后果，跌倒后数月死亡的老年人占跌倒老年人的 20% 左右。与此同时，老年人跌倒严重影响身心健康，而且跌倒后所产生的恐惧心理还可能降低老年人的活动能力，使其活动范围受限，生活质量下降。因此，预防老年人跌倒是养老机构环境设施设置、管理及照护工作的重中之重。

二、导致老年人跌倒的危险因素

（一）生理因素

1. 步态和平衡功能受损

（1）步态的稳定性下降和平衡功能受损是引发老年人跌倒的主要原因。步态的步高、步长、连续性、直线性、平稳性等特征与老年人跌倒危险性之间存在密切关系。为弥补活动能力下降带来的不便，老年人可能会更加谨慎地缓慢踱步行走，造成步幅变短、行走不连续、脚不能抬到合适的高度，从而导致跌倒的危险性增加。

（2）老年人中枢控制能力下降，对比感觉降低，躯干摇摆较大，反应能力下降、反应时间延长，平衡能力、协同运动能力下降，从而导致跌倒的危险性增加。

2. 感觉系统功能下降

感觉系统包括视觉、听觉、触觉、前庭及本体感觉，其通过影响传入中枢神经系统的信息影响机体的平衡功能。

（1）老年人常表现为视力、视觉分辨率、视觉的空间和深度感及视敏度下降，并且随年龄的增长而加速下降，从而增加跌倒的危险性。

（2）老年性传导性听力损失、老年性耳聋甚至耳垢堆积也会影响听力，有听力问题的老年人很难听到有关跌倒危险的警告声音，听到声音后的反应时间延长，也增加了跌倒的危险性。

（3）老年人由于触觉下降，前庭功能和本体感觉退行性减退，导致平衡能力下降，增加了跌倒的危险性。

3. 中枢神经系统退行性变

中枢神经系统的退变往往影响老年人的智力、肌力、肌张力、感觉、反应能力、反应时间、平衡能力、步态及协同运动能力，使跌倒的危险性增加。

4. 骨骼肌肉系统改变

老年人骨骼、关节、韧带及肌肉的结构、功能损害和退化是引发跌倒的常见原因。

（1）骨骼肌肉系统功能退化会影响活动能力、步态的敏捷性、力量和耐受性，使老年人举步时抬脚不高、行走缓慢、不稳，导致跌倒的危险性增加。

（2）老年人股四头肌力量的减弱与跌倒之间的关联具有显著性。

（3）老年人骨质疏松会使与跌倒相关的骨折的危险性增加，尤其是髋部骨折。

（二）病理因素

（1）神经系统疾病。

如脑卒中、帕金森病、脊椎病、小脑疾病、前庭疾病、外周神经系统病变。

（2）心血管疾病。

体位性低血压、脑梗死、小血管缺血性病变等。

（3）影响视力的眼部疾病。

白内障、偏盲、青光眼、黄斑变性等。

（4）心理及认知因素。

老年抑郁，阿尔茨海默病。

（5）其他。

昏厥、眩晕、惊厥、偏瘫、足部疾病及足或脚趾的畸形等都会影响机体的平衡功能、稳定性、协调性，导致神经反射时间延长和步态紊乱。感染、肺炎及其他呼吸道疾病、血氧不足、贫血、脱水以及电解质平衡紊乱均会导致机体的代偿能力不足，常使机体的稳定能力暂时受损。老年人泌尿系统疾病或其他因伴随尿频、尿急、尿失禁等症状而匆忙去洗手间，排尿性晕厥等也会增加跌倒的危险性。

（三）药物因素

研究发现，是否服药、药物的剂量，以及复方药都可能引起跌倒。很多药物可以影响人的神志、精神、视觉、步态、平衡等方面而引起跌倒。可能引起跌倒的药物包括：

（1）精神类药物。

抗抑郁药药物、抗焦虑药药物、催眠药药物、抗惊厥药药物、安定类药物。

（2）心血管药物。

抗高血压药、利尿剂、血管扩张药。

（3）其他。

降糖药、非甾体类消炎药物、镇痛剂、多巴胺类药物、抗帕金森病药物。

（四）心理因素

沮丧、抑郁、焦虑、情绪不佳及其导致的与社会的隔离均增加跌倒的危险。沮丧可能会削弱老年人的注意力，潜在的心理状态混乱也和沮丧相关，都会导致老年人对环境危险因素的感知和反应能力下降。另外，害怕跌倒也会使老年人行为能力降低，行动受到限制，从而影响步态和平衡能力而增加跌倒的危险。

（五）环境因素

昏暗的灯光，湿滑、不平坦的路面，在步行途中的障碍物，不合适的家具高度和摆放位置，楼梯台阶，走廊及厕所没有扶栏、把手，只有蹲式便池等都可能增加跌倒的危险；不合适的鞋子、过长或过大的裤子和不适宜的行走辅助工具也与跌倒有关；室外的危险因素如台阶和人行道缺乏修缮，雨雪天气，拥挤等都可能引起老年人跌倒。

（六）社会因素

老年人的教育和收入水平、卫生保健水平、享受社会服务和卫生服务的途径、室外环境的安全设计，以及老年人是否独处、与社会的交往和联系程度都会影响其跌倒的发生率。医院常采用跌倒（坠床）危险因素评估表对住院患者进行高危患者评估和筛选，跌倒（坠床）危险因素评估表见表6-2-1-1。总分≥4分为跌倒（坠床）高危患者，应引起高度警惕。此表同样适用于养老机构。照护人员应将总分≥4的老年人列为重点照护对象。

表6-2-1-1　跌倒（坠床）危险因素评估表

序号	老年人跌倒（坠床）危险因素	分值
1	年龄≥70岁	1
2	最近一年曾有不明原因跌倒（坠床）史	2
3	阿尔茨海默病	2
4	意识障碍	1

续表

序号	老年人跌倒（坠床）危险因素	分值
5	烦躁不安	4
6	肢体残缺或偏瘫	1
7	移动时需帮助	1
8	视力障碍	2
9	听力障碍	1
10	体能虚弱	2
11	头晕、眩晕、体位性低血压	2
12	不听劝告或不寻求帮助	1
13	服用影响意识或活动的药物如镇静安眠剂、降压药、利尿剂、降血糖药、镇挛抗癫剂、麻醉止痛剂	1~2
合计		

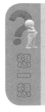

作为养老机构的管理人员，为预防老年人在机构内跌倒，需重点解决哪些问题？

三、实践技能操作

职业能力：对老年人跌倒进行急救处理，见表 6-2-1-2。

表 6-2-1-2　对老年人跌倒进行急救处理

步骤	项目	操作及说明	照护标准
步骤一	评估工作	1. 照护人员：发现老年人跌倒，立即来到老年人身边，安慰老年人，给予心理支持。 2. 评估与沟通：照护人员应重点评估老年人年龄、意识状况、身体状况。告知老年人操作目的和需要配合的事项等	1. 发现情况，及时处理。 2. 正确沟通、有效安慰老年人，老年人对所给予的解释和护理表示理解和满意。 3. 正确评估老年人状况

步骤	项目	操作及说明	照护标准
步骤二	实施操作	意识不清老年人的救助： 　1. 紧急求助：立即报告医务人员或家属，指定人员拨打急救电话"120"。 　2. 尽量就地平卧，如需要搬动，应保证平稳。 　3. 止血包扎：有外伤、出血者，立即止血、包扎（详见任务三）。 　4. 保持呼吸道通畅：将呕吐者的头偏向一侧，并清理口、鼻腔分泌物，保持呼吸道通畅。 　5. 抽搐处置：将抽搐的老年人移至平整软地面或身体下垫软物，防止碰、擦伤，必要时牙间垫毛巾、被子角、较厚的衣服等物，防止舌咬伤。不要硬掰抽搐肢体，防止肌肉、骨骼损伤。 　6. 胸外心脏按压：如呼吸、心跳停止，应立即进行胸外心脏按压、口对口人工呼吸等急救措施（详见任务八）。 意识清楚者救助： 　1. 询问老年人跌倒情况及对跌倒过程是否有记忆，如不能记起跌倒过程，可能为晕厥或脑血管意外，应立即护送老年人到医院诊治或拨打急救电话"120"。 　2. 询问老年人是否有剧烈头痛或口角歪斜、言语不利、手脚无力等提示脑卒中的情况，如有，应立即拨打急救电话，不可立即扶起，防止加重脑出血或脑缺血状况。 　3. 止血包扎：对于皮肤出现瘀斑的老年人进行局部冷敷，皮肤擦伤渗血者给予包扎。若有外伤、出血，立即止血、包扎并护送老年人到医院进一步处理。 　4. 查看有无肢体疼痛、畸形、关节异常、肢体位置异常等提示骨折情形，若有或无法判断，不要随便搬动，以免加重病情，并立即拨打急救电话。 　5. 查询有无腰、背部疼痛，双腿活动或感觉异常及大小便失禁等提示腰椎损害情形，若有或无法判断，不要随便搬动，以免加重病情，并立即拨打急救电话。 　6. 如老年人情况允许并试图自行站起，可协助其缓慢起立，坐、卧休息	1. 能正确调动资源实施救助措施。 2. 能根据老年人状况采取合适的救助措施。 3. 操作过程中密切关注老年人状况。 4. 操作流程规范、安全，达到预期目标
步骤三	操作后风险防范	1. 记录老年人跌倒时间、原因、受伤情况、处理要点。 2. 发生跌倒时，应协助老年人接受医生检查，查找跌倒危险因素，评估跌倒风险，制定防止措施及方案	避免易致老年人跌倒的环境因素是养老机构管理的重点之一，目标是降低老年人跌倒的风险或减轻跌倒引起的损害

步骤	项目	操作及说明	照护标准
步骤三	操作后风险防范	3. 环境安全：对于衰弱或行动不便的老年人，养老机构的环境安全对预防跌倒举足轻重：床单元设置合理，确保地面干燥，灯光照明适宜，走廊两侧、厕所安装扶手并放置防滑垫，过道中不要堆积杂物，夜间有必要的照明，安装必要的报警和监控设备。养老机构安全设施如图6-2-1-1所示。 图6-2-1-1　养老机构安全设施 4. 物品放置：将热水瓶、拖鞋、坐便器等摆放在老年人方便使用的位置。 5. 关爱老年人：对肢体功能严重缺陷或功能障碍的老年人上厕所时应注意安全防范，在床上协助老年人大小便时，应由照护人员陪同。 6. 变换体位：老年人起床、变换体位时动作要缓慢，特别是夜间上厕所时，需待头脑清醒后方可下床。 7. 鼓励老年人坚持体育锻炼，保持精神愉悦，多参加社交活动，治疗控制高血压病、糖尿病等老年慢性病，避免使用不适当的药物等，均可减少老年人跌倒的发生。 8. 跌倒高危老年人、老年照护人员及家属知晓"预防跌倒十知"，如图6-2-1-2所示 图6-2-1-2　预防跌倒十知	

续表

步骤	项目	操作及说明	照护标准
	注意事项	1. 发现老年人跌倒后，不要急于扶起，应首先判断病情，酌情处理。 2. 救护过程中及密切观察老年人情况，识别异常情况及时报告，酌情处理。 3. 不随意扶起或搬动老年人，若需搬动，保证平稳，尽量平卧休息	1. 能正确预防跌倒发生。 2. 遇跌倒现象能正确处理。 3. 能观察并发现异常情况，及时进行正确处理
步骤四	小结与反思	1. 本次急救处理体会及反思。 2. 制定跌倒老年人的后续照护计划	根据老年人的反馈调整照护方案并持续改进

📖 **知识拓展**

如何正确拨打急救电话？

为了缩短救护时间，提高救护成功率，正确拨打急救电话非常关键，需关注以下几点：

Who：我是谁（求救者信息）；

What：什么事；

When：出事时间，急救车到达时间；

Where：出事地点（标志性建筑）；

How：伤病员性别、人数；

Number：联系方式；

Last：让接线员先挂电话。

📖 **知识拓展**

老年人起床三部曲

老年人血液循环较慢，突然改变体位，由平卧变站立，大脑会出现短暂性缺血，容易发生倾倒症状，因此，提醒老年人时刻谨记"三步曲"。

（1）在平仰卧的状态下，睁大双眼，凝视天花板或窗外2～3 min，证明头脑思路清晰，完全适应了由睡觉至醒觉的交替过程。

（2）缓缓从被窝里坐起来，呈半卧位，双眼正视前方或头颈稍作转动，持续2～3 min。

（3）将双脚移至床沿，睁眼静坐2～3 min。这时，如果认为睡意已全消失、头脑清晰，反应正常，便可缓步离床。

【课后练习】

1. 对跌倒后意识不清且可能呕吐的老年人，采取（　　）最安全可行。

A. 端坐位　　　　　　　　　　　　B. 半坐位

C. 仰卧位，头偏向一侧　　　　　　D. 头低足高位

E. 侧卧位

2. 发现老年人摔倒时，在没有明确伤情的情况下，不要急于将其移动，以免发生骨折而加重损伤程度，首先应使老年人就地处于（　　）。

A. 自然安全体位　　　　　　　　　B. 原受伤体位

C. 自然体位　　　　　　　　　　　D. 平躺

E. 半卧位

3. 有关老年跌倒后的处置，下列说法不正确的是（　　）。

A. 观察神志　　　　　　　　　　　B. 询问跌倒史和先着地部位

C. 检测生命体征　　　　　　　　　D. 立即扶起老年人

E. 重点检查受伤部位

4. 养老机构老年人或住院治疗老年人，跌倒（坠床）危险因素评分（　　）分时为跌倒高危人群。

A. ≥2　　　　B. ≥4　　　　C. ≥6　　　　D. ≥8　　　　E. ≥10

任务二
对老年人摔伤进行初步处理

案例导入

吴爷爷，70岁，生活可自理，因前列腺肥大，近日来夜尿较频。某日夜间，他下床上厕所时因不慎踢到床旁的凳子而摔倒，右脚先着地，然后臀部着地。照护人员听到声音后，急忙赶到现场问其有何不适。吴爷爷神色焦急，主诉右脚踝疼痛，照护人员检查吴爷爷的右脚踝扭伤、肿胀，及时通知医生并向部门主管汇报。医生到场为吴爷爷进一步检查后发现，除右脚踝扭伤外，无其他损伤。

思考：作为照护人员，遇到老年人摔伤时应如何进行初步处理？

一、概述

由于生理改变、疾病影响、环境等多种内在、外在危险因素交互作用，老年人容易发生跌倒。由于老年人跌倒后发生外伤的风险性较高，照护人员必须掌握外伤的初步判断和

紧急处理方法，为老年人后续的急救治疗赢得时间。卫计委编写的《老年人跌倒干预技术指南》提到了老年人跌倒损伤后的处理方式。

（一）外伤的处理

1. 清创及消毒

表皮外伤，先用双氧水清创，再用红碘伏消毒。

2. 止血及消炎

根据破裂血管的部位，采取不同的止血方法。

（1）毛细血管。全身最细的血管，擦破皮肤，血一般是从皮肤内渗出来的，贴上创可贴便能消炎止血。

（2）静脉。在体内较深层部位，静脉破裂后，血一般是从皮肤内流出来的，必须用消毒纱布包扎后，服用消炎药。

（3）动脉。大多位于重要的器官周围。动脉一旦破裂，血呈喷射状涌出来，必须进行加压包扎，再紧急送往医院治疗。

（二）扭伤及肌肉拉伤

扭伤及肌肉拉伤时，应保持受伤处不动，可以冷敷减轻疼痛，在承托受伤部位的同时，可用绷带结扎紧。

（三）骨折

骨折部位一般会出现疼痛、肿胀、畸形、功能障碍等症状，断骨若刺破大血管，还可能引发大出血。骨折或疑为骨折时，要避免移动伤者或伤肢，对伤肢加以固定与承托（有出血者要先止血后固定），这样可以保证伤员在运送过程中不因搬运、颠簸而导致断骨刺伤血管、神经，从而避免了额外损伤。

（四）颈椎损伤

跌倒时，若头部着地，可能造成颈椎脱位和骨折，多伴有脊髓损伤、四肢瘫痪。因此必须在第一时间通知急救中心速来抢救。现场急救时，应让伤者就地平躺或将伤员放置于硬质木板上，颈部两侧放置沙袋，使颈椎处于稳定状态，保持颈椎与胸椎轴线一致，切勿过伸、过屈或旋转。

（五）颅脑创伤

颅脑创伤轻者为脑震荡，一般无颅骨骨折，有轻度头痛头晕，若昏迷，一般不超过30 min。颅脑创伤重者为颅骨骨折，可致脑出血，通常昏迷不醒。对颅脑创伤者，要分秒必争，通知急救中心及时前来救治。要保持伤者安静卧床和呼吸通畅。

二、急性软组织损伤

由于扭伤、挫伤、跌扑伤或撞击伤等原因导致的人体运动系统皮肤以下骨骼之外的肌肉、韧带、筋膜、肌腱、滑膜、脂肪、关节囊等组织以及周围神经、血管的不同情况的损伤，称为急性软组织损伤。

三、急救冷敷法

冷敷法是冷疗的一种，用冰袋或湿毛巾敷在皮肤表面，使局部毛细血管收缩，有消炎、止血、止痛、降低体温的作用，在外伤急救时多用于急性软组织损伤48 h内引起的疼痛、水肿。

冷敷的方法有两种，一种是用冰袋冷敷。在冰袋里装入约2/3袋碎冰或冷水，排尽带内空气，夹紧袋口，放于所需冷敷部位（详见本篇项目一的任务四）。没有冰袋时，也可用塑料袋替代，亦可用一次性医用冰袋，如图6-2-2-1所示。另一种是敷布冷敷。将毛巾或敷布浸于冷水或冰水中，拧干后敷于患处，注意及时更换，以保证敷布处于低温状态。

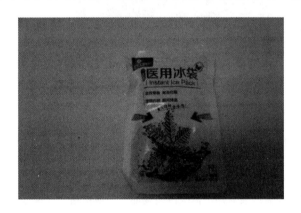

图 6-2-2-1　一次性医用冰袋

照护人员为老年人进行冷疗操作前需要评估老年人身体情况。请问哪些情况属于冷疗的禁忌证？

四、实践技能操作

职业能力：对老年人摔伤进行初步处理，见表6-2-2-1。

表 6-2-2-1　对老年人摔伤进行初步处理

步骤	项目	操作及说明	照护标准
步骤一	评估工作	1. 照护人员：发现老年人摔伤，立即来到老年人身边，安慰老年人，给予心理支持。 2. 评估与沟通：照护人员应重点评估老年人年龄、意识状况、摔伤经过、受伤情况、是否存在冷疗禁忌证（组织破损、慢性炎症、感觉障碍、血液循环不良、遇冷过敏等）。告知冷敷目的，需要配合的事项，获得老年人的理解与配合。老年人摔伤后初步处理评估如图6-2-2-2所示。 3. 紧急求助：立即告知医务人员或老年人家属，指定专人拨打急救电话"120" 图 6-2-2-2　老年人摔伤后初步处理评估	1. 发现情况，及时处理。 2. 正确沟通，有效安慰老年人，老年人对所给予的解释和护理表示理解和满意。 3. 正确评估老年人状况
步骤二	准备工作	1. 照护人员：着装整洁，洗净双手，修剪指甲。 2. 老年人：理解和配合。 3. 环境：安全、安静整洁，温度适宜。 4. 物品：根据评估情况准备物品，一般包括一次性医用冰袋（检查在有效期内、包装完好）、冷敷标签、橡胶单（或一次性垫巾）、毛巾、记录单、笔，如图6-2-2-3所示 图 6-2-2-3　物品摆放	根据评估情况准备合适的操作物品

步骤	项目	操作及说明	照护标准
步骤三	实施操作	1. 携物品至老年人房间，将老年人移至床上或座椅上，取舒适体位，右脚踝抬高制动（右脚踝部稍高于心脏水平），如图 6-2-2-4 所示。 图 6-2-2-4　老年人右脚踝抬高制动 2. 在冷敷部位下垫一次性垫巾。 3. 找到冰袋里的液体包，用力捏破内袋，3 s 内即可制冷，上下抖动使内容物充分混合，2 min 内冰袋会降温至 5 ℃以下。 4. 将降温后的冰袋用毛巾包好敷于患处。一般冷敷时间为 20 min，需长时间冷敷的老年人，需间隔 1 h 再重复操作，避免造成冻伤或产生继发效应。 5. 在冷敷标签上注明老年人的姓名、冷敷部位和操作时间。冷敷患处如图 6-2-2-5 所示。 图 6-2-2-5　冷敷患处 6. 随时巡视老年人情况，了解老年人患处皮肤的反应，同时观察老年人有无其他不适	1. 能根据老年人状况采取合适的处理措施。 2. 操作流程规范、安全，达到预期目标。 3. 操作过程中密切关注老年人状况
步骤四	整理记录	1. 20 min 后取下冰袋和毛巾，撤去垫巾，协助老年人躺卧舒适，整理床铺。 2. 洗手，在记录单上记录老年人姓名、冷敷部位、操作时间、局部皮肤情况	1. 环境及物品干净整洁，有序放置。 2. 老年人感觉舒适。 3. 记录准确无误

步骤	项目	操作及说明	照护标准
	注意事项	1. 冷敷的目的是止痛和消肿，用于48 h内的急性软组织损伤。此时忌热敷或按摩，否则会加重肿胀和疼痛。 2. 医用冰袋如有破损渗漏立即停止使用，如内容物沾到皮肤、衣物等处，应及时用温水洗净，万一溅入眼中，应立即用清水冲洗。必要时，为老年人更换干净衣裤。 3. 操作过程中密切观察老年人反应，有打寒战、皮肤苍白、青紫、麻木、疼痛加剧等情况，应暂停使用	1. 能正确把握冷疗的适应证与禁忌证。 2. 能观察并发现异常情况，及时进行正确处理
步骤五	小结与反思	1. 本次急救处理体会及反思。 2. 制定摔伤老年人的后续照护计划	根据老年人的反馈调整照护方案并持续改进

【课后练习】

1. 陈爷爷左脚踝扭伤，局部冷敷时，以下内容不正确的是（　　　　）。

A. 在冷敷标签上注明老年人姓名、冷敷部位和时间，班班交接

B. 随时观察老年人情况，了解老年人患处皮肤反应

C. 需长时间冷敷的老年人，间隔1 h再重复使用，避免造成冻伤

D. 将降温后的冰袋直接冷敷患处

E. 老年人取舒适体位，左脚踝部制动抬高

2. 适合冷敷的部位是（　　　　）。

A. 胸前区　　　　　　　　　　B. 腹部

C. 脚踝　　　　　　　　　　　D. 后颈部

E. 足心

3. 老年人局部扭伤时，应（　　　　）。

A. 制动，抬高，高于心脏水平面　　　B. 制动，放低，低于心脏水平面

C. 轻微活动，抬高，高于心脏水平面　D. 轻微活动，放低，低于心脏水平面

E. 以上都不对

任务三
对老年人外伤出血进行
初步止血包扎

案例导入

　　章爷爷，68岁，自理老年人，入住于某养老机构。某日，章爷爷在花园散步时，不小心踩到湿滑处，摔倒在地，右肘部擦到地面。章爷爷自行站起后呼叫照护人员。照护人员听到后，急忙赶到现场询问老年人的摔伤情况，并检查受伤部位。老年人神色焦急，主诉右肘部疼痛。照护人员检查后发现皮肤上有一个2 cm×3 cm伤口，局部肿胀出血，马上通知医生并向部门主管汇报，在进一步检查前，为老年人进行初步止血包扎。

　　思考：作为照护人员，遇到老年人受外伤时需如何进行初步止血包扎？

一、出血概述

　　出血是指血液从伤口流至组织间隙、体腔内或体外的现象。根据出血血管的种类，可将外伤出血分为毛细血管出血、静脉出血、动脉出血。血管种类不同，其表现和严重程度均不同。各类血管出血情况辨析见表6-2-3-1。

表6-2-3-1　各类血管出血情况辨析

出血血管种类	血液颜色	血流速度	危险性	常见损伤原因
毛细血管出血	鲜红色	缓慢渗出	小	皮肤擦伤
静脉出血	暗红色	缓慢流出	较大	较浅的刀割伤或刺伤
动脉出血	鲜红色	喷射状出血	大	较深的刀割伤或刺伤

二、外伤出血的观察要点

（1）观察老年人的面色、神志。

（2）观察老年人的受伤出血部位有无肿胀、外形改变，能否活动等。

（3）观察导致老年人受伤现场的危险因素，若老年人能移动，应帮助老年人尽快离开现场。

三、外伤出血后的紧急处理

（一）止血

常用的止血方法有直接压迫止血法、加压包扎止血法、填塞止血法和止血带止血法等。本书仅介绍养老机构常用的直接压迫止血法和加压包扎止血法。

1. 直接压迫止血法

直接压迫止血法（图6-2-3-1）适用于各种血管出血的初步止血，是一种简单有效的临时性止血方法。

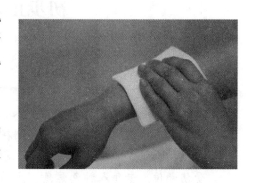

图 6-2-3-1　直接压迫止血法

操作方法：用无菌纱布或清洁手帕、毛巾、棉质衣物等直接置于出血处并按压止血。

2. 加压包扎止血法

加压包扎止血法适用于小动脉、静脉及毛细血管出血，是急救中最常用的止血方法之一。关节脱位及伤口有碎骨存在时不宜用此法。

操作方法：用无菌纱布或清洁手帕、毛巾、棉质衣物等敷于伤口上，然后用绷带（图6-2-3-2）或三角巾（图6-2-3-3）缠绕数圈加压包扎，加压的强度以达到止血又不影响血液循环为宜。

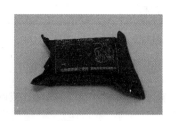

图 6-2-3-3　三角巾

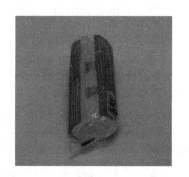

图 6-2-3-2　绷带

（二）包扎方法

包扎的目的是保护伤口免受再污染、压迫止血、固定敷料及夹板、减轻疼痛。最常用的材料有绷带、三角巾等。包扎伤口应采用无菌材料，紧急情况下可用清洁的毛巾、衣服、被单等代替。常用的卷轴绷带包扎方法有以下几种。

1. 环行包扎法

环行包扎法（图 6-2-3-4）是最常用、最基本的绷带包扎方法，适用于绷带开始与结束时固定带端；包扎颈、腕、胸、腹等粗细相等部位的小伤口。

其操作方法如下：

（1）将绷带做环形的重叠缠绕（不少于 2周）。

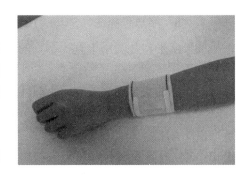

（2）下一周将上一周绷带完全遭盖。

（3）将绷带末端毛边反折，再用胶布或安全别针固定；或将带尾中间剪开分成两头，避开伤区打结固定。

2. 螺旋形包扎法

螺旋形包扎法（图 6-2-3-5）用于包扎直径基本相同的部位，如上臂、手指、躯干、大腿等。其操作方法如下：

（1）将绷带环形缠绕 2 周。

（2）稍微倾斜（<30°），螺旋向上缠绕。

（3）每周遮盖上周的 1/3～1/2。

（4）再次将绷带环行缠绕 2 周，固定。

3. 螺旋反折包扎法

螺旋反折包扎法（图 6-2-3-6）又名折转法，用于直径大小不等的部位如前臂、小腿等。其操作方法如下：

（1）将绷带环行缠绕 2 周。

（2）稍微倾斜（<30°），螺旋向上缠绕。

（3）每周均将绷带向下反折，遮盖其上周的 1/3～1/2，反折部位应相同，使之成为一条直线。

（4）将绷带再次环行缠绕 2 周，固定。注意，不可在伤口上或骨隆突处反折。

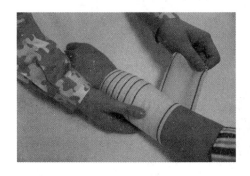

图 6-2-3-5　螺旋形包扎法

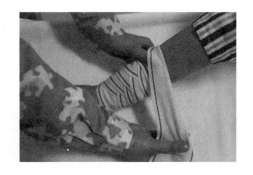

图 6-2-3-6　螺旋反折包扎法

4. "8"字形包扎法

"8"字形包扎法用于直径不一的部位或屈曲的关节如肘、踝、肩、髋、膝等。其操作方法如下：

（1）屈曲关节后在关节远心端环形包扎两周。

（2）右手将绷带从右下越过关节向左上绷扎，绕过后面，再从右上（近心端）越过关节向左下绷扎，如此反复，使其呈"8"字形，每周覆盖上周 1/3～1/2；包扎范围为关节上 10 cm、关节下 10 cm。

（3）环形包扎 2 周，固定。

（三）包扎注意事项

（1）操作时应小心、谨慎，不要触及伤口，以免加重疼痛或导致伤口出血及污染。

（2）包扎时如有皮肤皱褶处，如腋下、乳下、腹股沟等，应用棉垫或纱布衬隔，骨隆突处也用棉垫保护。

（3）包扎方向为自下而上、由左向右，从远心端向近心端包扎，以助静脉血液回流。

（4）包扎时应松紧适宜，避免影响血液循环及松脱。

（5）包扎四肢时，应将指（趾）端外露，便于观察皮肤血液循环状况。

（6）打结固定时，应将结放在肢体的外侧面，忌在伤口、骨隆突或坐卧易受压部位打结。

知识拓展

功能位

老年人肢体受伤后，需要固定在功能位置，这是依据该部位功能的需要，综合考虑得出的一种位置。通俗来说，正常手脚能伸能缩，功能位就是手脚的肌肉都不完全伸或缩，不让肌肉处于偷懒的位置，以保证肌肉功能不丧失。

人体各大关节的主要功能位（中立位为 0°）一般为：

肩关节：外展 45°，前屈 30°，外旋 15°。

肘关节：屈曲约 90°。

腕关节：背屈 20°～30°。

髋关节：外展 10°～20°，前屈 15°～20°，外旋 5°～10°。

膝关节：屈曲 5°～10°，儿童可用伸直位。

踝关节：功能位即它的中立位，不背伸或跖屈，不外翻或内翻，足底平面不向任何方向偏斜。

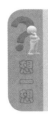

照护人员为外伤老年人进行初步处理前，需要关注哪些问题？

四、实践技能操作

职业能力：对老年人外伤出血进行初步止血包扎，见表 6-2-3-2。

表 6-2-3-2　对老年人外伤出血进行初步止血包扎

步骤	项目	操作及说明	照护标准
步骤一	评估工作	1. 照护人员：发现老年人摔伤，立即来到老年人身边，安慰老年人，给予心理支持。 2. 评估与沟通：老年照护人员应重点评估老年人年龄、意识状况、摔伤经过、受伤情况、告知止血包扎的目的，需要配合的事项，取得老年人的理解与配合。 3. 紧急求助：立即报告医务人员或老年人家属，指定专人拨打急救电话"120"	1. 发现情况，及时处理。 2. 正确沟通，有效安慰老年人，老年人对所给予的解释和护理表示理解和满意。 3. 正确评估老年人状况
步骤二	准备工作	1. 照护人员：着装整洁，洗净双手，修剪指甲。 2. 老年人：理解和配合。 3. 环境：安全、安静整洁，温度适宜，光线充足。 4. 物品：根据评估情况准备物品，一般包括无菌纱布、绷带、胶布、剪刀、消毒剂、棉签、记录单、笔，如图 6-2-3-7 所示 图 6-2-3-7　物品摆放	根据评估情况准备合适的操作物品

步骤	项目	操作及说明	照护标准
步骤三	实施操作	1. 照护人员将老年人移至床上或椅上，取安全舒适体位，肘部屈曲90°呈功能位。帮助老年人安置体位，如图6-2-3-8所示。 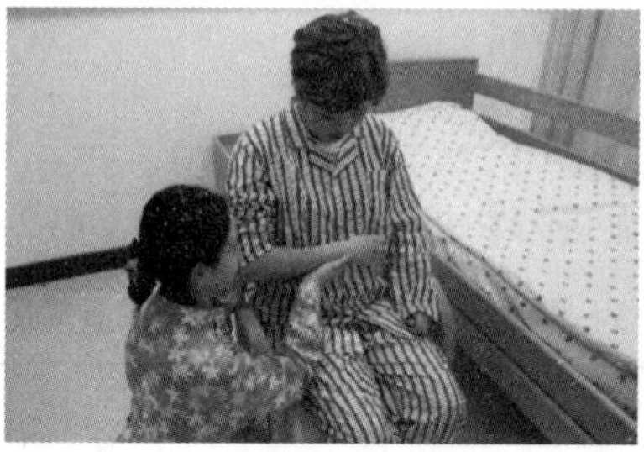 图6-2-3-8 帮助老年人安置体位 2. 用消毒棉签简单消毒伤口，操作时应小心、谨慎，以免加重疼痛或导致伤口出血及污染。消毒伤口如图6-2-3-9所示。 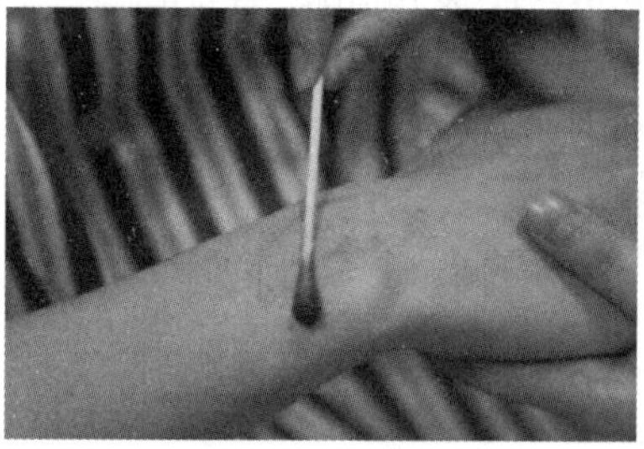 图6-2-3-9 消毒伤口 3. 将无菌纱布（或清洁手帕等物）覆盖在伤口正上方，如图6-2-3-10所示。 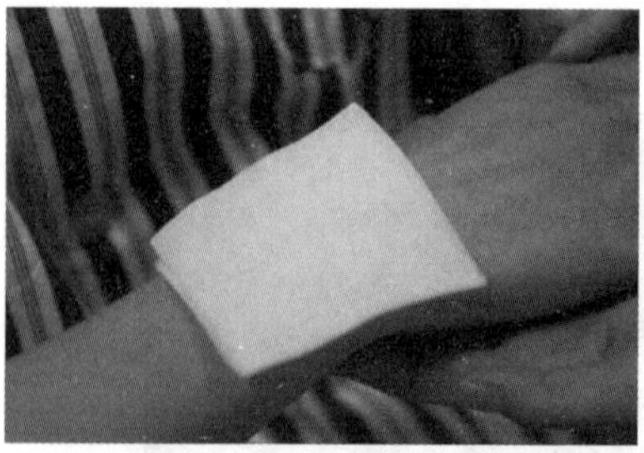 图6-2-3-10 覆盖伤口 4. 根据老年人情况采用"8"字形包扎法对右肘部进行绷带包扎	1. 能根据老年人状况采取合适的处理措施。 2. 包扎方法正确，力度、松紧度合适。 3. 操作流程规范、安全，达到预期目标。 4. 操作过程中密切关注老年人状况

步骤	项目	操作及说明	照护标准
步骤三	实施操作	5. 包扎起始处应将绷带头压好,环形包扎 2 圈,以免松脱。 6. 右手将绷带从右下越过关节向左上包扎,绕过后面。再从右上(近心端)越过关节向左下包扎,如此反复,使呈"8"字形,每周覆盖上周 1/3 ~ 1/2;包扎范围为关节上 10 cm、关节下 10 cm。"8"字形包扎法如图 6-2-3-11 所示。 图 6-2-3-11　"8"字形包扎法 7. 在关节上方环形包扎 2 圈,将胶布固定在绷带末端。 8. 随时巡视老年人情况,观察老年人伤口出血情况、纱布渗血情况、包扎处皮肤反应、肢体末端血液循环情况,观察老年人有无其他不适	
步骤四	整理记录	1. 协助老年人取舒适体位。 2. 洗手,在记录单上记录老年人姓名、包扎部位、包扎方法、时间、局部皮肤情况	1. 环境及物品干净整洁,有序放置。 2. 老年人安全舒适。 3. 记录准确无误
注意事项		1. 操作时应小心、谨慎,以免加重疼痛或导致伤口出血及污染。 2. 包扎时,如遇皮肤皱褶处如腋下、乳下、腹股沟等,应用棉垫或纱布衬隔,骨隆突处也应用棉垫保护。 3. 包扎方向为自下而上、由左向右,从远心端向近心端包扎,以助静脉血液回流。 4. 包扎时应松紧适宜,避免影响血液循环及松脱。 5. 包扎四肢应将指(趾)端外露,随时巡视观察包扎附近皮肤血液循环状况,如遇皮肤苍白、青紫、麻木、疼痛加剧等情况,应及时报告医生。 6. 打结固定时,结应放在肢体的外侧面,忌在伤口、骨隆突或易受压的部位打结	1. 能正确把握注意事项。 2. 能观察并发现异常情况,及时进行正确处理
步骤五	小结与反思	1. 本次急救处理体会及反思。 2. 制定摔伤老年人的后续照护计划	根据老年人的反馈调整照护方案并持续改进

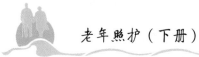

【课后练习】

1. "8"字形包扎法是指（　　　）。

A. 把绷带一周一周环形缠绕包扎

B. 先按环形缠绕数周固定，然后往下缠，每周盖住前周的 1/3 ~ 2/3

C. 先按环形缠绕数周固定，然后往上缠，在渐粗的地方，每周把绷带反折一下，盖往前周的 1/3 ~ 2/3，由下而上缠绕即成

D. 在关节弯曲的上下将绷带由下而上再由上而下缠绕即成

E. 包扎范围为关节上下各 5 cm

2. 螺旋形包扎法，不适合用于对（　　　）的包扎。

A. 上臂　　　　　　　　　　　　B. 手指

C. 躯干　　　　　　　　　　　　D. 大腿

E. 前臂

3. 秦奶奶，80 岁，因外伤导致血管破裂，鲜红的血从血管里喷射出来，其出血部位可能是（　　　）。

A. 动脉　　　　　　　　　　　　B. 静脉

C. 毛细血管　　　　　　　　　　D. 毛细淋巴管

E. 表面血管

4. 邓爷爷，男性，77 岁，散步时不慎滑倒，右侧肘部皮肤有一个 1 cm × 3 cm 的伤口。他的伤口肿胀出血，需要包扎止血，照护人员应采用的包扎方法为（　　　）法。

A. 蛇形包扎　　　　　　　　　　B. 螺旋形包扎

C. 螺旋反折形包扎　　　　　　　D. "8"字形包扎

E. 环形包扎

任务四

初步应对老年人烫伤

案例导入

　　孙爷爷，68 岁，生活可自理，现入住某养老机构。某日自行泡茶时，不小心将开水倒在拿茶杯的左手上，孙爷爷当即扔掉茶杯并呼叫照护人员。照护人员听到后，急忙赶到现场问其情况，孙爷爷神色焦急，甩着左手，主诉左手手背疼痛。照护人员检查后发现其左手手背皮肤肿胀、发红，有小水疱，于是立即进行紧急处理，然后及时通知医生并向部门主管汇报。

　　思考：作为照护人员，遇到老年人烫伤时应如何处理？

一、烧伤与烫伤

烧伤泛指由热力（火焰、热液、热蒸汽、高温固体等）、电能、放射线、化学腐蚀剂等致伤因子作用于人体引起的损伤。

烫伤是指由高温液体（沸汤、沸水、热油）、热蒸汽或高温固体（热金属等）所致损伤，是烧伤中最常见的类型。老年人是烫伤的高危人群，照护老年人的重点在于预防烫伤，预后好坏关键在于烫伤是否即刻得到正确处理。

二、老年人烫伤的常见原因

烫伤是老年人常见的意外伤害之一，可引起老年人皮肤损伤、剧烈疼痛等不适，甚至会导致感染、休克等严重后果。引起老年人烫伤的常见原因主要有以下两点。

1. 生理因素

老年人因神经系统及皮肤组织老化而导致温痛觉减退，在使用热水袋或洗澡等情况下温度和时间控制不当，容易造成皮肤烫伤。

由于机体衰老，老年人会出现运动功能下降、视力减退等现象，日常生活中易出现不小心碰到热水等情况，很容易被烫伤。

2. 病理因素或治疗不当

（1）患有糖尿病、脉管炎、心血管疾病的老年人由于周围神经病变，感知觉减退，沐浴或泡脚时很容易烫伤。

（2）老年人生病时更倾向于选择中医方式治疗，进行拔罐、艾灸、针灸等治疗时，理疗器温度过高或者操作不当均可能造成烫伤。

三、烧伤（烫伤）程度判断

伤情程度判断取决于烧伤（烫伤）面积和深度。

（一）烧伤（烫伤）面积估算

1. 新九分法

新九分法适用于成年人，见表6-2-4-1。该法将人体体表面积分为11个9%，另加1%，构成100%的体表面积。成年人体表各部分所占面积百分比，如图6-2-4-1所示。

表 6-2-4-1　新九分法

部位	成年人各部位面积（共 11 个 9%，另加 1%）
头面颈部	共计 1 个 9% 头发部：3%，面部：3%，颈部：3%
双上肢	2 个 9%，共计 18% 双手 5%，双前臂 6%，双上臂 7%
双下肢	5 个 9% 加 1%，共计 46% 双臀 5%，双足 7%，双小腿 13%，双大腿 21%
躯干	3 个 9%，共计 27% 腹侧 13%，背侧 13%，会阴 1%

新九分法口诀：三、三、三，五、六、七，五、七、十三、二十一，十三、十三、会阴一。

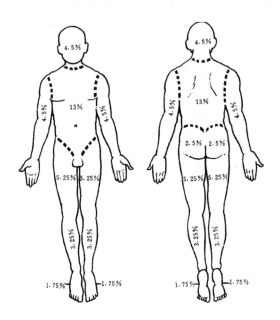

图 6-2-4-1　成年人体表各部所占面积百分比

2. 手掌法

不论性别和年龄，患者并指的掌面约占体表面积 1%，此法可辅助九分法测算小面积烧伤（烫伤）比较便捷。手掌法示意如图 6-2-4-2 所示。

（二）烧伤（烫伤）深度估计

常用三度四分法评估烧伤（烫伤）程度。烧伤（烫伤）深度，由轻至重，由浅至深分为三度：Ⅰ、浅Ⅱ、深Ⅱ、ⅢⅠ、浅Ⅱ烧伤（烫伤）一般称浅度烧伤（烫伤），深Ⅱ度、Ⅲ度烧伤（烫伤）则属深度烧伤（烫伤）。烧伤（烫伤）深度分度示意如图 6-2-4-3 所示。不同深度烧伤（烫伤）的表现和预后见表 6-2-4-2。

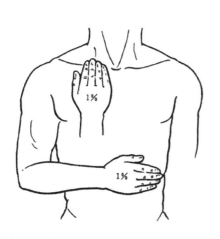

图 6-2-4-2　手掌法示意

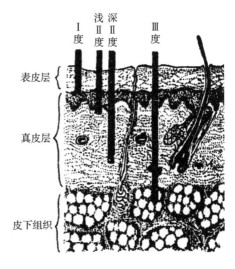

图 6-2-4-3　烧伤（烫伤）深度分度示意

表 6-2-4-2　不同深度烧伤（烫伤）的表现和预后

分度	损伤深度	局部症状、体征	预后
Ⅰ度	表皮浅层	红斑状、干燥、烧灼感，无水疱	3～7 周脱屑愈合，不留瘢痕
浅Ⅱ度	表皮生发层、真皮乳头层	局部红肿明显，大小不一的水疱、壁薄、基底潮红，剧痛	1～2 周内愈合，一般不留瘢痕，多数有色素沉着
深Ⅱ度	真皮深层	有小水疱、壁厚、基底苍白潮红相间，皮肤温度略低，痛觉较迟钝	3～4 周愈合，常有瘢痕增生
Ⅲ度	全皮层，皮下、肌肉、骨骼	无水疱，呈蜡白或焦黄色甚至炭化，皮肤温度低，痛觉消失，可形成焦痂	需植皮方可愈合，形成瘢痕

知识拓展

烧伤的病理变化

烧伤的病理变化取决于温度和作用时间，而且烧伤的发生、发展与个体条件有关。烧伤主要致死原因有窒息、烧伤全身性感染和多系统器官功能衰竭。

（1）局部变化。局部热损伤产生炎性反应、毛细血管扩张及通透性增高，血浆样液体渗至细胞间、皮质间或体外，形成局部组织水肿，水疱形成、创面渗液等。

（2）全身变化。大面积烧伤后，机体释放多种血管活性物质，如组胺、5-HT、激肽、前列腺素、儿茶酚胺、溶酶体酶等，引起微循环改变，导致血容量减少、红细胞丢失、负氮平衡和免疫功能降低等，从而引发休克、感染、各器官功能衰竭、应激性溃疡等并发症，加重病情。

335

烫伤急救五部法则：冲－脱－泡－盖－送

（1）冲。将烫伤部位用清洁的流动冷水轻轻冲洗，冷水可以降低表皮温度，以减轻对深部组织的伤害。

（2）脱。在充分的冲洗后，在冷水中小心除去衣物。可以用剪刀剪开衣物，千万不要强行剥去衣物，以免弄破水疱。

（3）泡。对于疼痛明显者，可将伤处持续浸泡在冷水中 10～30 min。可以缓解疼痛，减轻烫伤程度。

（4）盖。使用无菌纱布或干净的棉质布类覆盖于伤口并加以固定，以减少外界的污染和刺激，有助于保持伤口的清洁并减轻疼痛。

（5）送。若烫伤部位处于身体脆弱或重要的部位，以及烫伤部位皮肤出现破溃、面积较大等，应立即送医。

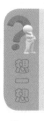　　　　面对不同程度烫伤的老年人，照护人员的应对流程和处置措施一样吗？

四、实践技能操作

职业能力：初步应对老年人烫伤，见表 6-2-4-3。

表 6-2-4-3　初步应对老年人烫伤

步骤	项目	操作及说明	照护标准
步骤一	评估工作	1．照护人员：发现老年人烫伤，迅速到达现场，立即帮助老年人脱离危险环境，安慰老年人，给予心理支持。 2．评估与沟通：照护人员了解伤情，判断烫伤部位面积、深度、皮肤颜色等。向老年人解释冷却治疗的目的、方法，获得他们的配合。 3．紧急求助：情况严重时，立即报告医务人员或家属，指定人员拨打急救电话"120"	1．发现情况，及时处理。 2．正确沟通，有效安慰老年人，老年人对所给予的解释和护理表示理解和满意。 3．正确评估老年人状况

步骤	项目	操作及说明	照护标准
步骤二	准备工作	1. 照护人员：洗净双手，戴口罩。 2. 老年人：离开危险环境，取舒适体位。 3. 环境：安全、安静，光线充足。 4. 物品：根据评估情况准备物品，一般包括水盆、凉水、烫伤膏、毛巾、棉签、无菌纱布，记录单、笔，有条件可备冰块，如图6-2-4-4所示 图6-2-4-4　物品摆放	1. 迅速带老年人离开危险环境。 2. 根据评估情况准备合适的操作物品
步骤三	实施操作	Ⅰ度烫伤的紧急处理 1. 立即将伤处浸于凉水中或冲于流动凉水下进行"冷却治疗"。若烫伤部位非手足，冷却疗法时将受伤部位用毛巾包好，再在毛巾上浇凉水或用冰块冷敷，时间为30 min。（"冷却治疗"有降温，减轻余热损伤，减轻肿胀，止痛，防止起泡等作用。必须在烫伤后立即进行。） 2. 随时调整水的温度，不低于5℃，以防冻伤。 3. 冷却治疗30 min后，涂抹烫伤膏。 Ⅱ度烫伤的紧急处理 1. 按照"冲—脱—泡—盖—送"的原则迅速应对。 2. 保护水疱："冷却治疗"时注意保护水疱，若穿着衣服或鞋袜部位被烫伤，切勿急忙脱去被烫部位的衣物，以免造成表皮拉脱。先用冷水直接浇到伤处及周围，然后再缓慢脱去衣物。 3. 若伤处水疱已破，不可浸泡，以防感染。用无菌纱布或清洁毛巾包裹冰块，冷敷于伤处周围，立即送医。 Ⅲ度烫伤的紧急处理 创面不可涂擦任何药物，保持清洁，马上用清洁被单或衣物简单包扎，避免污染和再次损伤，立即送医	1. 能根据老年人状况采取合适的处理措施。 2. 应急处理方法正确，操作流程规范、安全，达到预期目标。 3. 操作过程中密切关注老年人状况

续表

步骤	项目	操作及说明	照护标准
步骤四	操作后风险防范	1. 安抚老年人情绪，协助休息，整理床单位。 2. 整理物品。洗手，记录老年人烫伤时间、原因、部位、程度、面积及处理过程。 3. 当为老年人使用烤灯、热湿敷、热水坐浴等热疗法时，需告知老年人正确用法，对于照护人员调整好的温度，不能随意调节，必要时由照护人员协助。老年人患有感觉、运动功能障碍等问题时，更要高度关注和警惕。 4. 指导老年人安全使用生活设施：洗澡时先开冷水再开热水，结束时先关热水后关冷水；热水瓶放在固定或者房间的角落等不易碰倒的地方；房间内若需要使用蚊香时，将蚊香专用器放在安全的地方；使用电器时，反复告知注意事项，并定期检查电器是否完好。 5. 饮食方面：喝热汤或热水时，提前帮老年人晾至温凉，必要时向老年人说明温度	1. 老年人情绪稳定，感觉舒适。 2. 环境及物品干净整洁，有序放置。 3. 记录准确无误。 4. 老年人能复述烫伤的预防措施
	注意事项	1. 因为烫伤后 5 min 内，余温还在继续损伤皮肤，因此"冷却治疗"时间越早、水温越低，则效果越好，但也应注意水温不能低于 5℃，以免冻伤老年人。冬天需注意身体其他部位的保暖。 2. 烫伤涂药必须使用专业的烫伤膏，切勿使用酱油、牙膏、肥皂等涂抹伤处，以免导致病情恶化甚至导致感染等不良后果	1. 能正确把握注意事项。 2. 能观察并发现异常情况，及时进行正确处理
步骤五	小结与反思	1. 本次急救处理体会及反思。 2. 制定烫伤老年人的后续照护计划	根据老年人的反馈调整照护方案并持续改进

【课后练习】

1. 浅Ⅱ度烧伤创面的特点是（　　　　）。

A. 水疱基底苍白　　　　　　　　　　B. 水疱基底潮红

C. 皮肤干燥、红斑　　　　　　　　　D. 创面焦黄失去弹性

E. 树枝状栓塞静脉

2. 深Ⅱ度烧伤局部损伤的深度可达（　　　　）。

A. 表皮层，生发层健在　　　　　　　B. 表皮层，甚至真皮乳头层

C. 真皮深层　　　　　　　　　　　　D. 脂肪层

E. 脂肪下层

3. 吸入性烧伤最危险的并发症是（　　　）。

A. 感染   B. 窒息

C. 心衰   D. 败血症

E. 肺炎

任务五

协助医护人员为骨折老年人进行初步固定

案例导入

　　韦爷爷，72 岁，生活可自理。某日，韦爷爷上厕所时由于地面湿滑不慎摔倒，右侧手掌着地，自行站立起来后，呼叫照护人员。照护人员听到声音后，急忙赶到现场询问其摔伤情况。韦爷爷意识清楚，神色焦急，主诉右侧腕部剧痛难忍，照护人员检查发现其右侧腕部呈餐叉样畸形、肿胀，表面皮肤无伤口，疑似腕部骨折，无其他不适。照护人员及时通知医生并向部门主管汇报。医生到场检查后，嘱咐照护人员帮老年人进行初步包扎固定后将其及时送医。

　　思考：作为照护人员，遇到老年人骨折应如何处理？

一、骨折概述

　　骨折即骨的完整性和连续性中断，可由创伤和骨骼疾病所致。由于骨细胞的分解速度逐渐超过了骨细胞的合成速度，老年人骨骼内部逐渐疏松、骨骼变脆；同时又由于肌腱硬化、肌肉萎缩，活动时韧带、肌肉等对自我保护和维持身体平衡的能力明显减低，老年人在运动或跌倒时容易发生创伤性骨折。

二、骨折的临床表现

（一）全身表现

1. 休克

　　骨折所致的休克主要原因是出血，特别是骨盆骨折、股骨骨折和多发性骨折，其出血量最大可超过 2 000 mL。另外，严重的开放性骨折或并发重要内脏器官损伤时亦可导致休克。

2. 发热

骨折后一般体温正常，出血量较大的骨折，如股骨骨折、骨盆骨折，血肿吸收时可出现低热，但一般不超过 38℃。若开放性骨折，出现感染时，可能会导致高热。

（二）局部表现

1. 一般表现

局部疼痛、肿胀、青紫和功能障碍。骨折时，骨髓、骨膜及周围组织血管破裂出血，在骨折处形成血肿，以及软组织损伤所致水肿，使患肢严重肿胀，甚至出现张力性水疱和皮下瘀斑，由于血红蛋白的分解，可呈紫色、青色或黄色。骨折局部出现剧烈疼痛，特别是移动患肢时加剧，伴明显压痛。局部肿胀和疼痛使患肢活动受限，如为完全性骨折，可导致受伤肢体活动功能完全丧失。

2. 特有体征

（1）局部畸形。骨折端移位可使患肢外形发生改变，主要表现为缩短、成角、延长或旋转畸形。

（2）异常运动。正常情况下肢体不能活动的部位，骨折后出现不正常的活动。

（3）骨擦音或骨擦感。骨折后，两骨折端相互摩擦撞击，可产生骨擦音或骨擦感。

以上三种体征只要出现一种，即可确定为骨折，但未见此三种体征者也不能排除骨折的可能性，如嵌插骨折、裂缝骨折，还进行 X 光检查。

三、老年人常见骨折部位

1. 腕部骨折

腕部骨折是老年人骨折中较常见的一种。当老年人摔倒时，通常会反射性地手掌着地，身体重力集中在前臂远端的桡骨上而发生骨折。此时，因腕关节处于背伸位，手掌着地，前臂旋前时受伤，而导致骨折远端向手背侧移位，从侧方看，腕部会呈特殊的"餐叉样"畸形，如图 6-2-5-1 所示；从正面看，腕部会呈"枪刺样"畸形，如图 6-2-5-2 所示。

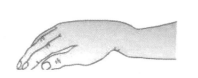

图 6-2-5-1　腕部骨折
"餐叉样"畸形

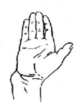

图 6-2-5-2　腕部骨折
"枪刺样"畸形

2. 椎体骨折

椎体骨折多发生在脊柱的椎体和胸腰段部位的椎体。老年人骨质疏松往往最先累及脊柱的椎体，一旦受到外力刺激，疏松、空虚的椎体很容易发生形态上的改变，即发生椎体压缩性骨折。此时，老年人腰背痛症状进一步加剧，甚至疼痛会放射到腹部，从而导致起卧活动受限，驼背和畸形也越发明显。

3. 髋部骨折

髋部是下肢和躯干的连接部位，在摔倒的瞬间，骨质疏松的老年人很容易股骨粗隆或股骨颈骨折。

四、骨折固定方法

去医院就诊前，照护人员可先用夹板为发生骨折的老年人进行临时固定。这个操作的目的是减轻疼痛并减少出血，防止骨折断端损伤血管、神经，避免在搬运转送过程中造成继发损伤。固定物选取：有条件的情况下可选用夹板，也可用木板、木棍等代替；如缺乏固定材料，可行自体固定法，如将上肢固定于胸廓上，将受伤的下肢固定于健肢上。

1. 上肢前臂骨折固定法

将两块夹板分别置于前臂掌侧和背侧（有棉衬垫的夹板可以直接用，没有棉衬垫的夹板需在皮肤上加垫棉垫），其长度需超过肘关节至腕关节；如先用一块则置于背侧，随后用绷带将两端固定，再用三角巾使肘关节屈曲90°悬吊在胸前。

2. 上肢肱骨骨折固定法

用长、短两块夹板，长夹板放于上臂的后外侧，短夹板置于前内侧；如先用一块应置于外侧，随后在骨折上下两端固定，再用三角巾将上肢悬吊在肘关节屈曲90°。

3. 大腿骨折固定法

帮助老年人平躺，踝关节保持在背屈90°位置。分别将两块夹板置于下肢内、外侧或仅在下肢外侧放一块夹板，外侧夹板从腋下至足跟下3 cm，内侧夹板从腹股沟至足跟下3 cm，然后用绷带分段将夹板固定。

4. 小腿骨折固定法

用两块夹板分别置于下肢内、外侧，长度从足跟至大腿，用绷带分段固定。

五、骨折固定注意事项

（1）怀疑老年人骨折后，不可强制其再进行各种活动，应先立即拨打急救电话"120"并报告主管，待医护人员到场后再进行下一步处理。

（2）伤口有出血者，先止血、包扎后再固定。

（3）固定夹板的长度与宽度要与骨折的肢体相适应，其长度必须超过骨折的上、下两个关节。固定时除骨折部位上、下两端外，还要固定上、下两个关节。

（4）固定应松紧适度，以免影响血液循环。

（5）如果夹板内侧没有内衬棉垫，不可与皮肤直接接触，须加垫棉花或其他柔软物品，

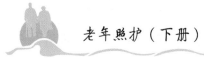

尤其应在夹板两端、骨隆突部位和悬空部位加厚衬垫，使各部位受压均匀。

（6）用绷带固定夹板时，为减少伤肢充血水肿，应从骨折下部缠起。

（7）保持肢体功能位，上肢呈屈曲位，下肢要伸直。

（8）开放性骨折，骨折断端明显外露时，不可回纳伤口内，以免造成感染。

（9）肢体骨折固定时，一定要将指（趾）端露出，以便随时观察末梢血液循环情况，如发现指（趾）端苍白、发冷、麻木、疼痛、浮肿或青紫，说明血液循环不良，应松开重新固定。

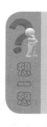 老年照护人员协助骨折老年人进行初步固定时，有哪些需要注意的地方？

六、实践技能操作

职业能力：协助医护人员为骨折老年人进行初步固定，见表6-2-5-1。

表6-2-5-1　协助医护人员为骨折老年人进行初步固定

步骤	项目	操作及说明	照护标准
步骤一	评估工作	1. 照护人员：发现老年人摔伤，立即来到老年人身边，安慰老年人，给予心理支持。 2. 评估与沟通：照护人员应重点评估老年人年龄、意识状况、摔伤经过、受伤情况。告知骨折包扎目的，需要配合的事项，取得老年人的理解与配合。 3. 紧急求助：立即报告医务人员或老年人家属，指定专人拨打急救电话"120"	1. 发现情况，及时处理。 2. 正确沟通，有效安慰老年人，老年人对所给予的解释和护理表示理解和满意。 3. 正确评估老年人状况
步骤二	准备工作	1. 照护人员：着装整洁，洗净双手，修剪指甲。 2. 老年人：理解和配合，上肢制动。 3. 环境：安全、安静整洁，光线良好。 4. 物品：根据评估情况准备物品，一般包括绷带数卷、三角巾、剪刀、内衬有棉垫的夹板（或木板、木棍等）数根、记录单、笔，如图6-2-5-3所示 图6-2-5-3　物品摆放	根据评估情况准备合适的操作物品

步骤	项目	操作及说明	照护标准
步骤三	实施操作	1．医护人员到场后，协助医护人员将老年人移至床上或座椅上，取舒适体位。 2．取两块夹板分别置于前臂掌侧和背侧，其长度超过肘关节和腕关节。 3．照护人员配合医护人员采用三角巾或绷带对夹板进行绷带固定，先固定肘关节，再固定腕关节，如图6-2-5-4所示。 **图 6-2-5-4　三角巾固定夹板** 4．先将三角巾悬吊，再将右侧肢体肘部屈曲 90° 放在三角巾上，然后将两个底角分别绕过颈左右两侧，在颈后打结。 5．随时观察老年人情况（图6-2-5-5），及时了解老年人是否存在不适 **图 6-2-5-5　观察老年人血液循环状况**	1．根据老年人状况采取合适的处理措施。 2．操作流程规范、安全，达到预期目标。 3．操作过程中密切关注老年人状况
步骤四	整理记录	1．协助老年人取舒适体位。 2．洗手，在记录单上记录老年人姓名、固定部位、操作方法、局部情况	1．老年人感觉舒适。 2．记录准确无误

续表

步骤	项目	操作及说明	照护标准
	注意事项	1. 怀疑老年人骨折后，不可强制其再进行各种活动，应先立即拨打急救电话120并报告主管，待医护人员到场后再进行下一步处理。 2. 伤口出血的老年人，先止血、包扎后再固定受伤部位。 3. 固定夹板的长度与宽度要与骨折的肢体相适应，其长度必须超过骨折的上、下两个关节。固定时除骨折部位上、下两端外，还要固定上、下两个关节。 4. 固定应松紧适度，以免影响血液循环。 5. 如果夹板内侧没有内衬棉垫，不可与皮肤直接接触，应加垫棉花或其他柔软物品，尤其应在夹板两端、骨隆突部位和悬空部位加厚衬垫，使各部位受压均匀，固定牢固。 6. 用绷带固定夹板时，为减少伤肢充血水肿，应从骨折下部缠起。 7. 保持肢体功能位，上肢呈屈曲位，下肢要伸直。 8. 开放性骨折，当骨折断端明显外露时，不可回纳伤口内，以免造成感染。 9. 肢体骨折固定时，一定要将指（趾）端露出，以便随时观察末梢血液循环情况，如发现指（趾）端苍白、发冷、麻木、疼痛、浮肿或青紫，说明血液循环不良，应松开后再重新固定	1. 能正确把握骨折固定的注意事项。 2. 能观察并发现异常情况，及时进行正确处理
步骤五	小结与反思	1. 本次急救处理体会及反思。 2. 骨折老年人的后续照护计划	根据老年人的反馈调整照护方案并持续改进

【课后练习】

陈爷爷，男性，88岁，摔倒后发现右髋部疼痛，不能站立行走。检查右髋部压痛、肿胀、剧烈疼痛、右下肢呈外旋位。思考并回答以下问题。

1. 陈爷爷可能出现的问题是（　　　）。

A. 骨折　　　　　　　　　　　B. 扭伤

C. 皮肤外伤　　　　　　　　　D. 以上都不是

E. 以上都是

2. 下列处理措施中错误的是（　　　）。

A. 应先立即拨打就医电话并报告

B. 观察右腿下肢血运、感觉和运动情况

C. 搬运前用夹板进行固定

D. 扶拐下床活动

E. 告诉老年人不要随意活动右下肢

3. 如果需要给陈爷爷固定,以下说法错误的是(　　)。

A. 固定夹板的长度必须超过右髋部的上、下两个关节

B. 固定应松紧适度,以免影响血液循环。

C. 夹板和皮肤之间应垫棉花或其他物品

D. 固定后随时观察指(趾)端末梢血液循环情况

E. 固定后指(趾)端苍白、发冷是正常的现象

任务六
配合医护人员搬运骨折老年人

案例导入

　　孙爷爷,68 岁,生活可自理。在踩着凳子到柜子上取物时不慎摔下来,躺在地上,不能爬起,呼叫照护人员。照护人员听到声音后,急忙赶到现场问其摔伤情况,孙爷爷意识清楚,神色焦急,主诉腰痛明显。照护人员检查老年人身上皮肤无损伤,怀疑腰椎骨折,及时通知医生并向部门主管汇报。医生到场检查后决定立即将其送往医院救治。

　　思考: 作为老年照护人员,需如何配合医护人员搬运骨折老年人?

一、概述

　　搬运是使用运输工具或器械将老年人从一个地方转移到另一个地方。对于有骨折创伤的老年人,照护人员应协助医务人员采用及时、规范、科学的搬运方法,这样可以减轻老年人的痛苦,避免造成其再次受伤。

二、搬运工具

1. 担架

　　担架(图 6-2-6-1)结构简单,轻便耐用,是最常用的搬运工具。担架两边是平行的两根硬杆,中间为布制或是硬板作为支托,老年人可躺在中间,前后分别由两个人抬左右的硬杆进行搬

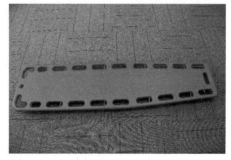

图 6-2-6-1　担架

运。担架可用于任何骨折老年人。搬运脊髓骨折的老年人时，要将硬板放在布制担架内作为支托。

2. 轮椅

轮椅分为电动和手动折叠轮椅，适合于能坐起的老年人，常用于老年人上肢或单侧踝部骨折的搬运。具体使用方法详见第三篇项目三任务一之"四、使用轮椅转运老年人"。

3. 平车

平车为常用转运工具，可用于任何疾病老年人的转运。去掉下面的车架，平车上面就是简易的平车担架，也可以作为担架使用。具体使用方法详见第三篇项目三任务一之"五、使用平车转运老年人"。

三、搬运注意事项

（1）尽量减少搬运次数。

（2）疑有胸、腰椎损伤的老年人，必须三人以上同时搬运；疑有颈椎损伤的老年人，必须四人以上同时搬运，一人专门固定头部，保持头、颈、躯干在同一水平线。切忌一人背、驮或两人拉车式搬运，防止造成继发性脊椎损伤。

（3）脊椎有损伤的老年人，应选用硬板担架，若使用平车，车上应垫木板。老年人取仰卧位，受伤的胸、腰椎下方垫一约 10 cm 厚的小枕或衣物。

（4）担架搬运时老年人四肢不可靠近担架边缘，以免碰撞造成损伤。

（5）为便于及时发现异常情况，担架、平车搬运过程中，老年人头部应在后方，位于头侧的照护人员需随时观察老年人状况。老年人上、下平车时应踩紧刹车。

（6）行进过程中，抬担架者脚步行动要一致，保持平稳前进。上下台阶、上下坡时，前后抬担架者需注意调整高度，使老年人保持水平位置。

（7）使用轮椅时，应系好安全带，老年人身体不可前倾、自行站起或下轮椅，以免摔倒。

（8）推轮椅时，下坡应减速，采用倒退的方法行走；过门槛时应翘起前轮，避免出现过大的震动，以保证老年人的安全，防止加重损伤。

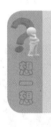

照护人员配合医护人员搬运发生腰椎骨折的老年人时，应需如何操作？

四、实践技能操作

职业能力：配合医护人员搬运骨折老年人，见表 6-2-6-1。

表 6-2-6-1　配合医护人员搬运骨折老年人

步骤	项目	操作及说明	照护标准
步骤一	评估工作	1. 照护人员：发现老年人摔伤，立即来到老年人身边，安慰老年人，给予心理支持。 2. 评估与沟通：照护人员应重点评估老年人年龄、意识状况、摔伤经过、受伤情况。告知骨折后搬运的注意事项，取得老年人的理解与配合。 3. 紧急求助：立即报告医务人员或老年人家属，指定专人拨打急救电话"120"	1. 发现情况，处理及时。 2. 正确沟通，有效安慰老年人，老年人对所给予的解释和护理表示理解和满意。 3. 正确评估老年人状况
步骤二	准备工作	1. 照护人员：着装整洁，洗净双手，修剪指甲。 2. 老年人：理解和配合，疑似腰椎骨折后搬运须多人搬运，保证老年人身体轴线平直，协助老年人平卧于原地，嘱咐其勿随意活动。 3. 环境：安全、安静整洁，光线良好。 4. 物品：根据评估情况准备物品，一般包括担架、硬板、小枕（可用毛巾折叠而成）、大枕头 2 个、绷带数卷、记录单、笔	根据评估情况准备合适的操作物品
步骤三	实施操作	1. 医护人员到场后，将担架平行放置于老年人身边，若是布质担架则需在担架上放置硬板，老年人腰部位置放置一小枕头。 2. 在医护人员指导下，甲位于老年人头部位置托住老年人头肩部，乙、丙位于老年人同一侧，乙托住老年人胸部、腰部，丙托住老年人臀部、大腿部，丁位于老年人脚部位置托住老年人膝关节、小腿部。照护人员平托老年人如图 6-2-6-2 所示。 图 6-2-6-2　照护人员平托老年人 3. 医护人员喊口令"开始"，四人合力同时抬起老年人，一起将其平托移向担架硬板上，腰部疼痛部位垫在小枕上，如图 6-2-6-3 所示	1. 能根据老年人状况采取合适的处理措施。 2. 操作流程规范、安全，达到预期目标

续表

步骤	项目	操作及说明	照护标准
步骤三	实施操作	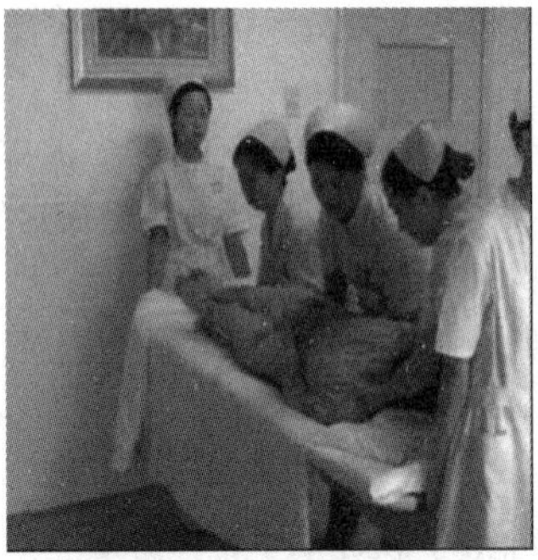 图 6-2-6-3　用力转移老年人 4. 老年人身体两侧用枕头或衣物塞紧，用绷带绕硬质担架上1～2圈固定。 5. 照护人员配合医护人员，抬担架至指定位置随时观察老年人情况，及时了解老年人有无不适	3. 操作过程中密切关注老年人状况
步骤四	整理记录	1. 协助老年人取舒适体位。 2. 洗手，在记录单上记录老年人姓名、疑似骨折部位、搬运方法、搬运时间、局部情况	1. 老年人感觉舒适。 2. 记录准确无误
注意事项		1. 疑似腰椎骨折后，叮嘱老年人平卧于原地，勿随意活动。 2. 搬运老年人上下担架时，几位照护人员需按口令同时用力，保持平稳，减少二次伤害的发生。 3. 搬运过程中，老年人头部位于后方，位于担架头端的照护人员需随时观察老年人情况。 4. 行进过程中抬担架者脚步行动要一致，保持平稳前进。上下台阶、上下坡时，前后抬担架者需注意调整高度，使老年人保持水平位置	1. 能正确把握骨折老年人搬运的注意事项。 2. 能观察并发现异常情况，及时进行正确处理
步骤五	小结与反思	1. 本次转运处理体会及反思。 2. 制定骨折老年人的后续照护计划	根据老年人的反馈调整照护方案并持续改进

【课后练习】

1. 杜爷爷，81岁，不慎从凳子上跌倒，跌倒后自诉腰部剧痛。照护人员赶到现场询问他的摔伤情况并观察到其身上无损伤，意识清楚。杜爷爷主诉腰痛明显。请判断杜爷爷

出现了什么问题？（　　　）

    A. 杜爷爷腰部剧痛，疑似有软组织挫伤

    B. 杜爷爷腰部剧痛，疑似有颈椎损伤

    C. 杜爷爷腰部剧痛，疑似有脑卒中

    D. 杜爷爷腰部剧痛，疑似有腰椎骨折

    E. 杜爷爷腰部剧痛，疑似有骨盆骨折

2. 根据杜爷爷的情况，照护人员应如何搬运？（　　　）

    A. 选用硬质担架四人搬运　　　　B. 选用布质担架四人搬运

    C. 选用轮椅搬运　　　　　　　　D. 一名照护人员背起老年人

    E. 两名照护人员拉车式搬运

任务七

老年人噎食、误吸的急救处理

案例导入

    袁奶奶，85岁，入住某养老机构，被评估为中度认知障碍。春节期间，袁奶奶的女儿来看望她，并为她带来了水饺，准备等一下喂给她吃。在女儿帮忙布置新年房间的时候，袁奶奶自己抓了一个水饺整个吞下，结果卡在了喉部，脸当即涨得通红，很快转为面色青紫、双眼圆瞪、双手乱抓喉部，表情极为痛苦、恐怖。一旁的照护人员发现后立即判断袁奶奶发生了噎食，利用学过的急救技能，沉着冷静地进行紧急救助，成功地使袁奶奶脱离了危险。

    思考：作为照护人员，如何发现老年人噎食？应怎样对其进行紧急救助？

一、概述

    由于生理及某些疾病的原因，老年人很容易出现噎食的情况。噎食主要是指食物卡在食管、堵塞咽喉或者误入气管而引起的呼吸窒息。医学上将这种现象称为老年性食管运动障碍，民间又称为其"食噎"。病情的严重程度取决于异物的性质和气道阻塞的程度，重者可造成窒息甚至死亡。因发病突然，病情危急，现场抢救方法以徒手抢救法为主，抢救的时间、方法正确与否是能否挽救老年人生命的关键。

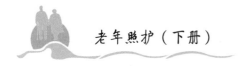

二、老年人噎食、误吸的常见原因

1. 生理原因

（1）咽黏膜和食管黏膜发生不同程度的萎缩和肌肉进行性的病变，会减弱防止异物进入气道的反射性动作，导致老年人容易出现吞咽功能失调，在吃饭或者饮水时容易发生呛咳，严重者会发生窒息。

（2）多数老年人牙齿脱落，咀嚼食物不方便，容易"囫囵吞枣"，从而阻塞食管，引发噎食。

2. 病理原因

（1）随着年龄的增加，老年人会出现各种疾病，其中，患有脑血管疾病的老年人易因吞咽反射迟钝而引发噎食。

（2）患有精神疾病、中重度认知障碍症的老年人易出现抢食、暴食行为；若老年人服用抗精神病药物还会发生锥体外系副反应，导致吞咽肌运动不协调而出现噎食、误吸。

3. 饮食习惯

吃饭时，注意力不集中也是诱发噎食的一大原因。有些老年人吃饭时为了缓解无聊情绪，喜欢边吃饭边看电视，精神不集中，或者吃饭时说笑、走路等，这些都可能让食物不小心误入气管，引起噎食。

三、老年人噎食、误吸的识别

1. 早期表现

在吃饭过程中，发现老年人突然不能自主说话，表情痛苦伴紧张，呼吸不畅，面色涨红或青紫，提示食物积聚在口腔和咽喉部；老年人突然双手乱抓，抽搐甚至用手按住颈部或者胸部并手指口腔，提示食物误入气管。

2. 中期表现

老年人会胸闷和窒息感，食物咳不出，呼吸不畅。

3. 晚期表现

老年人会大汗淋漓、面色苍白，甚至严重者会丧失意识。提示食物已经进入气管，必须及时采取急救，否则会大小便失禁，抽搐甚至死亡。

四、老年人噎食、误吸的预防要点

（1）吃饭时需随时提醒老年人细嚼慢咽。

（2）对不能自己吃饭的老年人，必须把固体食物切成小块，喂饭时，应确认上一口已经完全咽下后，才能喂下一口，切不可操之过急。

（3）避免吃汤圆、水饺、年糕等滑溜或黏性食物，若必须喂此类食物，需注意千万不可将食物整个放入老年人口中。

（4）提醒老年人吃饭时注意力集中，避免同时看电视、说笑、走路或进行其他运动。

五、老年人噎食、误吸的急救方法

1. 咳嗽法

若老年人意识清楚，气道部分梗阻，只是欲说无声，满脸涨红，施救者可告知其尽力咳嗽，利用气压将食物冲出气管。

2. 手指清除法

若发现阻塞物为馒头面包等易碎食物，且异物在喉部以上，施救者可以将可看得见的食物抠出，同时让老年人头向下倒转并且用手拍打背部，使其滑出。

3. 海姆利克急救法

若发现老年人已经发生胸闷窒息感，可以采取美国学者海姆利克发明的简便易行的海姆利克急救法，其方法是施救者环抱老年人，向其上腹部快速施压，造成膈肌突然上升，胸腔压力骤然增加，由于胸腔是密闭的，只有气管一个开口，故气管和肺内的大量气体（450～500 mL）就会突然涌向气管，将异物冲出，恢复气道通畅。该法被称为"生命的拥抱"或"人工咳嗽"。

4. 腹部冲击法

（1）意识清楚的老年人。使老年人呈站立或坐位，施救者站于其身后，双手臂环绕老年人腰部，一手握拳将拇指一侧放在老年人剑突下和脐上的腹部，另一手握住拳头，快速向内、向上冲击老年人的腹部6～8次，重复进行直至异物排出。此手法简称为"剪刀、石头、布"。

（2）昏迷老年人。老年人平卧位，头后仰，开放气道，施救者面对老年人骑跨在老年人的髋部，双膝跪地，上身前倾，一手掌根放在老年人剑突下和脐上的腹部，另一手放在此手背上，快速向上、向下冲击老年人的腹部6～8次，重复进行直至异物排出。

5. 胸部冲击法

对于极度肥胖的噎食老年人，施救者无法环抱其腰部，可用胸部冲击法。施救者将手放于老年人胸骨中下1/3交界处，注意避开剑突和肋骨下缘，以防造成肋骨骨折。其余手法与腹部冲击法相同。

6. 自救法

在平时的健康教育中，可教会老年人若发生噎食时身边无人，呼吸道部分梗阻，鼓励老年人自己用力咳嗽以期驱除气道异物，也可自己实施腹部冲击，手法与海姆利克急救法相同；或将上腹部压向任何坚硬、突出的物体（如椅背等）上，然后重复实施。

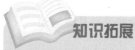

呼吸道阻塞引起窒息的严重程度分级

（1）Ⅰ度：安静时无呼吸困难，活动时出现轻度呼吸困难，可有轻度吸气性喉喘鸣及胸廓周围软组织凹陷。

（2）Ⅱ度：安静时有轻度呼吸困难，吸气性喉喘鸣及胸廓周围软组织凹陷，活动时加重但不影响睡眠和进食，无烦躁不安等缺氧症状，脉搏尚正常。

（3）Ⅲ度：呼吸困难明显，吸气性喉喘鸣声较响亮，胸廓周围软组织凹陷显著并出现缺氧症状。如烦躁不安、难以入睡、不愿进食、脉搏加快等。

（4）Ⅳ度：呼吸极度困难，坐立不安、手足乱动出冷汗、面色苍白或发绀、心律不齐、脉搏细速、昏迷、大小便失禁等，若不及时抢救，则可由于窒息而导致老年人呼吸、心跳停止而死亡。

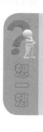
当老年人噎食情况发生时，照护人员如何迅速识别情况？如何根据实际情况选择合适的急救方法？

六、实践技能操作

职业能力：老年人噎食、误吸时海姆利克急救法，见表6-2-7-1。

表6-2-7-1　老年人噎食、误吸时海姆利克急救法

步骤	项目	操作及说明	照护标准
步骤一	评估工作	1. 照护人员：发现老年人进食过程中出现异常，立即来到老年人身边。 2. 评估与沟通：迅速判断老年人意识状况，请老年人不必恐慌，务必积极配合照护人员的急救。 3. 若老年人咳嗽或照护人员无法用手指取出喉部异物时，应紧急采取海姆利克急救法	1. 发现情况，及时处理。 2. 正确沟通，有效安慰老年人，老年人对所给予的解释和护理表示理解和满意。 3. 正确评估老年人状况
步骤二	准备工作	1. 照护人员：站于清醒老年人身后，或双腿骑跨于昏迷老年人髋部，双膝跪地。 2. 老年人：清醒老年人站于照护人员身前，倾身向前，头部略低，张嘴；昏迷老年人取仰卧位	根据评估情况采取合适准备体位

步骤	项目	操作及说明	照护标准
步骤三	实施操作	清醒老年人： 1. 老年人站立或坐位。 2. 照护人员站于老年人身后，双手臂从两腋下前伸环绕老年人腰部，一手握拳将拇指一侧放在老年人剑突下和脐上的腹部，另一手握住拳头，快速向内、向上冲击老年人的腹部6~8次，重复进行，直至异物排出。海姆利克急救法（清醒老年人）如图6-2-7-1所示。 图6-2-7-1　海姆利克急救法（清醒老年人） 昏迷老年人： 老年人就地仰卧，头后仰，开放气道，施救者面对老年人骑跨在老年人的髋部，双膝跪地，上身前倾，一手掌根放在老年人剑突下和脐上的腹部，另一手放在此手背上，快速向上、向下冲击老年人的腹部6~8次，重复进行直至异物排出。海姆利克急救法（昏迷老年人）如图6-2-7-2所示 图6-2-7-2　海姆利克急救法（昏迷老年人）	1. 能根据老年人状况采取合适的处理措施。 2. 操作流程规范、安全，达到预期目标。 3. 操作过程中密切关注老年人的状况

续表

步骤	项目	操作及说明	照护标准
步骤四	整理记录	1. 施救成功后询问老年人有无不适，检查有无并发症。必要时转送医院继续诊治。 2. 洗手，在记录单上记录老年人姓名、噎食出现的时间、原因、采取的措施、施救后身体状况	1. 老年人感觉舒适。 2. 记录准确无误
	注意事项	1. 老年人发生噎食、误吸时，需立即判断老年人情况，当咳嗽法、手指清除法均不可使用或无效，且情况紧急时才可用海姆利克急救法。 2. 因老年人胸腹部组织的弹性及顺应性差，易致腹部或胸腔内脏破裂及出血、肋骨骨折等，故需严格把握冲击力度	1. 能正确把握海姆利克急救法的注意事项。 2. 能观察并发现异常情况，及时进行正确处理
步骤五	小结与反思	1. 本次急救处理体会及反思。 2. 改善老年人后续饮食照护计划	根据老年人的反馈调整照护方案并持续改进

【课后练习】

1. 极度肥胖老年人发生气道异物后，应当采用（　　　）冲击法。

A. 腹部　　　　　　　　　　　　B. 背部

C. 腰部　　　　　　　　　　　　D. 喉部

E. 胸部

2. 以下关于海姆立克急救法的描述中不正确的是（　　　）。

A. 拳心向内按压于老年人脐部与剑突之间的上腹部（脐部上方）

B. 照护人员站在老年人身后，双臂分别从两腋下前伸并环抱老年人

C. 将老年人背部轻轻推向前，使其处于前倾位，头部抬高，张嘴

D. 照护人员双手向后、向上快速地用力挤压，迫使其上腹部下陷

E. 意识不清的老年人采取仰卧位，照护人员向后上方冲击上腹部

3. 喉头或气管异物（异物卡喉）老年人没有的表现是（　　　）。

A. 突然呛咳，不能发音或出现带蝉鸣音的吸气性呼吸困难

B. 突然呛咳，出现伴有哮鸣音的呼气性呼吸困难

C. 面色及口唇紫绀

D. 表情极度痛苦、恐怖，伴有濒死感

E. 双眼圆瞪、双手乱抓或紧紧捏住喉部

4. 柯奶奶，89岁，元宵节在养老服务中心食堂吃早餐，刚吃了两个汤圆，立即脸涨得通红并很快转为面色青紫、双眼圆瞪、双手紧紧捏住喉部，表情极度痛苦、恐怖。关于照护人员发现后，应立即判断出的情况和首选的紧急处理中正确的是（　　　）。

A. 心跳呼吸骤停——心肺复苏

B. 哮喘急性发作——高浓度吸氧

C. 急性肺水肿——端坐位、吸氧

D. 噎食（气道异物）——海姆立克急救法

E. 异物卡喉——鼓励柯奶奶咳嗽，照护人员用手指取出卡在喉部的汤圆

任务八

为心搏骤停的老年人进行心肺复苏

案例导入

　　陈爷爷，70岁，生活可自理，现入住某养老机构。某天早晨，在花园里晨练时，他突然觉得胸口剧烈疼痛，大汗淋漓，精神极度紧张，很快丧失意识，就地倒下。照护人员立即跑到陈爷爷身边，发现他呼之不应，面色紫绀，未能看到胸廓起伏，初步判断其可能发生了心搏骤停，于是马上利用学过的急救技能沉着冷静地对其进行紧急救助。

　　思考：作为照护人员，应如何为心搏骤停的老年人进行心肺复苏？

一、概述

　　心搏骤停是指心脏突然停止搏动，从而导致有效的心脏射血功能终止，引起全身组织细胞严重缺血、缺氧和代谢障碍，如不及时抢救则危及生命。心搏骤停主要由心源性病因和非心源性病因导致。在心源性病因中，冠心病是最主要病因，非心源性病因包括溺水、触电、气道异物等情况。

　　心肺复苏（Cardiopulmonary Resuscitation，CPR）是针对心跳、呼吸停止所采取的抢救措施，即应用胸外心脏按压形成暂时的人工循环并恢复心脏自主搏动和血液循环，用人工通气代替自主呼吸并恢复自主呼吸，目的是尽快使心搏骤停者恢复有效通气和循环，维持脑的灌注，最终减轻脑组织长时间缺血缺氧导致的损害。心肺复苏分为三个步骤：迅速建立有效循环（circulation，C）、通畅呼吸道（airway，A）、人工呼吸（breathing，B）。

　　心肺复苏术开始的时间与心搏骤停者的存活率密切相关，大量临床实践证实，把握抢救的黄金 4 min 非常重要。及时有效的心肺复苏术有可能使患者恢复自主循环和呼吸功能，其中枢神经系统功能也可逐步恢复甚至不遗留后遗症；但一旦发生心搏骤停时，如果得不到及时的抢救复苏，4～6 min 后脑和人体重要组织器官就会发生不可逆性损害。因

此，第一目击者（在发现心搏骤停者时，现场第一个做出反应、采取应急措施的人，此人并非专指医务人员，而是指身处现场的每个人）的紧急救助至关重要。

二、心搏骤停的临床表现

当心跳、呼吸骤停时，血流停止，生命脏器的血氧供给终止。脑组织对缺血、缺氧最为敏感，故而以神经系统的表现出现最早和最为显著。具体表现为：意识突然丧失或伴有短阵抽搐；心音及大动脉搏动消失，血压测不出；呼吸停止或先呈叹息样呼吸，继而停止；面色苍白或青紫；双侧瞳孔散大。

知识拓展

心搏骤停

研究发现，心脏停搏 3～5 s，人们会头晕。停搏 5～10 s，由于脑部缺血缺氧会引起晕厥，即意识丧失。停搏 10～15 s 可发生阿－斯综合征（Adams-Stokes Syndrome），伴有全身性抽搐及大小便失禁等。停搏 20～30 s，由于脑组织中尚存的少量含氧血液可刺激呼吸中枢，呼吸呈叹息样或短促痉挛性呼吸，面色苍白或青紫。停搏 60 s 左右，则瞳孔散大。停搏超过 4～5 min，往往因中枢神经系统缺氧过久而造成严重的不可逆损害。

三、心搏骤停的判断

1. 判断意识

检查患者有无反应，施救者轻拍心搏骤停者肩膀，并大声呼喊"你怎么了？""你还好吗？"

2. 判断呼吸和脉搏

判断呼吸和脉搏用时不超过 10 s。

（1）判断呼吸：扫视心搏骤停者胸腹部有无起伏。如果没有呼吸或仅有喘气式呼吸，应视为心搏骤停。

（2）判断脉搏：在气管与胸锁乳突肌之间的纵沟内触摸有无颈动脉搏动。不主张非专业人员进行脉搏检查，一旦无有效呼吸，即视为心搏骤停，立即进行急救，以免延误时机。

四、心肺复苏的有效判断

（1）颈动脉搏动恢复。

（2）面色（口唇）由青紫转为红润。

（3）瞳孔由散大转为缩小，对光反射存在。

（4）心搏骤停者有眼球活动、睫毛反射出现，甚至手脚开始抽动，肌张力增加。

（5）自主呼吸出现。

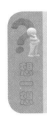

　　面对心搏骤停的老年人，照护人员如何快速判断，并正确实施急救措施？

五、实践技能操作

职业能力：为心搏骤停的老年人进行心肺复苏，见表6-2-8-1。

表6-2-8-1　为心搏骤停的老年人进行心肺复苏

步骤	项目	操作及说明	照护标准
步骤一	评估呼救	1. 照护人员：发现老年人出现异常，立即来到老年人身边。 2. 评估环境：远离灾害现场等危险环境。 3. 判断意识：轻拍重唤，"你怎么了？""你还好吗？"判断老年人有无意识。 4. 紧急求助：指定人员拨打急救电话"120"，有条件者取自动除颤仪（AED）使用	1. 发现情况，及时处理。 2. 正确评估环境，远离危险环境。 3. 正确判断老年人意识状况。 4. 正确求助
步骤二	安置体位	1. 安置老年人仰卧在平地上，若老年人卧于软床上，背下需垫一木板。 2. 若老年人面朝下，需整体翻转成仰卧位，需注意保护老年人颈部，操作者一手于后脑固定颈椎，一手绕过老年人腋下固定肩膀翻身，避免躯干扭曲，保证老年人头、颈、躯干在同一轴线上	正确安置体位，保证老年人卧于硬质材质物体上，头、颈、躯干在同一轴线上
步骤三	判断呼吸和脉搏	1. 操作者位于老年人一侧，解开老年人衣领、腰带，充分暴露老年人胸前区。 2. 观察胸腹有无起伏，同时专业人员在喉结旁开1~2 cm处触摸颈动脉有无搏动，评估时间5~10 s	1. 能正确判断呼吸和脉搏。 2. 操作流程规范、安全，达到预期目标

步骤	项目	操作及说明	照护标准
步骤四	胸外按压（C）	1. 按压部位：胸骨中下部，即两乳头连线中点。 2. 按压姿势：操作者跪于老年人一侧，两手掌根部重叠，手指跷起不接触胸壁；上半身前倾，两臂伸直，垂直向下用力。 3. 按压频率：至少 100 次 /min。 4. 按压深度：至少 5 cm。 5. 胸廓回弹：保证胸廓完全回弹，按压时间与放松时间各占 50%，放松时掌根部不得离开胸壁，也不可倚靠在老年人胸壁上对其施加任何压力。 6. 按压与通气比例：30∶2。 7. 双人或多人施救时，应每 2 min 或 5 个周期 CPR（每个周期包括 30 次按压和 2 次人工呼吸）更换按压者，并在 10 s 内完成更换，确保按压质量。胸外按压如图 6-2-8-1 所示 放松　向下压　胸部按压深度4~5 cm 背部为力臂 肘关节不可弯曲　以髋关节为支点 按压胸骨下半段 图 6-2-8-1　胸外按压	能正确实施胸外按压
步骤五	开放气道（A）	1. 清理气道：检查口鼻腔内有无异物、分泌物，取出活动性义齿及异物。 2. 仰头提颏法：一手置于前额使头后仰，另一手置于下颌骨性组织上以抬起下颏，如图 6-2-8-2 所示 图 6-2-8-2　仰头提颏法	

步骤	项目	操作及说明	照护标准
步骤五	开放气道（A）	3. 推举下颌法：运用在怀疑头颈部损伤的老年人身上。操作者双手指放在老年人下颌角，向上或向后方提起下颌，同时，两个大拇指向外推举下颌骨，并使老年人头颈保持正中位，如图6-2-8-3所示 图6-2-8-3　推举下颌法	能正确开放气道
步骤六	人工通气（B）	1. 按压30次后，人工呼吸2次。 2. 吹气动作：用压在老年人前额的大拇指和食指捏住其两侧鼻翼，正常吸气后用自己的双唇把老年人的口部完全包住，缓慢均匀吹气，持续1 s以上；同时，眼睛余光观察胸廓明显上抬；松开捏鼻孔的手，让老年人胸廓充分回缩呼气。 3. 吹气量：400～600 mL/次。人工呼吸如图6-2-8-4所示 图6-2-8-4　人工呼吸	能正确进行人工呼吸
步骤七	操作后	1. 专业救助者再次评估老年人的颈动脉搏动和自主呼吸，以及面色、睫毛反射、瞳孔、肢端温度等。 2. 整理衣物，将老年人头偏向一侧，安慰老年人必要时保暖，予以心理支持，等待救护车到来	1. 能正确进行复苏有效评判。 2. 给予老年人有效的人文关怀

续表

步骤	项目	操作及说明	照护标准
	注意事项	1. 为节约救助时间，非专业救助者不要求判断颈动脉搏动情况，判断意识、呼吸消失，即可开始 CPR。 2. 尽量减少胸外按压中断，中断时间尽可能控制在 10 s 以内。 3. 按压部位必须准确，防止肋骨骨折，损伤大血管，胃内容物反流等并发症出现	1. 能正确把握 CPR 的注意事项。 2. 能观察并发现异常情况，及时进行正确处理
步骤五	小结与反思	对于本次急救处理的体会及反思	根据本次急救效果，通过训练，不断提高急救水平

【课后练习】

1. 引起老年人心搏骤停的最常见的心源性原因是（　　）。

A. 心室停顿 　　　　B. 梗阻性肥厚性心肌病

C. 心律失常型心肌病 　D. 严重缓慢性心律失常

E. 冠心病

2. 心肺复苏三个步骤中的"A"是指（　　）。

A. 胸外心脏按压 　　B. 人工呼吸

C. 清理口腔污物 　　D. 开放气道

E. 头部降温

3. 对老年人进行心肺复苏时，按压与通气比例为（　　）。

A. 30∶1 　　　　B. 30∶2

C. 15∶1 　　　　D. 60∶4

E. 15∶2

课后习题答案

第一篇　总论

任务一　老年照护人员的职业认知

参考答案：1. D　2. C　3. A

任务二　老年照护人员的素质与能力要求

参考答案：1. D　2. B　3. B

任务三　老年照护人员的职业安全防护与压力应对

参考答案：1. C　2. E　3. A

第二篇　活力期老年人健康管理篇

任务一　解析老年友好社区

参考答案：1. ABCD　2. A　3. D

任务二　协助活力期老年人重新树立社会价值

参考答案：1. A　2. C　3. B

第三篇　部分失能、失能老年人照护篇

项目一　清洁照护技术

任务一　协助老年人晨间梳洗

参考答案：1. D　2. B　3. D　4. D

任务二　协助老年人坐位洗头

参考答案：1. A　2. A　3. D　4. B

任务三　为卧床老年人床上洗头

参考答案：1. A　2. C　3. B

任务四　协助老年人修剪指（趾）甲

参考答案：1. ABCD　2. B　3. B

任务五　协助男性老年人剃胡须

参考答案：1. D　2. E

任务六　协助老年人修饰仪容仪表

参考答案：1. ABCD　2. ABCDE　3. ABCDE　4. ABCD

任务七　协助老年人清洁口腔

参考答案：1. A　2. B

任务八　协助老年人摘戴义齿并清洗

参考答案：1. C　2. A

任务九　协助老年人淋浴

参考答案：1. C　2. ABE

任务十　协助老年人盆浴

参考答案：1. A　2. C

任务十一　为卧床老年人床上擦浴

参考答案：1. A　2. C　3. B

任务十二　为卧床老年人会阴清洁

参考答案：1. C　2. A　3. E　4. A

任务十三　为老年人整理床单位

参考答案：1. B　2. C

任务十四　为卧床老年人更换床单位

参考答案：1. B　2. B　3. B

项目二　生活照护技术

任务一　穿脱衣物

参考答案：1. C　2. E　3. A　4. B　5. D　6. C

任务二　饮食照护

子任务1　老年人饮食概述

参考答案：1. C　2. B　3. B　4. B

子任务2　协助老年人进食

参考答案：1. C　2. D　3. B

子任务3　协助老年人进水

参考答案：1. C　2. E　3. B

子任务4　为鼻饲老年人进食照料

参考答案：1. E　2. D　3. C

任务三　排泄照护

子任务1　协助老年人正常上厕所

参考答案：1. C　2. A　3. C

子任务2　采集老年人便标本

参考答案：1. E　2. B　3. D

子任务3　采集老年人尿标本

参考答案：1. E　2. B　3B

子任务4　使用开塞露辅助老年人排便

参考答案：1. D　2. E　3. C

子任务5　为卧床老年人使用便盆

参考答案：1. C　2. D　3. D

子任务6 使用人工取便的方法辅助老年人排便

参考答案：1. A 2. A 3. E

子任务7 为卧床老年人使用尿壶

参考答案：1. B 2. A 3. E

子任务8 为老年人更换尿垫（尿布）

参考答案：1. C 2. D 3. B

子任务9 为老年人更换纸尿裤

参考答案：1. A 2. B 3. D

任务四 睡眠照护

子任务1 为老年人布置睡眠环境

子任务2 老年人睡眠状况观察记录

子任务3 识别并改善影响老年人睡眠的环境因素

子任务4 照护有睡眠障碍的老年人入睡

子任务5 指导老年人改变不良睡眠习惯

参考答案：1. D 2. C 3. B 4. B 5. A 6. D 7. B 8. B 9. C 10. D 11. B

项目三 基础照护

任务一 为卧床老年人翻身预防压疮

参考答案：1. E 2. C 3. E

任务二 协助老年人翻身叩背促进排痰

参考答案：1. C 2. A 3. B

任务三 为Ⅰ度压疮老年人提供照护

参考答案：1. E 2. D 3. D

任务四 为留置导尿老年人更换尿袋

参考答案：1. D 2. C 3. D 4. D

任务五 为人工造瘘的老年人更换造瘘袋

参考答案：1. B 2. D 3. A

任务六 感染防控

子任务1 养老场所环境及物品的清洁消毒

子任务2 手部清洁消毒

参考答案：

1. C 2. D 3. C 4. C 5. E 6. C 7. B 8. A 9. B

项目四 康复照护

任务一 体位转换

子任务1 为老年人正确摆放体位

参考答案：1. A 2. A 3. D 4. E

子任务2 帮助老年人从仰卧位至坐位体位转换

参考答案：1. D 2. C

子任务3　帮助老年人从仰卧位至床边坐起体位转换

参考答案：1. E 2. C

子任务4　使用轮椅转运老年人

参考答案：1. E 2. E

子任务5　使用平车转运老年人

参考答案：1. A 2. E 3. D

子任务6　协助老年人呕吐时变换体位

参考答案：1. D 2. B

任务二　康复训练

子任务1　指导老年人使用助行器行走

参考答案：1. B 2. D

子任务2　指导老年人进行穿脱衣服训练

参考答案：1. E 2. C

子任务3　指导并帮助老年人站立活动

参考答案：1. B 2. E

子任务4　指导并帮助老年人行走活动

参考答案：1. D 2. D

子任务5　帮助肢体障碍老年人进行功能训练

参考答案：1. A 2. D

任务三　策划与组织机能提升、健康促进活动

子任务1　示范指导老年人音乐照护活动

子任务2　示范指导老年人进行身心活化运动

子任务3　示范指导老年人进行舒压按摩运动

子任务4　示范指导老年人进行游戏疗法

参考答案：1. B 2. A 3. E

项目五　心理照护

任务一　老年人常见精神心理问题

参考答案：1. D 2. B

任务二　识别并应对老年人的不良情绪

参考答案：1. C 2. C 3. A

任务三　老年人心理干预

参考答案：1. B 2. D 3. E

项目六　社会照护

任务一　社会资源调动与社会支持体系

参考答案：1. ABC 2. ABCD 3. ABCD

任务二　为家庭照护人员提供"喘息"服务

参考答案：1．ABC　2．ABCD　3．ABCD

第四篇　认知症老年人照护篇

项目一　生活照护

任务一　认知症老年人评估技术

参考答案：1．E　2．A　3．D　4．D

任务二　认知症老年人照护方案设计

参考答案：1．E　2．A

任务三　认知症老年人日常生活照护

参考答案：1．C　2．C　3．A　4．C　5．A　6．C　7．C　8．A　9．D　10．B 11．D　12．B　13．C　14．B　15．B　16．D　17．D

项目二　基础照护

任务一　协助认知症老年人用药

参考答案：1．C　2．C　3．D

任务二　认知症老年人跌倒的预防与处理

参考答案：1．C　2．B

任务三　认知症老年人走失的预防和处理

参考答案：1．ABCD　2．ABCDE

任务四　认知症老年人噎食的预防与处理

参考答案：1．ABCD　2．ABC

任务五　认知症老年人常见身体机能异常识别和照护

参考答案：1．ABD　2．ABD

任务六　认知症老年人常见行为异常识别及照护

参考答案：1．ABCDE　2．ABDE

项目三　康复照护

任务一　协助认知症老年人日常生活活动能力训练

参考答案：1．E　2．E

任务二　协助认知症老年人认知功能促进

参考答案：1．E　2．E

任务三　指导认知症老年人记忆力训练

参考答案：1．D　2．E　3．A

任务四　指导认知症老年人定向力训练

参考答案：1．E　2．E　3．E

任务五　指导认知症老年人言语功能训练

参考答案：1．B　2．E

项目四　心理照护

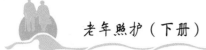

参考答案：1．ABCDE　2．ABCDE　3．B

项目五　社会照护

任务一　塑造老年友好型社区养老环境

参考答案：1．ABC　2．ABCD　3．ABCD

任务二　为机构照护人员提供支持服务

参考答案：1．ABCD　2．ABCD　3．ABCD

第五篇　安宁疗护照护篇

项目一　安宁疗护概述

任务一　安宁疗护发展概述

参考答案：1．ABC　2．C

任务二　安宁疗护伦理及实施

参考答案：1．ABCDE　2．BCD

项目二　基础照护

任务一　临终老年人常见症状处理原则和方法

参考答案：1．ABCDE　2．ABCD

任务二　遗体料理技术

参考答案：1．A　2．BCE

任务三　遗物整理及房间终末消毒

参考答案：1．C　2．ABCDE

项目三　心理照护

任务一　为临终老年人提供慰藉支持

参考答案：1．ABCDE　2．E

任务二　为老年临终患者家属提供精神安慰支持

参考答案：1．E　2．ABCDE

项目四　社会照护

任务　哀伤辅导

参考答案：1．ABCDE　2．ABCD

第六篇　老年通用护理照护技术

项目一　老年护理协助技术

任务一　为老年人观察并测量生命体征

子任务1　为老年人观察并测量体温

参考答案：1．C　2．B　3．E

子任务2　为老年人观察并测量脉搏、呼吸

参考答案：1．A　2．B

子任务3　为老年人观察并测量血压

参考答案：1．A　2．E　3．E

任务二　查对并帮助老年人服药

参考答案：1．C　2．C　3．B

任务三　使用热水袋为老年人保暖

参考答案：1．B　2．D　3．E

任务四　使用冰袋为高热老年人物理降温

参考答案：1．D　2．B　3．A　4．C

任务五　为老年人进行湿热敷

参考答案：1．B　2．A

任务六　协助老年人吸氧

参考答案：1．A　2．C　3．E

任务七　协助老年人进行氧气雾化吸入

参考答案：1．D　2．A　3．E　4．D

任务八　协助老年人进行超声波雾化吸入

参考答案：1．D　2．B　3．C　4．B

任务九　协助老年人滴眼药水

参考答案：1．B　2．C　3．B　4．D

任务十　协助老年人涂眼药膏

参考答案：1．C　2．B　3．D

任务十一　协助老年人应用滴鼻剂

参考答案：1．D　2．A

任务十二　协助老年人应用滴耳剂

参考答案：1．D　2．C　3．B　4．E

任务十三　为老年人测血糖

参考答案：1．A　2．D　3．B

项目二　老年人常见意外伤害处理

任务一　对老年人跌倒进行急救处理

参考答案：1．C　2．A　3．D　4．B

任务二　对老年人摔伤进行初步处理

参考答案：1．D　2．C　3．A

任务三　对老年人外伤出血进行初步止血包扎

参考答案：1．D　2．E　3．A　4．D

任务四　初步应对老年人烫伤

参考答案：1．B　2．C　3．B

任务五　协助医护人员为骨折老年人进行初步固定

参考答案：1. A　2. D　3. E　4. D

任务六　配合医护人员搬运骨折老年人

参考答案：1. D　2. A

任务七　老年人噎食、误吸的急救处理

参考答案：1. E　2. C　3. B　4. E

任务八　为心搏骤停的老年人进行心肺复苏

参考答案：1. E　2. D　3. B

附　录

老年照护常用辅具

翻身移位操作组			
编号	品名	功能	照片
FZ-C4-01	翻身移位滑垫	可以简单地进行清洗和消毒；使用降落伞特殊材质，更滑更牢固；可以用于各种体位变换，减轻护理的繁重负担；可以减少护理中摩擦力的产生，预防褥疮	
FZ-C4-02	6 way 多功能移转位滑垫	1. 可让卧病在床的老年人上下、左右移位、起身、翻身、转位乘坐轮椅、清洁床面等多功能用途； 2. 适用对象：适合行动不便、长期卧床、失能者、身心障碍及需要移位的老年人使用	
FZ-C4-03	移位省力垫	入浴用移位辅具，防滑防水加工，柔软材质不伤皮肤，移位轻松，省力安全	
FZ-C4-04	移位省力垫附带	入浴用移位辅具，防滑防水加工，柔软材质不伤皮肤，移位轻松，省力安全	
FZ-C4-05	床上/车上/椅上用转位垫	床上/车上/椅上用360°旋转坐垫，可以更轻松地移动身体转动至各角度，柔软透气的材质，久坐也不闷热，更方便上下车和下床使用，适合老年人或腰部有问题的人使用	
FZ-C4-06	蝴蝶型移位滑板	特殊弧度设计，可适应不同环境、不同造型之轮椅，还可以克服轮椅扶手无法抬起的移位问题，适合下肢无力，上半身还能自主者，可自行使用或是由照护人员协助使用	

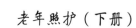
续表

编号	品名	功能	照片
FZ-C4-07	入浴用移位腰带（M）	入浴用移位辅具，防滑防水加工，柔软材质不伤皮肤，移位轻松，使用方便安心，省力安全	
FZ-C4-08	硬式搬运移位滑垫－长款	1．避免因不当搬运导致工作人员下背部疼痛及老年人二次伤害； 2．不需要使用大型搬运设备即可轻松完成老年人移位； 3．降低作业成本、节省人力、不占空间，符合经济效益	

餐饮辅具照顾组

编号	品名	功能	照片
FZ-E0-01	多功能食物料理板	1．辅助单手或双手机能退化者日常厨房调理操作，训练回归居家生活； 2．半透明塑料让照护人员能方便控制饮品的倒入量	
FZ-E0-02	多功能辅助汤匙	可当汤匙、刀子、叉子等，具有多用途使用功能，适用于手部持握能力较差的老年人	
FZ-E0-03	辅助木筷	1．左右手皆可使用； 2．木制筷子可以根据喜好更换； 3．可辅助老年人自立用餐，并可训练手部机能	
FZ-E0-04	弧形碗	1．适用于使用单手活动者、手部活动有障碍者； 2．边缘特殊弧度设计可将食物导引至餐具中，防止食物掉出； 3．附止滑吸盘，方便固定于桌面上，手洗或洗碗机清洗时需取下	

编号	品名	功能	照片
FZ-E0-05	弧形盘	1. 适用于使用单手活动、手部活动有障碍的老年人，或正在学习独立进食的儿童，边缘特殊弧度设计可将食物导引至餐具中，防止食物掉出； 2. 附止滑吸盘，方便固定于平滑的桌面上使用	
FZ-E0-06	止滑托盘	适用于手部易颤抖的老年人，此止滑托盘表面为特殊人造木纹树脂，具有止滑功能，可防止物品滑动，最大倾斜度为30°，不可用微波炉加热	
FZ-E0-07	记忆成人叉子	可弯曲调整成适合进食角度，附软质握把，使其更舒适和容易取握	
FZ-E0-08	记忆成人汤匙	可弯曲调整成适合进食角度，附软质握把，使其更舒适和容易取握	
FZ-E0-09	人体工学鼻型杯	1. 安全耐热温度：80℃，适用于将头向后倾斜或转动颈部有困难的人喝水或流质的液体； 2. 符合人体工程学设计，鼻型的特殊剪裁可避免鼻子碰到杯口边缘，造型美观，表面磨砂处理； 3. 鼻型设计，方便使用者在轮椅上喝饮料，不用把头部往后倾斜，减少使用者受到伤害的机会	
FZ-E0-10	便利水杯	1. 符合人体工程学，对协调性弱的成人在喝水上有帮助； 2. 有一个倾斜的较大的把手设计，使喝水非常容易，杯身透明，液体的内容是可见的； 3. 可用家用微波炉加热或洗碗机清洗	

续表

编号	品名	功能	照片
FZ-E0-11	餐盘护围	1. 护围可起到聚集食物与阻止食物外溅的作用； 2. 可用微波炉加热或用洗碗机清洗； 3. 对手部障碍或肩关节、肘、手腕有轻度运动障碍者有帮助	
FZ-E0-12	开瓶器-方	1. 适用于力量和握力有限的老年人； 2. 软性橡胶材料方便拿握； 3. 易于开启不同大小的瓶盖	
FZ-E0-13	开瓶器-圆	1. 适用于力量和握力有限的老年人； 2. 软性橡胶材料方便拿握； 3. 易于开启不同大小的瓶盖	
FZ-E0-14	平面围兜	1. 特殊防泼水加工，防止用餐时弄脏、弄湿身上衣服； 2. 魔术粘设计，方便穿戴，不容易滑动	
FZ-E0-15	口袋围兜	1. 前方设计有收纳袋； 2. 防止食物掉落弄脏衣服； 3. 方便拆洗、快干	
FZ-E0-18	叉匙辅助把手	1. 辅助把手，采用合成纤维材质，可与带柄餐具固定，增加控制感； 2. 使用方便，适合手部握力差或手部活动受限制者	
FZ-E0-19	流质食物加压喂食器	1. 盛装半流体食物的容器，前有喂食软管用于流体食物加压喂食； 2. 可用微波炉加热	
FZ-E0-20	流质食物喂食器	1. 盛装半流体食物的容器，前有喂食软管用于流体食物喂食； 2. 可用微波炉加热	

续表

编号	品名	功能	照片
	餐具		
FZ-E0-16	可弯曲叉子	可左右弯曲调整成适合进食角度，附软质握把，具有多用途使用功能，适用于手部持握能力较差的老年人，使其更舒适和容易取握	
FZ-E0-17	可弯曲汤匙	可左右弯曲调整成适合进食角度，附软质握把，具有多用途使用功能，适用于手部持握能力较差的老年人，使其更舒适和容易取握。	

听觉辅助组

编号	品名	功能	照片
FZ-F1-00	辅助沟通器	1. 不需要像助听器一样需要塞入耳朵，使用起来更轻松； 2. 适用轻度重听症者，中高度重听症者； 3. 一对多使用，适用于团体照护； 4. 避免于公众场所大声喧哗与减少因沟通所产生的身体接触问题	
FZ-F1-01	遥控辅听电话	1. 主机一键求助，一键撤销； 2. 遥控一键求助，一键接听； 3. 手柄推倒求助； 4. 自动收线； 5. 亲情号码一键求助； 6. 可接入42个传感器，实现各种需求； 7. 实现单向和双向通话功能切换，提高免提的远距离通话功能； 8. 有断线报警功能	

生活自立辅助照护组

编号	品名	功能	照片
FZ-F2-00	多用途放大镜	1. 可立于桌面单独当放大镜使用； 2. 适用于阅读看报、实验观察等领域。不占地方，适用于长时间工作状态环境。带LED光源照明。可以减少眼睛看报纸、报表、地图或者其他印刷制品引起的疲劳，不用频繁移动就可以观察整体资料	

续表

编号	品名	功能	照片
FZ-F3-01	计时装药盒	可设定用药时间，及时提醒老年人用药	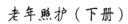
FZ-F3-02	切药器	内设储物格，可放少量药片，将药片压碎供食用者使用	
FZ-F3-03	取药器	1. 用手掌按压，可轻松取出长宽圆扁不同形状的药片； 2. 适用于手部精细动作较弱的老年人使用，减轻吃药时无法取药带来的困扰	
FZ-F3-04	穿袜辅助器	帮助无法弯腰的老年人轻松穿上袜子	
FZ-F3-05	放大镜指甲剪	1. 方便手指僵硬、功能不佳、单手，或有弱视及老花眼的老年人独立剪指甲使用； 2. 指甲剪上特别设计附有一个小型放大镜，方便视力不佳者使用	
FZ-F3-06	洁宝假牙清洁器	结合了电子超音波清洗、紫外线灯抑菌技术（UV抑菌），可减少细菌产生的纳米银科技，能有效清洗及抑菌的全能清洗机，长期使用能去除假牙、牙刷或牙套表面的污垢并抑制细菌滋生	

编号	品名	功能	照片
FZ-F3-07	取物功能辅助器－短	1. 可使老年人不必弯腰拾取低处物品，如报纸、袋子、衣物等，省力省心，使用方便； 2. 夹口末端有翘角设计，可用作鞋拔使用	
FZ-F3-08	取物功能辅助器－长	1. 可使老年人不必弯腰拾取低处物品，如报纸、袋子、衣物等，省力省心，使用方便； 2. 夹口末端有翘角设计，可用作鞋拔使用	
FZ-F4-01	长柄梳子	适用于手臂活动不灵敏的老年人，独特长柄设计，防滑手，有韧性	
FZ-F4-03	弯柄洗澡刷	适用于手臂活动不灵敏的老年人，可换式海绵刷头和按摩刷头，有效清洁毛孔污垢，激活肌肤	
FZ-F3-09	空气净化杀菌装置	1. 可清洗前置滤网、低温触媒滤网、特效除甲醛滤网、抗菌层滤网、99.97% 高效率网、负离子、紫外线七重净化功效； 2. 高效率直流无刷电机，可以实现无级调速； 3. 污染水平数字化显示＆灯光变色显示指示； 4. 智能模式：可以根据监测的室内污染程度，自动调节整机风速；可以根据光敏感应，零度光线自动进入睡眠模式； 5. 睡眠模式：机器 1 min 左右直接进入所有指示灯熄灭状态，并且机器进入低速模式运行； 6. 滤芯寿命智能提醒	

续表

编号	品名	功能	照片
FZ-F3-09	空气净化杀菌装置	7. 加湿功能：面板自带加水提醒功能； 8. 安全锁功能：防止儿童或其他人群误触碰机器面板而引发机器误操作； 9. 开盖自动断电安全保护功能； 10. 安装方式：落地，不需要安装操作	
<td colspan="4" align="center">个人生理卫生照护辅助组</td>			
编号	品名	功能	照片
FZ-F4-04	男性高级小便器	1. 采用优良的材料，无毒、无味、环保； 2. 清晰的刻度（100~800 mL），便于测量尿量，大容量从而减轻使用者每次倒尿的负担； 3. 宽大、光滑的壶口，易采尿、防漏、壶盖防止异味溢出，对环境无污染； 4. 附带专用的360°全方位清洗刷，配套齐全，可拆卸清洗，安全卫生	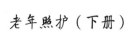
FZ-F4-05	女士高级小便器	1. 采用无毒、无味、环保材料； 2. 清晰的刻度（100~1 200 mL），便于测量尿量，大容量从而减轻使用者每次倒尿的负担； 3. 根据人体工程学设计的宽大、光滑的壶口，贴合性好、易采尿、防漏的接尿口，解决了女性的烦恼； 4. 附带专用的360°全方位清洗刷，配套齐全，可拆卸清洗，安全卫生	
FZ-F4-06	高级大便器	1. 采用无毒、无味、环保材料； 2. 采用人机工程理念，最佳倾斜角度为10°，最前端高度仅15 cm，便于轻松将大便器放入使用者臀部下方，大便器具有1 580 mL大容积与足够的深度，可以放心地使用； 3. 大便器后端带有三角形把手，方便护理者将其放入和取出时使用	

编号	品名	功能	照片
FZ-F4-07	便盆	1. 轻便、耐用； 2. 适用于卧床者	
FZ-F4-08	铲形便盆	1. 轻便、耐用； 2. 可高温高压消毒； 3. 适用于卧床者	
FZ-F4-09	尿失禁内裤	1. 100% 棉绒布，厚实舒适，舒适透气，吸液层为超细纤维，抗菌除臭加工，超强吸水性； 2. 透气材质防止尿布疹，棉质素材温柔包覆皮肤； 3. 适用于漏尿及轻、中度失禁者； 4. 吸水力可达 200 mL	
FZ-F4-10	防水护理垫	1. 天然竹纤维面料，吸水性更强，纯色包边更耐用； 2. 抗菌除螨，无静电，无刺激； 3. 做工细致，柔软舒适，防水更透气： a. 表层面料材质：70% 竹纤维 +30% 棉，柔软舒适易吸收，抗菌除螨，无静电，无刺激； b. 吸水层材质：纯棉洗水棉，吸水量大； c. 防漏层材质：TPU 透气隔水层，环保无毒，耐磨弹力好，防水隔水更透气； d. 底层面料材质：100% 超细纤维，防滑能力强	
防褥护理组			
编号	品名	功能	照片
FZ-H0-01	护手手套	1. 预防不自觉的两手乱抓行为； 2. 可固定又可以让双手在袋中自由活动； 3. 顶端开口让空气流通不闷热	

编号	品名	功能	照片
FZ-H0-02	三节护理枕	1. 保持姿势，防止患者倾倒； 2. 分散患者压力，防止褥疮产生	
FZ-H0-03	翻身护理器	1. 专业护理卧床人士的体位变换器； 2. 轻松变换体位，防止褥疮滋生； 3. 辅助卧床运动，抑制肌肉萎缩； 4. 降低护理难度，减轻家庭及护工负担	
FZ-H0-04	波力抓握垫	1. 保持手掌清洁并防止指甲陷进手掌； 2. 可使手腕上下运动； 3. 刺激手掌穴道	
FZ-H0-05	环形护垫	1. 可减少或者避免手术后患处承受压力（头部，膝盖，腿部，臀部皆可使用）； 2. 保持患处空气流通；减少摩擦	
智慧养老组			
编号	品名	功能	照片
FZ-J0-01	智能拐杖伞	1. 可伸缩避震设计，方便老年人登上时使用； 2. 可调式LED手电筒照明灯，保障夜间出行安全； 3. MP3功能，播放上百首经典老歌； 4. 广播功能，能够收听各大电台的广播； 5. 整点报时功能； 6. 通话功能，一键循环拨打事先绑定好的两个手机号码，若对方无人接听可以发送短信至其手机，家人收到后可以回拨至拐杖； 7. 使用GPS定位，家属能够实时查看老年人的具体位置，保障的老年人出行安全	

编号	品名	功能	照片
FZ-J0-02	智能集尿器（非失禁型）	1. 满电状态使用 500 次，20 s/ 次，可满足坐轮椅者短期使用需求； 2. 尿桶额定容量：2.5 L，容量大，满足 24 h 用量，不用频繁倾倒尿液，降低护理员劳动强度； 3. 自动抽吸响应时间 <0.5 s，尿液抽吸及时响应，不怕外溢，安心可靠； 4. 内置除臭滤芯，异味不扩散，改善病床环境； 5. 适用于有尿液感知的短 / 长期卧床者	
FZ-J0-03	智能集尿器（失禁型男款）	1. 尿桶额定容量：2.5 L，容量大，满足 24 h 用量，不用频繁倒尿液，降低护理员劳动强度； 2. 自动抽吸响应时间 <0.5 s，尿液抽吸及时响应，不怕外溢，安心可靠； 3. 防泄漏穿戴式设计，逆向分流抽吸结构，随尿随吸； 4. 设置有自动气流循环功能，时刻保持生殖器部位舒适干爽； 5. 内置除臭滤芯，使异味不扩散，改善病床环境； 6. 适用于多种状态卧床尿失禁人群	
FZ-J0-04	智能集尿器（失禁型女款）	1. 充电时间：3 h，满电状态使用 500 次，20 s/ 次，可满足坐轮椅者短期使用需要； 2. 尿桶额定容量：2.5 L，容量大，满足 24 h 用量，不用频繁倒尿液，降低照护人员劳动强度； 3. 自动抽吸响应时间 <0.5 s，尿液抽吸及时响应，不怕外溢，安全可靠； 4. 防泄漏穿戴式设计，逆向分流抽吸结构，随尿随吸	

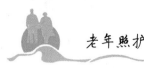

编号	品名	功能	照片
FZ-J0-04	智能集尿器（失禁型女款）	5. 设有自动气流循环功能，时刻保持生殖器部位舒适干爽； 6. 内置除臭滤芯，异味不扩散，改善病床环境； 7. 适用于多种状态卧床尿失禁人群	
FZ-J0-05	智能生理体征监测床垫	1. 实时监控、健康评估、护理管理； 2. 作用：通过监控中心，实时查看所有老年人的生命体征和状态，通过对实时告警的及时处理，防范意外和护理不良事件；改进护理巡视方式，提高老年照护人员的工作效率	

参 考 文 献

［1］谭美青. 养老护理员（基础知识）［M］. 北京：中国劳动社会保障出版社，2013.

［2］李晓农. 我国的老龄权益保障法律体系［J］. 中国卫生法制，2019，27（01）：10-13.

［3］苏婷婷. 鲁山"康乐园"火灾引起的思考［J］. 武警学院学报，2016，32（10）：64-66.

［4］范利. 中国老年医疗照护（基础篇）［M］. 北京：人民卫生出版社，2017.

［5］李小寒，尚少梅. 基础护理学［M］. 北京：人民卫生出版社，2017.

［6］时春红，李春艳，等. 养老护理员对护理风险认知的质性研究［J］. 湘南学院学报（医学版），2019（1）：52-54.

［7］刘欣荣. 北京养老护理员劳动保障问题与对策研究［D］. 沈阳：沈阳师范大学，2019.

［8］李勇. 养老服务职业技能培训教材老年照护（初级）［M］. 北京：人民出版社，2019.

［9］于普林. 老年医学［M］. 北京：人民卫生出版社，2019.

［10］胡亦新，余小平. 中国老年医疗照护（技能篇——常见疾病和老年综合征）［M］. 北京：人民卫生出版社，2017.

［11］卢长林. 中国老年医学理论与实践［M］. 北京：北京大学医学出版社，2017.

［12］孙建华，郭海凌，孙丹丹，等. 重症患者谵妄评估的现状调查及影响因素分析［J］. 中华护理杂志，2018（1）：17-21.

［13］董碧蓉，岳冀蓉. 老年患者术后谵妄防治中国专家共识［J］. 中华老年医学杂志，2016（12）：1257-1262.

［14］杨丽峰，杨洋，张春梅，等. 老年人衰弱评估量表的编制及信效度检验［J］. 中华护理杂志，2017（1）：49-53.

［15］中国营养学会. 中国居民膳食指南2016［M］. 北京：人民卫生出版社，2016.

［16］刘翠鲜，沈志祥. 老年跌倒的特点与预防策略［J］. 中国老年学杂志，2013（2）：459-461.

［17］顾敏华，宋佳，王雯晶，等. 老年综合征的评估现状及展望［J］. 上海护理，2016（5）：64-67.

［18］李小鹰，何仲. 社区养老服务指导［M］. 北京：人民卫生出版社. 2018.

［19］邬沧萍. 老年学概论［M］. 北京：中国人民大学出版社. 2017.

［20］宋卉，蔡琳. 老年健康管理实务［M］. 北京：中国轻工业出版社. 2017.

［21］宋卉，刘华. 健康管理概览［M］. 北京：中国轻工业出版社. 2016.

［22］姚军，刘世征. 健康管理职业导论［M］. 北京：人民卫生出版社. 2019.

［23］洪倩. 社区健康风险干预与管理［M］. 北京：人民卫生出版社. 2015.

［24］郭清，王大辉. 健康管理学案例与实训教程［M］. 杭州：浙江大学出版社. 2016.

［25］王陇德. 健康管理师基础知识［M］. 北京：人民卫生出版社. 2019.

［26］许淑莲. 老年心理学［M］. 北京：科学出版社，1987.

［27］郭雅欣. 国内外成功老龄化研究综述［J］. 劳动保障世界，2018（14）：14-15.

［28］李德明，陈天勇，吴振云，等. 城市空巢与非空巢老年人生活和心理状况的比较［J］. 中国老年学杂志，2006（3）：294-296.

［29］何婷婷，巢健茜，顾佳怡，等. 南京市空巢老年人慢性病患病及影响因素分析［J］. 中国公共卫生，2017，33（11）：1571-1575.

［30］张飒乐，李英，冯香艳，等. 城市社区空巢老年人心理健康状况调查及对策分析［J］. 中国医学伦理学，2017，30（8）：968-971，993.

［31］董薇. "离退休综合征"的心理调适［J］. 健康文摘，2019（4）：11.

［32］付文宁，柴云，刘冰. 社区老年人负性生活事件及相关因素［J］. 中国老年学杂志，2016，36（2）：429-431.

［33］刘颂. 老年社会参与对心理健康影响探析［J］. 南京人口管理干部学院学报，2007，23（4）：38-40.

［34］陈妮娅. 社会参与对中老年人成功老龄化的影响［J］. 中国老年学杂志，2017，37（23）：5962-5964.

［35］高云鹏，胡军生，肖健. 老年心理学［M］. 北京：北京大学出版社，2013.

［36］杨宗传. 再论老年人口的社会参与［J］. 武汉：武汉大学学报（人文科学版），2000（1）：61-65.

［37］孙莹. 老年社会工作实务［M］. 北京：中央广播电视大学出版社，2017.

［38］吕立江，邰先桃. 中医养生保健学［M］. 北京：中国中医药出版社，2016.

［39］刘占文. 中医养生学［M］. 北京：中国中医药出版社，2012.

［40］王琦. 中医体质学［M］. 北京：人民卫生出版社，2005.

［41］张志斌，王永炎. 试论中医治未病之概念及其科学内容［J］. 北京中医药大学学报，2007，30（7）：440-444.

［42］余桔云. 养老保险理论与政策［M］. 上海：复旦大学出版社. 2015.

［43］郭源生，王树强，等. 智慧医疗在养老产业中的创新应用［M］. 北京：电子工业出版社. 2019.

［44］左美云. 智慧养老内涵与模式［M］. 北京：清华大学出版社. 2019.

［45］杜鹏，孙鹃娟，张文娟，等. 中国老年人的养老需求及家庭和社会养老资源现状［J］. 人口研究，2016，11（40）.

［46］白晨. 新时代中国老龄化趋势、挑战及应对思考［N］. 中国社会科学报，2019-09-06.

［47］张雅伟. 城市社区居家失能老年人长期照护服务研究［D］. 上海：上海师范大学，2017.

［48］师海玲. 社会生态系统理论阐释下的人类行为与社会环境［J］. 首都师范大学学报（社会科学版），2005（4）：94-97.

［49］王杰. 生态系统视角下失能老年人家庭照护者压力与应对研究［D］. 成都：西华大学，2019.

［50］董晶慧. 城市社区失能老年人家庭照顾者的互助网络建构研究［D］. 长春：长春理工大学，2019.

［51］尤忆雯. 喘息服务在失能老年人家庭中的应用研究［D］. 扬州：扬州大学，2019 年.

［52］李春雷. 养老护理员 5 级［M］. 北京：中国劳动社会保障出版社，2018.

［53］瞿伟洁. 养老护理员职业技能鉴定考核手册［M］. 北京：中国劳动社会保障出版社，2016.

［54］李欣. 老年心理维护与服务［M］. 北京：北京大学出版社，2013.

［55］平松类. 当你老了：老年人行为说明书［M］. 北京：企业管理出版社，2019.

［56］王晓秋，孙颖心. 老年心理辅导师实务培训［M］. 北京：高等教育出版社，2017.

［57］马晓风. 董会龙. 老年人心理护理［M］. 北京：海洋出版社，2017.

［58］杜鹏. 中国的积极老龄化政策与实践.（2019-12-18）［2020-3-9］.［EB/OL］. https：//www.sohu.com/a/367104811_753682.

［59］乐龄游戏创意设计大赛组委会. 老·爱·玩——首届全国了冷游戏创意设计大赛作品集锦［M］. 苏州：江苏凤凰科学技术出版社，2018.

［60］陆小香. 身心功能活化运动对社区和养老机构老年人健康的促进作用［J］. 中国老年学杂志，2017（12）：5956-5959.

［61］李高峰. 朱图陵. 老年人辅助器具应用［M］. 北京：北京大学出版社，2013.

［62］刘则杨. 养老护理员（初级）［M］. 北京：中国劳动社会保障出版社，2015.

［63］刘则杨. 养老护理员（中级）［M］. 北京：中国劳动社会保障出版社，2015.

［64］刘则杨. 养老护理员（高级）［M］. 北京：中国劳动社会保障出版社，2015.

［65］朱小棠. 井明鑫. 老年人康复护理［M］. 北京：海洋出版社，2017.

［66］郑洁皎. 老年康复学［M］. 北京：人民卫生出版社，2018.

［67］藏少敏. 养老护理员高级技能［M］. 北京：华龄出版社，2018.

［68］藏少敏，陈刚. 老年健康照护技术［M］. 北京：北京大学出版社，2013.

［69］皮红英，张立力. 中国老年医疗照护·技能篇. 日常生活和活动［M］. 北京：人民卫生出版社，2017.

［70］张连辉，邓翠珍. 基础护理学［M］. 北京：人民卫生出版社，2019.

［71］许媛媛，卢文玉，李昭仪，等. 中国老年人睡眠质量的横断历史研究：2001—2017［J］. 心理技术与应用，2020，8（02）：66-73.

［72］郑虹，赵虹，徐鹏，等. 影响高龄老年人睡眠时间和质量的相关因素分析［J］. 实

用医药杂志，2019，36（12）：1096-1099.

［73］许彦臣，刘希. 老年人所需要的健康睡眠环境［J］. 世界睡眠医学杂志，2016，3（03）：143-147.

［74］关倍倍，陈长香. 社区老年人的睡眠质量及影响因素［J］. 中国老年学杂志，2020，40（02）：419-422.

［75］邓宝凤. 养老护理员（中级）［M］. 北京：中国劳动社会保障出版社，2013.

［76］人力资源和社会保障部教材办公室等. 养老护理员（医疗照护：五级）［M］. 北京：中国劳动社会保障出版社，2017.

［77］臧少敏. 老年照护技能训练［M］. 北京：中国人民大学出版社，2015.

［78］陈雪萍，缪利英. 养老护理基础［M］. 杭州：浙江大学出版社，2015. 9.

［79］王文焕. 老年生活照料［M］. 北京：中国人民大学出版社，2015.

［80］承罗露，唐军，明月. 一例老年糖尿病合并偏瘫老年人顽固畸形指甲的护理［J］. 护士进修杂志，2019，34（12）：1127-1128.

［81］姚志远. 跟灰指甲说拜拜［J］. 江苏卫生保健，2018（10）：11.

［82］李惠钰. 灰指甲遇到新"克星"［N］. 中国科学报，2019-12-30（006）.

［83］闫英，肖晓琳. 指甲——手脚的小卫士［J］. 中医健康养生，2018（11）：58-59.

［84］王刚，刘振斌. 指甲修剪不当，诱发甲沟炎［J］. 中医健康养生，2018（11）：60-61.

［85］庹焱. 养老护理员（医疗照护五级）［M］. 北京：中国劳动社会保障出版社，2018.

［86］桑未心. 护理学基础［M］. 北京：高等教育出版社，2011.

［87］李春玉. 社区护理学（一）［M］. 北京：北京大学医学出版社，2017.

［88］王陇德. 健康管理师国家职业资格三级［M］. 北京：人民卫生出版社，2013.

［89］刘则杨. 养老护理员初级（国家职业资格培训教程）［M］. 北京：中国劳动社会保障出版社，2013.

［90］刘则杨. 养老护理员中级（国家职业资格培训教程）［M］. 北京：中国劳动社会保障出版社，2013.

［91］张梦欣. 养老护理员（初级）［M］. 北京：中国劳动社会保障出版社，2018.

［92］唐莹. 老年人生活照料［M］. 北京：北京师范大学出版社，2015.

［93］臧少敏. 老年照护技能训练［M］. 北京：中国人民大学出版社. 2015.

［94］辛胜利. 养老护理员（初级）［M］. 北京：中国劳动社会保障出版社，2019.

［95］辛胜利. 养老护理员（基础知识）［M］. 北京：中国劳动社会保障出版社，2019.

［96］黄岩松，李敏. 老年健康照护（临床案例版）［M］. 武汉：华中科技大学出版社，2017.

［97］王蕴平，贺旭. 穿衣好帮手［J］. 中国残疾人，2009（4）：64-64.

［98］侯慧如，皮红英，扬晶. 中国老年医疗照护［M］. 北京：人民卫生出版社，2018.

［99］诚和敬乐智坊. 与认知症一起生活的日子［M］. 北京：经济日报出版社，2019.

［100］吴华，张韧韧. 老年社会工作［M］. 北京：北京大学出版社，2011.

［101］卞国凤，陈宇鹏. 老年社会工作方法与实务［M］. 北京：北京师范大学出版社，2011.

［102］王亚荣，方香廷. 整合建构：人在情境中的可解释性研究［J］. 社会工作，2018（04）：16-26.

［103］李闪闪. 老年友好社区营造中社会工作者的角色和功能［D］. 合肥：安徽大学，2019.

［104］李小云. 面向原居安老的城市老年友好社区规划策略研究［D］. 深圳：深圳华南理工大学，2012.

［105］雷静雯. 从"照护"到"陪伴"的认知症老年人照料机构公共活动空间设计研究［J］. 华中建筑，2019（04）：40-45.

［106］张东秀. 美国养老院标配：护士，音乐，宠物［J］. 老同志之友，2018（10）：41.

［107］范逸琦，安秋玲. 机构老年痴呆症患者的音乐干预研究——以上海N福利院为例［J］. 社会建设，2016（06）：27-38.

［108］孟亚男，周欢. 如何处理社会工作者的职业倦怠［J］. 中国社会工作，2018（24）：45-46.

［109］（美）戴尔. E. 布来得森. 终结阿尔茨海默病（全球首套预防与逆转老年痴呆的个性化程序）［M］. 何琼尔，译. 长沙：湖南科学技术出版社，2018.

［110］马燕兰，侯惠如. 老年疾病护理指南［M］. 北京：人民军医出版社，2013.

［111］杨根来，李玲. 失智老年人照护职业技能教材（基础）试用版［M］. 北京：中民福祉教育科技有限责任公司，2019.

［112］宋岳涛. CGA老年综合评估［M］. 北京：中国协和医科大学出版社，2019.

［113］赵红岗，杨根来，李玲，等. 失智老年人照护职业技能教材（初级，中级，高级）试用版［M］. 北京：中民福祉教育科技有限责任公司，2019.

［114］北京社会管理职业学院，北京欧福森教育咨询有限公司. 欧洲实用养老护理技术［M］. 北京：北京大学出版社，2013.

［115］景静. 记忆训练对遗忘型轻度认知障碍老年人记忆力的影响［D］. 北京：北京协和医院，2013.

［116］梁颖. 挖掘老年人记忆力的潜力——院舍老年痴呆症老年人治疗小组［C］. 北京：首届全国社会工作实务创新课题研讨会，2011.

［117］戴红. 老年康复训练照护［M］. 北京：中央广播电视大学出版社，2017.

［118］胡维勤. 失智症老年人家庭照护枕边书［M］. 广州：广东科技出版社，2017.

［119］清水允熙，北村学，老年痴呆症生活史·症状·对策［M］. 寇华胜，松下英美，译. 北京：人民卫生出版社，2017.

［120］冯晓丽，洪丽，王华丽，等，老年期痴呆专业照护——管理者实务培训［M］. 北京：中国社会出版社，北京大学医学出版社，中国劳动社会保障出版社，2015.

［121］苏志诚，褚克丹，阮时宝，等，探讨老年痴呆症发病风险评估量表的设计［J］. 中国医学创新，2017，14（11）.

［122］周春美，邢爱红. 基础护理技术［M］. 北京：科学出版社，2019.

［123］苏艳梅. 口服药发放流程在精神科封闭式管理病房患者用药安全管理中的体会［J］. 医药前沿，2018，8（24）：359.

［124］冯晓丽，李勇. 养老服务职业技能培训教材（老年照护——中级）［M］. 北京：人民出版社，2020.

［125］赵娟，陈岩，张标，等. 临床药师在提高护理人员鼻饲给药合理性中的作用［J］. 医药导报，2019，38（1）：107–110.

［126］李雪娇，王晓媛，皮红英. 鼻饲给药的国外护理实践及启示［J］. 护理研究，2018，32（20）：3158–3160.

［127］黄榕，许树根，夏敏，等. 基于精益六西格玛管理的口服药发放流程改造研究［J］. 护理管理杂志，2016，16（7）：512–514.

［128］王晓丽，袁文晓. 临床护理操作手册［M］. 北京：人民卫生出版社. 2014.

［129］李文涛. 基础护理规范化操作［M］. 北京：人民军医出版社. 2011.

［130］朱秀勤. 内科护理急性事件处理预案［M］. 北京：人民军医出版社. 2011.

［131］王永进，徐海涛. 经鼻高流量氧疗临床应用进展［J］. 临床误诊误治，2018，31（7）：110–116.

［132］黄碧芬. 62例急性左心衰竭院前急救及护理效果分析［J］. 心血管病防治知识，2019，9（20）：67–69.

［133］谷红明，朱铁艳，邓丽娟. 解密雾化吸入治疗在呼吸道疾病的重要作用［J］. 健康必读，2020（3）：238.

［134］缪春国. 氧气雾化器雾化吸入治疗呼吸系统疾病患儿的临床疗效及安全性［J］. 医疗装备，2019，32（22）：115–116.

［135］汤莹，杜光. 我国雾化吸入疗法的临床应用现状及用药误区［J］. 医药导报，2019，38（12）：1557–1561.

［136］洪文英，王述蓉. 氧气驱动雾化吸入临床疗效的影响因素［J］. 医药导报，2019，38（9）：1194–1198.

［137］周俊涛. 警惕雾化吸入的5种并发症［J］. 人人健康，2016（11）：54.

［138］张健，张明哲，张玉环. 基础护理技术实训指导［M］. 北京：北京理工大学出版社，2016.

［139］孙智航. 雾化吸入疗法在呼吸系统疾病的应用与研究［J］. 养生保健指南，2018（6）：250.

［140］蒋利维，黄平. "品管圈"在眼科患者正确滴眼药水中的效果观察［J］. 临床医药文献电子杂志，2018，5（7）：118–119.

［141］梅娟. 眼科患者点好眼药水的护理技巧［J］. 饮食保健，2019，6（52）：272–273.

［142］王德明，李丽. 如何正确点用眼药水［J］. 健康养生，2019（22）：273-274.

［143］李财保. 左氧氟沙星治疗细菌角膜溃疡临床观察［J］. 当代医学，2016，22（31）：143-144.

［144］乔靖华. 左氧氟沙星治疗细菌角膜溃疡的临床效果分析［J］. 中国医药指南，2019，17（24）：42-43.

［145］周小玲，杜红梅，许文婷. 徒手负压滴鼻法与传统滴鼻法治疗慢性鼻炎的效果对比［J］. 中国当代医药，2018，25（35）：110-112.

［146］刘巨红，许婧华，王国磊. 对比分析氧氟沙星耳内镜下冲洗，耳道滴入治疗化脓性中耳炎临床疗效［J］. 中国保健营养，2019，29（32）：344-345.

［147］石敏，姬秋和. 早期识别及时处理——《国家基层糖尿病防治管理指南（2018）》糖尿病急性并发症的识别和处理章节解读［J］. 中华内科杂志，2019，58（12）：921-923.

［148］程新莉. 糖尿病不能盲目吃药，血糖监测很重要［J］. 健康必读，2020（3）：249.

［149］杨丽玫. 比较快速血糖仪与常规生化仪检测血糖的效果［J］. 临床医药文献电子杂志，2019，6（62）：164.

［150］丁小丽. 浅谈耳垂血在重症监护室危重病人血糖监测方面的应用［J］. 中国保健营养（中旬刊），2013（11）：702-702.

［151］李斌. 养老服务职业技能培训教材老年照护（中级）［M］. 北京：人民出版社，2019.

［152］陈孝平，汪建平，赵继宗. 外科学［M］. 北京：人民卫生出版社，2018.

［153］郭茂华，王辉. 急救护理学［M］. 北京：人民卫生出版社，2019.

［154］罗翌，急救医学［M］. 北京：人民卫生出版社，2012.

［155］夏令，张兆波. 冷疗法在骨科康复中临床应用进展［J］. 中国康复医学志，2014，29（6）：591-594.

［156］江颖，杨娉婷，许有银. 冷敷治疗在骨科中的应用［J］. 中日友好医院报，2012，26（3）：178-186.

［157］熊云新，叶国英. 外科护理学［M］. 北京：人民卫生出版社，2018.

［158］余剑珍，季诚，基础护理技术［M］. 北京：科学出版社，2013.

［159］孙燕. 老年人噎食的原因与急救护理［J］. 基层医学论坛，2019，23（24）：3523-3524.

［160］陈永强. 2015美国心脏协会心肺复苏及心血管急救指南更新解读［J］. 中华护理杂志，2016，51（2）：253-256.

［161］周春美，邢爱红. 基础护理技术［M］. 北京：科学出版社，2010.

［162］中国红十字会总会. 救护员［M］. 北京：人民卫生出版社，2018.

［163］贾建平. 中国痴呆疗治指南（2017年版）［M］. 北京：人民卫生出版社，2018.

［164］程璐，王丽丽，孙思源，等. 临床常见疾病护理常规及健康教育［M］. 北京：人民卫生出版社，2019.

［165］张玲娟，张雅丽，皮红英. 实用老年护理全书［M］. 上海：上海科学技术出版社，2019.

［166］陈桂梅. 老年精神病人噎食的急救与预防［J］. 南京：南京医科大学杂志，2010，10（3）：184-186.

［167］张建华. 老年人护理安全风险管理及急救指南［M］. 北京：人民军医出版社，2009.

［168］贾建平. 中国痴呆与认知障碍诊治指南（2015年版）［M］. 北京：人民卫生出版社，2016.

［169］王志稳. 认知障碍老年人激越行为的非药物管理［M］. 北京：北京大学医学出版社，2018.

［170］秦锐. 早期康复治疗对脑卒中患者认知功能障碍及日常生活活动能力的影响［J］. 山西医药杂志，2020，49（06）：709-711.

［171］周颖，徐乐义，李海燕. 体感游戏改善脑卒中患者认知功能障碍的效果［J］. 中国医药导报，2018，15（02）：115-118.

［172］王鲁宁. 认知功能障碍的防治［J］. 中华内科杂志，2005（12）：955-956.

［173］谢秋蓉，吴成晖，梁正侠，等. 八段锦锻炼对认知功能影响的文献综述［J］. 按摩与康复医学，2020，11（06）：28-31.

［174］黄倩文，宁旭. 运动想象在卒中患者康复治疗中的应用研究进展［J］. 现代医药卫生，2019，35（20）：3185-3188.

［175］朱宏霞，张彩华. 认知训练对老年轻度认知功能障碍患者生活质量的影响［J］. 上海护理，2009（4）：31-33.

［176］安圻. 基于失智老年人行为特征的养老机构环境设计研究［D］. 大连：大连理工大学，2015.

［177］李晴晴. 音乐疗法应用于成人言语失用患者康复治疗中的应用效果研究［J］. 中国疗养医学，2019，28（11）：1134-1136.

［178］张燕君，杨永杰. 28例言语障碍的康复治疗［J］. 中国康复，1997（02）：61-63.

［179］熊华春. 脑中风失语患者Schuell法语言训练疗效的多因素分析［C］. 中国康复医学会脑血管康复委员会. 中国康复医学会第十三届全国脑血管病康复学术会议指南. 中国康复医学会脑血管康复委员会：中国康复医学会，2010：158-159.

［180］陈奕菲. 脑卒中早期吞咽障碍的综合康复治疗［J］. 河北医药，2014，36（04）：519-521.

［181］杨悦. 语言训练联合认知功能康复训练治疗脑卒中失语症的效果评价［J］. 按摩与康复医学，2019，10（16）：11-13.

［182］包春茶，张健. 浅谈汉语标准失语症检查量表的优缺点［J］. 按摩与康复医学，2017，8（03）：9-10.

［183］陈巍，恽小平，郭华珍，等. 脑损伤患者认知障碍合并失语症的临床观察［J］. 中

国康复理论与实践，2001，7（2）：82-83.

［184］成文武．舒缓治疗与症状控制手册［M］．上海：上海科学技术文献出版社，2005.

［185］张玲娟．老年人护理［M］．上海：上海科学技术文献出版社，2005.

［186］施永兴，王光荣．缓和医学理论与生命关怀实践［M］．上海：上海科学普及出版社，2009.